JN441585

Essential Standard Textbook ⑨

NURSING SERVICE

간호사를 위한

간호실무의 이해

저자 이용화

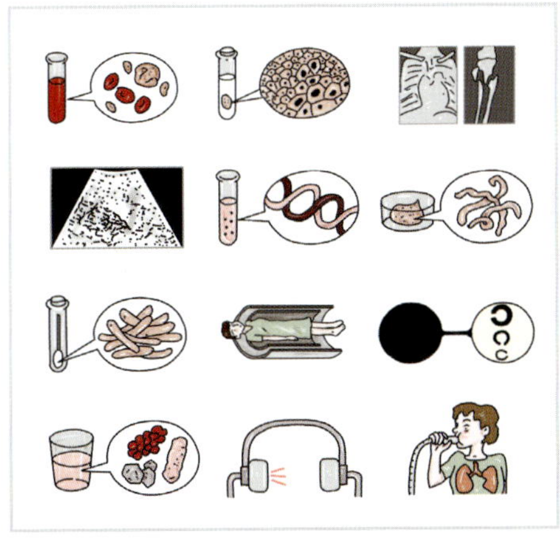

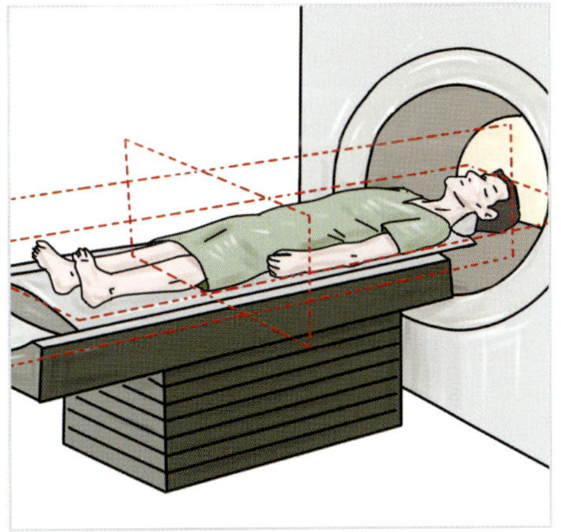

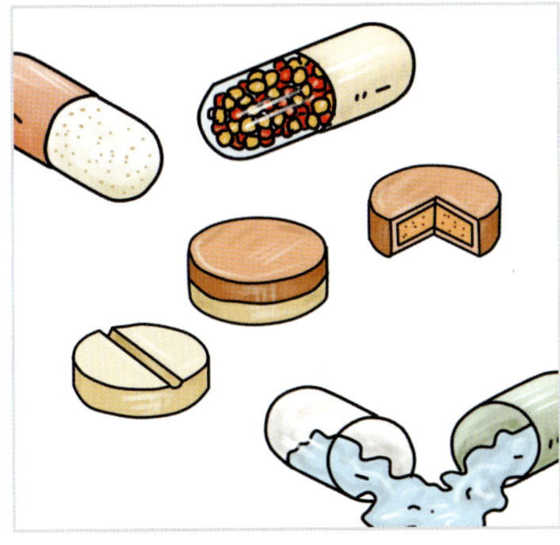

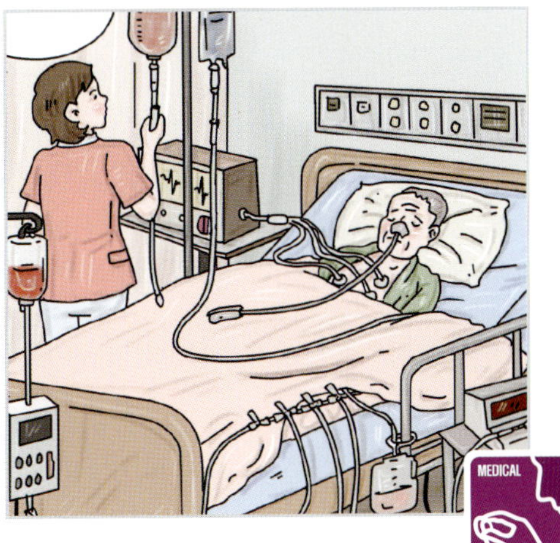

MEDICAL
도서출판 의학서원

머리말

간호학생으로써의 임상실습과 신규간호사 시기를 경험하면서 다양한 어려움을 만나게 되지만 그 중 환자를 간호하면서 만나는 직접적인 어려움 중 하나가 임상병리검사와 방사선검사에 대한 이해와 적용일 것입니다. 그러나 간호학 교과과정에서 다양한 질병과 그에 따른 간호과정을 학습하고 필요한 검사의 종류와 주요 검사의 결과가 미치는 영향 등에 대해 학습하기는 하지만 각종 검사의 방법적인 측면이나 원리 및 방사선 검사의 판독 등에 대해서는 학습할 기회가 많지 않은 실정입니다.

이 책은 병원현장에서 많이 사용하는 각종 임상병리검사의 정의, 검사 방법, 검사의 원리, 결과의 정상 범위와 이상 소견 등에 대해 정리하였으며, 방사선 검사의 방법, 원리 및 판독방법과 구체적인 예시 등을 제시하였고, 이와 함께 의사소통, 의학약어 및 주요 해부도와 투약에 대한 이론과 실기 및 병원감염과 환자안전에 관한 내용을 포함하고 있습니다. 교과과정에서 질병의 종류에 따라 따로따로 학습하고 지엽적으로 확인한 임상검사와 방사선 검사 등의 내용을 한 곳에 집약하여 임상실습을 하는 간호학생과 병원 현장의 간호사들이 필요 시 언제든지 확인할 수 있도록 일목요연하게 정리하고 있습니다.

부디 바쁘고 힘든 임상현장에서 실습 시 이 책이 유용하고 의미 있게 사용될 수 있기를 바라며, 향후 필요한 내용을 점차 보강하여 사용자의 필요를 충족시키는 책이 될 수 있도록 지속적으로 노력하겠습니다.

끝으로 이 책이 출간되기까지 지지와 수고를 아끼지 않은 의학서원 이승수 대표님과 임직원 여러분께 진심으로 감사드립니다.

목차 contents

Ⅰ 의사소통

1. 효과적인 의사소통 조건 ········ 12
2. 효과적인 의사소통 방법 ········ 14

Ⅱ 임상병리검사

1. 병원에서 실시하는 임상검사에는 어떤 검사가 있을까요? ········ 24
2. 검체검사에는 어떤 검사가 있을까요? ········ 26
3. 생체검사에는 어떤 검사가 있을까요? ········ 28
4. 적혈구수는 무엇을 의미할까요? ········ 30
5. 혈색소농도는 무엇을 의미할까요? ········ 32
6. 적혈구 용적율은 무엇을 의미할까요? ········ 33
7. 적혈구 침강속도는 무엇을 의미할까요? ········ 34
8. 백혈구 수는 무엇을 의미할까요? ········ 36
9. 혈소판 수는 무엇을 의미할까요? ········ 38
10. 프로트롬빈 시간은 무엇을 의미할까요? ········ 40
11. 출혈시간은 무엇을 의미할까요? ········ 41
12. 총콜레스테롤의 혈중농도는 무엇을 의미할까요? ········ 43
13. HDL 콜레스테롤의 혈중농도는 무엇을 의미할까요? ········ 45
14. LDL 콜레스테롤의 혈중농도는 무엇을 의미할까요? ········ 47
15. 중성지방의 혈중농도는 무엇을 의미할까요? ········ 48
16. 객담검사는 무엇을 의미할까요? ········ 49
17. 동맥혈 가스분석은 무엇을 의미할까요? ········ 50
18. AST(GOT)와 ALT(GPT)의 혈중농도는 무엇을 의미할까요? ········ 52
19. 혈청 총단백 농도는 무엇을 의미할까요? ········ 54

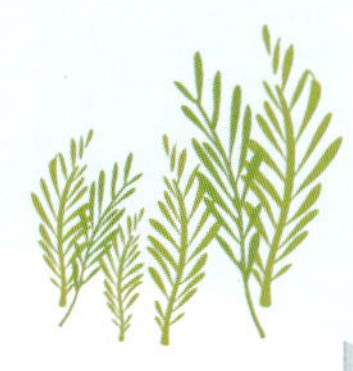

20. 빌리루빈의 혈중농도는 무엇을 의미할까요? ······ 55
21. CA19-9는 무엇을 의미할까요? ······ 56
22. CA125는 무엇을 의미할까요? ······ 57
23. CEA는 무엇을 의미할까요? ······ 58
24. 대변잠혈은 무엇을 의미할까요? ······ 59
25. 소변검사는 무엇을 의미할까요? ······ 60
26. 혈중요소질소 농도는 무엇을 의미할까요? ······ 65
27. 크레아티닌 혈중농도는 무엇을 의미할까요? ······ 66
28. 전해질 혈중 농도는 무엇을 의미할까요? ······ 67
29. TSH 혈중농도는 무엇을 의미할까요? ······ 70
30. 혈당은 무엇을 의미할까요? ······ 71
31. 면역글로불린은 무엇을 의미할까요? ······ 73
32. C-반응성 단백은 무엇을 의미할까요? ······ 75

목차 contents

Ⅲ 방사선 검사

1. 인체 단면 78
2. 인체 골격 80
3. 복부 장기 82
4. 영상을 활용한 간호사례 86
5. 흉부 단순 X선 영상은 무엇을 의미할까요? 97
6. 운동기 단순 X선 영상은 무엇을 의미할까요? 106
7. 상부위장관 X선 영상은 무엇을 의미할까요? 108
8. 하부위장관 X선 영상은 무엇을 의미할까요? 110
9. 신우조영검사는 무엇을 의미할까요? 116
10. 유방조영술검사로 무엇을 알 수 있을까요? 118
11. 컴퓨터 단층 촬영술로 무엇을 알 수 있을까요? 119
12. MRI검사로 무엇을 알 수 있을까요? 126
13. 복부초음파 검사는 무엇을 의미할까요? 130
14. 내시경역행췌담관조영술로 무엇을 알 수 있을까요? 134
15. 폐기능 검사는 무엇을 의미할까요? 136
16. 상부위장관 내시경 검사는 무엇을 의미할까요? 138
17. 대장내시경 검사는 무엇을 의미할까요? 141
18. 골밀도 검사는 무엇을 의미할까요? 143
19. 뇌척수액 검사는 무엇을 의미할까요? 144

Ⅳ 투약

1. 5 Rights 148
2. 약의 이름 149

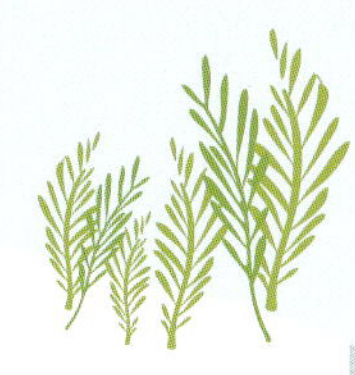

3. 약의 흡수 · 분포 · 대사 · 배설 150
4. 약 먹는 시간 152
5. 약의 형태 154
6. 내복약 156
7. 외용약 158
8. 주사제 161
9. 약물 부작용 164
10. 투약 오류 166
11. 수술 전 중지해야 할 약 167
12. 정맥주사 누출 168
13. 노인에게 투여할 때의 주의사항 170
14. 신생아와 아동에게 투여 시 주의사항 172
15. 약의 투여량과 투여속도 175

V 감염과 안전

1. 감염 184
2. 낙상 189
3. Line 197

나이팅게일 선서

나는 일생을 의롭게 살며 전문간호직에 최선을 다할 것을 하나님과 여러분 앞에 선서합니다.

나는 인간의 생명에 해로운 일은 어떤 상황에서나 하지 않겠습니다.

나는 간호의 수준을 높이기 위하여 전력을 다하겠으며 간호하면서 알게 된 개인이나 가족의 사정은 비밀로 하겠습니다.

나는 성심으로 보건의료인과 협조하겠으며 나의 간호를 받는 사람들의 안녕을 위하여 헌신하겠습니다.

Florence Nightingale Pledge

I solemnly pledge myself before God and presence of this assembly to pass my life in purity and to practice profession faithfully.

I will abstain from whatever is deleterious and mischievous and will not take or knowingly administer any harmful drug.

I will do all in my power to elevate standard of my profession, and will hold in confidence, all personal matters committed to my keeping, and all family affairs coming to my knowledge in the practice of my calling.

With loyalty will I endeavor to aid the physician in his work and devote myself to the welfare of these committed to my care.

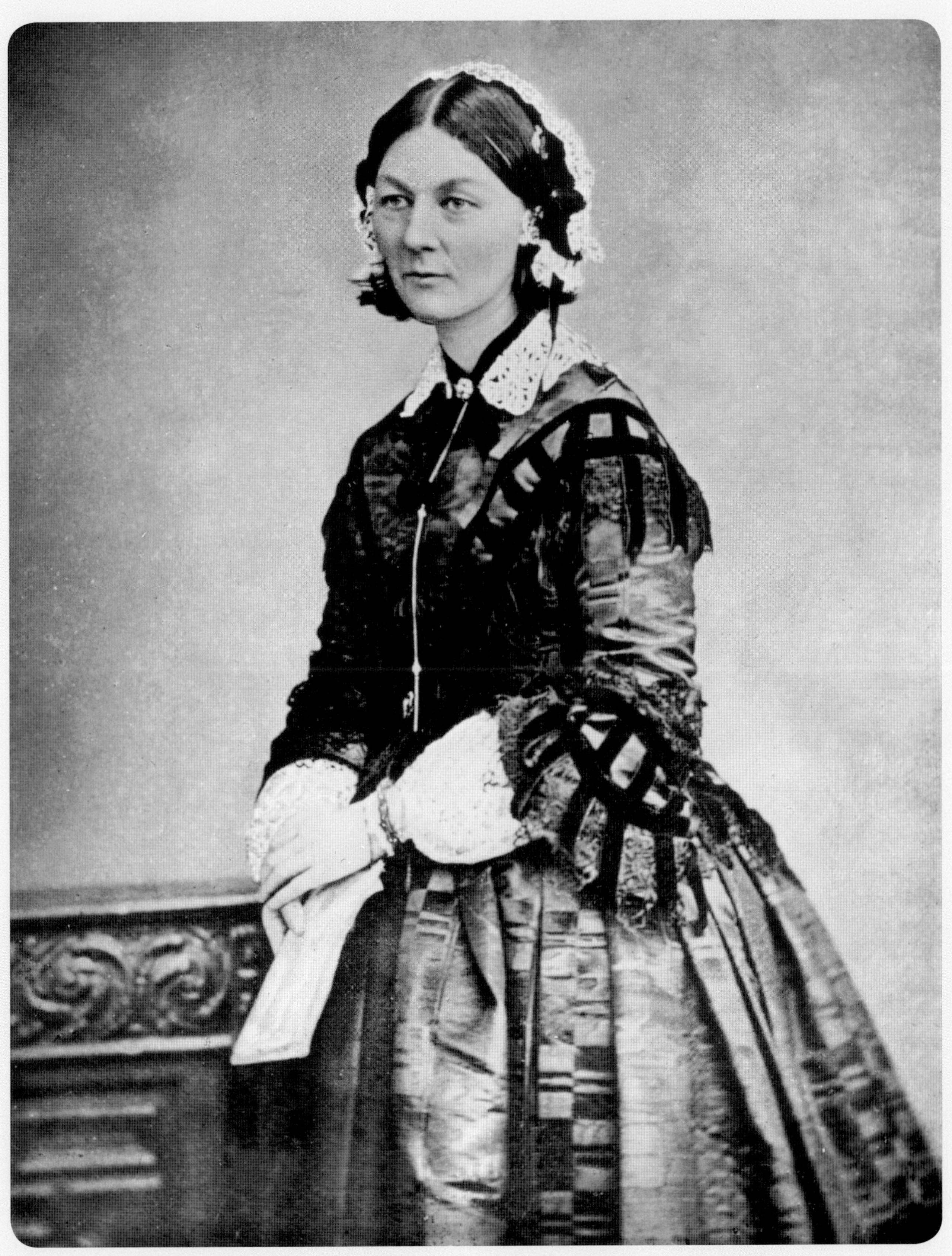

I

의사소통

1 효과적인 의사소통 조건

간호실무는 상호발전하는 인간 대 인간의 관계 형성 과정이다(Newman, 1994; Parse 1997).

간호실무는 인간과 인간의 만남으로 간호를 제공하는 과정에서 일어나는 대상자와 간호사 관계의 여러 측면에 관한 지식이 필수적이다.

병원을 찾는 대상자들은 의사나 간호사의 한 마디에 기분이 좋아지기도 하고, 말이 통하지 않는다는 이유로 불만족을 호소하기도 한다. 효과적인 의사소통(communication)을 이루기 위한 전제조건은 다음과 같다.

(1) 상대방의 차이점 인정

의사소통에서는 무엇보다도 상대방의 차이점을 인정함으로써 서로 간의 공감대를 형성할 수 있고, 공감대가 형성되어야 의사소통이 성공적으로 이루어질 수 있다.

(2) 목적에 맞는 메시지 내용구성

전할 메시지의 내용은 의사소통의 목적에 분명하게 맞추어야 하며, 메시지 수준의 결정 역시 중요하다. 그리고 직접 혹은 간접적으로 표현할지 여부를 사전에 염두에 두고 구성해야 한다.

(3) 목적달성에 부합하는 전송수단

메시지를 전달하는 일반적인 수단은 문서, 서신, 전화, 회의, 전자메일 또는 일대일 대면 등 여러 가지가 있으며, 일의 목적과 그에 따르는 효과를 고려해서 수신자의 이해도를 높일 수 있는 것을 선택하는 것이 중요하다.

(4) 정확하고 신속한 피드백

피드백(feedback)은 적절한 시기에 해야 하며, 상대가 정확히 이해하고 있는지를 확인하는 것으로 동의를 구하는 것이 아니다.

※ 간호사에게 필요한 자질

(1) 정직

간호사는 모든 행위에 대해 정확하게 기록하고 보고해야 하며, 특히, 간호수행 등 모든 일에 있어 정확해야 하고 정직해야 한다.

(2) 신뢰

대상자–간호사의 관계에서 가장 필수적이면 기본적인 요소는 신뢰이다. 대상자와 간호사 사이에 신뢰가 있으면 간호사의 돌봄에 대한 대상자의 순응도가 높아지며 대상자는 자발적으로 자신의 건강관리 목표를 달성하려는 의지를 갖게 된다.

(3) 책임감

작은 일 하나도 끝까지 맡아서 잘 수행해야 한다.

(4) 전문지식

사람의 생명을 다루어야 하므로 풍부한 전문적 지식이 필요하고, 응급상황 시 적절한 대처를 할 수 있어야 한다.

(5) 관심

대상자의 표정, 행동 하나에도 관심을 가지고 주의를 기울일 줄 알아야 한다.

※ 외모와 복장

외모, 즉 간호사의 용모 복장도 환자를 배려하는 소통의 한 요소이다. 옷차림이나 표정, 자세와 같은 겉모습의 요소가 간호사의 이미지를 만드는 중요한 메시지가 된다.

(1) 외모의 영향력 55%

대상자와의 의사소통에서 인사를 잘하는 것뿐만 아니라 외모에도 신경을 써야 한다. 화자(speaker)가 청자(object)에게 주는 인상 중에서 표정, 몸짓, 복장 등 시각 정보가 55%를 차지한다.

(2) 이미지

용모 복장은 청결한지, 단정한지와 근무지에 맞는 옷차림인지가 포인트다.

- 전체적인 인상이 깔끔하도록 한다.
- 깨끗한 복장을 하고, 진한 화장이나 화려한 액세서리를 피한다.
- 지나친 향수 사용은 하지 않도록 한다.
- 청진기(stethoscope)는 목에 걸지 말고 깨끗한 상태로 주머니에 넣는다.
- 손톱은 짧게 깎고, 매니큐어는 바르지 않거나 연한 색을 바른다.
- 비치는 속옷을 입지 않도록 한다.
- 청결하고 발에 맞는 신발을 신는다.

복장	근무복과 신발이 깨끗한가? 단추가 없거나 실밥이 뜯어진 부분이 있는가? 주머니에 물건을 너무 많이 넣었는가? 명찰을 착용하였는가? 신발과 스타킹 색이 적합한가?
헤어	염색이 너무 과도한가? 앞머리가 얼굴을 가리거나 자꾸 흘러내려 오는가? 긴머리는 깔끔하게 묶었는가? 머리카락은 청결한가?
얼굴	메이크업(makeup)이 깨끗해 보이며 면도는 잘 되어 있는가? 액세서리(accessory)를 간단하게 착용했는가?
기타	매니큐어(manicure)가 지워져 지저분해 보이는가? 손톱이 지저분하거나 너무 길지 않는가? 향수 냄새가 나는가? 입 냄새가 나는가(담배, 술 냄새 등)?

2 효과적인 의사소통 방법

대상자의 입장에서 먼저 생각하고 대화를 시도하며 대상자를 잘 관찰하여 특성을 파악한다.

상대의 입장을 반영해야 하는 '소통'은 모든 직장인들에게 필요한 기술이지만 몸과 마음이 약한 환자를 돌보는 간호사에게는 치료의 한 요소이기도 하다.

(1) 인사

기분 좋은 인사는 주위 사람들에게 좋은 인상을 준다. 인사는 소통의 시작으로 기본이 되는 인사말을 반복하여 연습하면 자연스럽게 사용할 수 있으며 현장에서 좋은 관계형성에 도움이 된다. 인사를 잘하면 주위에서 '신뢰할 수 있는 사람' 이라는 이미지가 형성된다.

(2) 밝은 표정

간호사의 밝은 표정은 기본이다. 웃는 얼굴로 건네는 말은 환자를 밝게 만들지만 어두운 표정은 환자의 기분을 상하게 한다. 그러므로 평소 무표정한 사람은 입 꼬리를 의식적으로 조금 올리고 눈꼬리를 내려 부드러운 시선을 만들도록 연습이 필요하다. 단, 환자의 병세가 심각할 때는 웃는 얼굴보다는 부드러운 눈빛으로 환자와 시선을 마주치도록 노력한다.

(3) 시선

대상자와의 시선 맞춤은 신뢰감을 줄 수 있다. 상대방의 눈과 눈 사이를 보도록 하며 기록을 하거나 메모를 하는 상황에서도 상대방과 시선을 맞추는 것이 필요하다.

(4) 나 소개하기

호감과 신뢰의 첫 걸음은 간호사 본인을 소개하는 것이다.

(5) 말투

목소리 크기	• 대상자에 맞게 목소리 톤을 조절해야 한다. 예) 노인은 잘 들리도록 또박또박 큰 소리로 한다. 그렇다고 너무 소리 지르면 오히려 잘 들리지 않는다.
말하는 속도	• 환자가 쉽게 이해할 수 있는 속도로 분명히 말한다.
높임말	• 원칙적으로 환자와 모든 동료에게 높임말을 쓴다.

배려	• 대상자를 배려하는 말을 한다. 예) 힘드시죠? / 괜찮으세요?
말의 내용	• 대상자가 이해하기 쉬운 말로 설명하도록 한다. 가급적 전문용어는 사용하지 않도록 한다. 예) 복부를 타진한다. ⇨ 배를 가볍게 두드린다. 앙와위를 취한다. ⇨ 위를 보고 눕는다. • 노인에게 '할아버지, 할머니' 하고 부르지 말고 반드시 이름을 부른다.

※ 쿠션언어

부탁, 거절 등 상대방에게 어려운 말을 전해야할 경우 부드러운 느낌을 줄 수 있는 '쿠션언어' 가 필요하다.

부탁을 할 때는 "죄송합니다만…",
도움을 청할 때 "폐를 끼쳐 죄송합니다만…"
제안 할 경우 "괜찮으시면…"
상대방의 배려를 거절할 경우 "모처럼 말씀해 주셨는데…"
말하는 도중에 물어보고 싶을 때 "실례지만…"

⑹ 대상자를 대하는 태도

소통의 여부는 환자의 만족과 불안감, 치료에 임하는 자세 등에 영향을 주므로 면담의 기본 대화법은 효과적인 소통을 위한 열쇠가 된다.

면담의 중요성

면담의 기본 기술은 '당신의 이야기를 잘 듣고 있습니다.' 라고 메시지를 보내어 안도감을 주는 등 다양한 형태로 환자의 마음을 움직이게 하는 방법이다. 단, 기술은 어디까지나 의료진이 '환자에게 도움을 주기' 위한 수단으로 존재하는 것이다. 의료진의 편의에 맞추어 환자를 유도하려는 기술이 아니라는 것을 확실하게 알아야한다.

1) 면담의 기본 기술

㉠ 경청의 기술

• 눈과 얼굴을 본다.
• 대상자와 눈맞춤을 한다.

- 대상자가 이야기하도록 유도한다.
- 맞장구를 친다.
- 대상자의 말을 자신의 말로 반복한다.
- 대상자의 이야기를 방해하지 않고 듣는다.

ⓛ 질문의 기술

- 대상자가 충분하게 자신의 상황을 설명할 수 있는 '개방성 질문' 을 한다.
- 상황이나 횟수 등의 명확한 정보가 필요한 경우 '예', '아니요' 등의 폐쇄형 질문을 사용할 수 있다.
- 질환뿐만 아니라 환자에 대한 관심(라이프스타일을 파악할 수 있는)을 드러낸다.
- 알기 쉬운 말을 사용한다.

ⓒ 답변의 기술

- 대상자가 하고 싶은 말을 파악하고 이해한다.
- 대상자의 말을 바꿔 말하여 이해했음을 전한다.
- 사실에 기초한 정보를 제공한다.

ⓡ 공감의 기술

- 대상자의 기분을 파악하고 대상자의 기분을 이해한다고 표현한다.

(7) 적극적인 대화

대상자의 신뢰를 얻기 위해 경청하는 자세는 필수이다.

1) 대상자의 마음을 수용하고 다가가기

대상자에게 의료적인 부분과 함께 심리적인 부분에 대한 배려도 필요하다.

'수용' 이란 대상자가 '의료진이 나를 받아주고 있다.' 라고 느낄 수 있도록 접근하는 것으로 대상자가 말할 때 비판하지 않고 끝까지 귀를 기울이고 들어주는 태도가 필요하다.

"그렇게 생각하고 계시군요⋯."
"힘드셨군요⋯."
"그래서 짜증이 나셨군요⋯."

2) 대상자에게 편한 분위기를 만드는 경청기법

ⓖ 침묵

ⓛ 맞장구, 끄덕임, 미소 등

- "아, 그러셨군요." 또는 "아이고, 아프셨지요." 와 같은 간단한 반응이나 고개를 끄덕이는 동작은 소통을 활발하게 해준다.

의학용어를 사용하는 것은 대상자와의 소통을 방해하고, 대상자에게 설명이 잘 전달되지 않았다고 느꼈다면 자신의 말이나 유인물에 전문용어를 사용하고 있는지 재검토한다. 예를들어 NPO(금식)는 간호사가 자주 쓰는 용어지만 대상자에게는 생소한 용어이므로 물먹는 금식, 약만 먹는금식, 아무것도 못 먹는 금식 등 구체적으로 쉽게 설명해야 한다.

"내일은
내시경 검사이오니
전처치로 하제를…"
"내일은 NPO이니까…
검사 중에 폴립절제술도…"

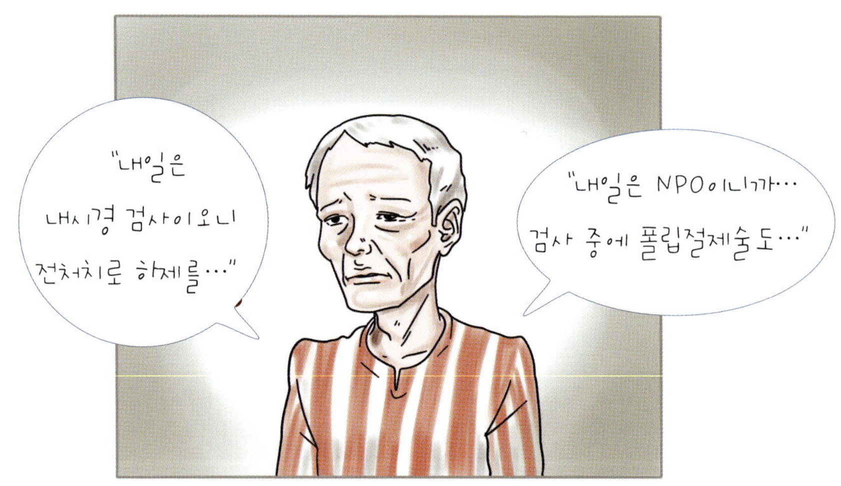

⑻ 효율적인 시간관리

"가장 중요한 일들이 별로 중요하지 않은 일들에 의해 좌우되어서는 안 된다." (괴테)

1) 1영역
- 긴급하고 중요한 일
- 마감해야 하는 업무, 컴플레인(complain) 처리, 사고
- 마감시간을 꼭 지켜야 한다.

2) 2영역
- 긴급하지 않지만 중요한 일
- 인간관계, 건강, 공부와 자기계발
- 2영역의 활동을 미루거나 무시하게 된다면 1영역의 활동이 늘어나게 된다.
- 가장 중요한 건 2영역

3) 3영역
- 긴급하지만 중요하지 않은 일
- 갑작스런 방문, 많은 전화, 많은 회의와 보고서

4) 4영역
- 긴급하지도 않고 중요하지도 않은 일
- TV시청, 인터넷, SNS, 시간 낭비

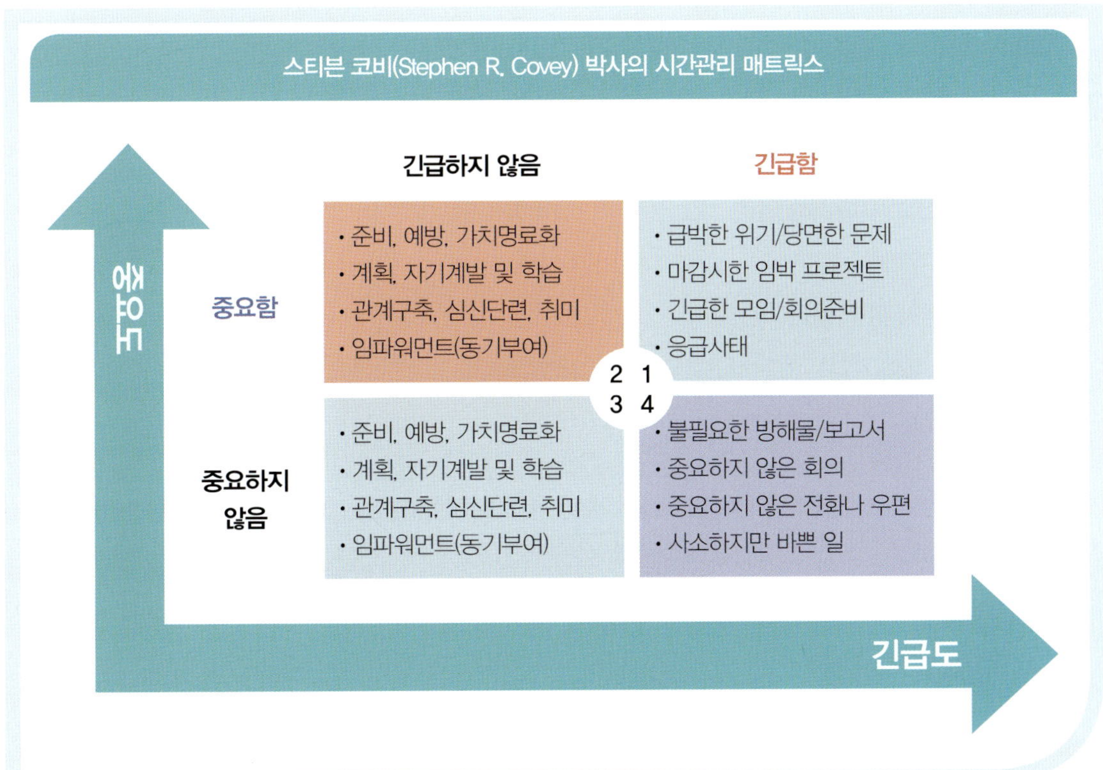

(9) 사회인으로서의 4가지 기본 매너

① 시간 엄수

일의 시작과 휴식시간 등 시간을 지킨다.

어쩔 수 없는 지각과 결근을 하는 경우는 업무시작 시간 전에 꼭 전화로 연락을 취해야 하며 부득이한 경우가 아니라면 메일이나 문자, 카톡으로 연락하는 것은 실례이므로 삼간다.

② 인사

출근, 퇴근 시 인사는 내가 먼저 적극적으로 "좋은 아침입니다.", "수고하셨습니다.", "먼저 실례하겠습니다." 등의 말을 건넨다. 퇴근할 때 상대방이 바빠 보여도 말 하지 않고 퇴근하는 것은 예의가 아니다.

③ '보고, 연락, 상담' 을 잊지 말자.

보고하는 시기는 빠를수록 좋다. 선배에게 말하기 힘들다고 동기끼리 판단하여 업무를 처리하는 것은 위험하다.

④ 적절한 언어사용

윗사람에게는 기본적으로 '~입니다.', '~합니다.' 어투로 말한다. 극존칭의 말투는 필요 없지만 '예사말' 은 논외다.

(10) 의학 용어

간호실무를 위해 의사소통이 필수 요소이며 의료진과의 정확하고 신속한 의사소통을 위해 의학용어와 약어를 익혀야 한다.

1) 투약 관련 용어

약어	원어	의미
ac	ante cibum	식전
pc		식후
hs	hoc sensu(hora somni)	취침시간
EOD	Every Other Day	2일에 1회
qd	quaque die(daily ; q24hr)	하루 한번
bid	bis in die(twice a day: q12hr)	하루 두번

tid	ter in die(three times a day ; q8hr)	하루 세번
qid	quarter in die(four times a day ; q 6hr)	하루 네번
stat		즉시
prn	pro re nata	필요시 마다
AST	after skin test	항생제 skin test 확인
gtt	guttae	방울
PO	per os / per oral	경구
SL	sublingual	설하
SC	subcutaneous injection	피하주사
IV	intravenous injection	정맥주사
IM	intramuscular injection	근육주사
OD	Oculo dextro administration	우측눈에 투여
OS	Oculo sinister administration	좌측눈에 투여
OU	Oculo unitas administration	양쪽눈에 투여
PCA	patient controled analgesia	자가 통증조절 장치
C-line	central line	중심정맥라인
PICC	peripherally inserted central catheter	말초중심정맥관

2) 실무 관련 용어

약어	원어	의미
POD	post operative day	수술 후 일수
ABR/BR	absolute bed rest / bed rest	절대침상안정 /침상안정
I/O	intake / output	섭취 및 배설량
NPO	nothing per oral	금식
RD(GD)/SD/LD	regular diet(general)/soft diet/liquid diet	밥/죽/미음
MRSA	methicillin resistant staphylococcus aureus	메티실린 내성포도상구균
VRE	vancomycin resistant Enterococcus	반코마이신 내성장구균

ESBL	extended spectrum betaLactamase	다제 내성균
PD	peritoneal dialysis	복막투석
CAPD	continuous ambulatory peritoneal dialysis	지속적 복막투석
I & D	incision and drainage	절개 및 배농술
nelaton	intermittent urinary catheterization	단순도뇨
F-cath	indwelling urinary catheterization	유치도뇨
NRS	numeric rating scale	숫자(통증)척도
FAS	facial analogue scale	얼굴통증척도
EMR	electronic medical record system	전자의무기록
F/U	follow up	추적관찰
R/O	rule out	가진단
C.C	chief complaint	주호소
Ex	examine	검진
Dx	dressing	소독
	diagnosis	진단
Tx	treatment	치료
P.I.	present illness	현병력
Hx	histroy	병력

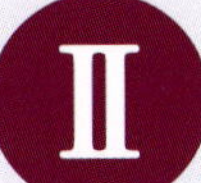

임상병리검사

1 병원에서 실시하는 임상검사에는 어떤 검사가 있을까요?

임상검사에는 검체검사(specimen test), 생체검사(생검, biopsy)가 있으며 각각 여러가지 검사를 포함하고 있고 필요에 따라 선별하여 사용하고 있으며, 건강검진(health examination) 및 종합 검진에서는 미리 설정된 항목(옵션도 있음)만을 검사한다. 또한 일반진료에 있어서는 문진(병력청취, inquiry) 또는 증상에 따라 검사계획을 정하고, 검사결과에 따라 감별진단(differential diagnosis)이 이루어지며 필요에 따라 다음 단계의 정밀 검사나 특수검사를 실시해 진단을 내린다.

(1) 종합검진

종합검진은 고혈압(hypertension), 심장병(heart disease), 당뇨병(diabete mellitus), 암(cancer), 간질환(liver trouble) 등의 생활습관병에 대한 조기검진으로써의 선별 역할을 한다. 검사결과로 평소의 건강상태를 파악하여 생활계획의 지표로 삼거나, 무자각증상에서 질병을 조기에 발견하는 것이 목적이다.

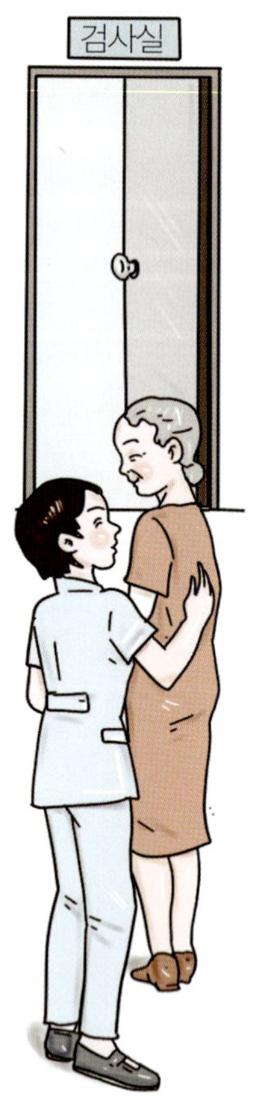

검사항목으로는 기본적으로 당일에 무리 없이 실시할 수 있는 범위의 내용으로 이루어진다.

- 검체검사는 채혈(blood collection)을 통해 혈구성분(적혈구, 백혈구, 혈소판)과 혈청성분(혈청단백, 콜레스테롤, 혈당, LDH[유산탈수효소], 간기능, 신장기능, 내분비기능 등), 소변검사(urinalysis)로 당뇨, 요단백 등과 대변검사(stool examination)로 잠혈, 충란 등의 검사를 할 수 있다.
- 신장·체중·혈압·맥박·체온, 흉부 X선 촬영, 시력·청력검사, 위장관과 내시경검사 등을 실시한다.

그 이외에 CT, MRI, SPECT, PET 등의 정밀검사를 선택할 수 있다.

임상검사의 주요 종류

검체 검사		생체 검사	
혈액학적 검사 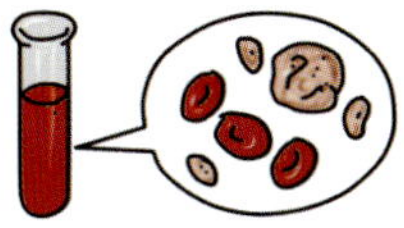	조직학적 검사 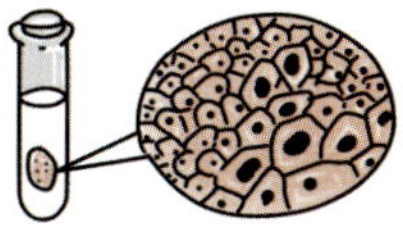	핵의학 검사 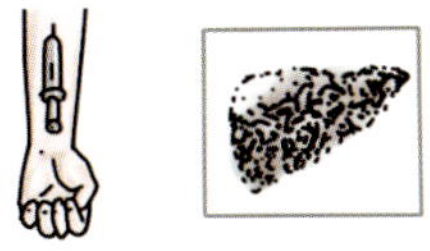	이학적 검사 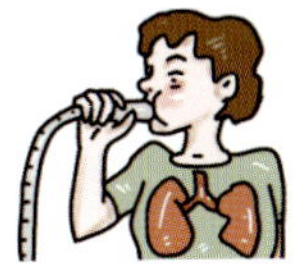
세균학적 검사 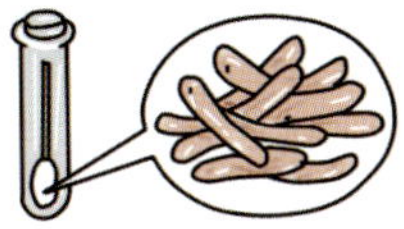	유전자 검사 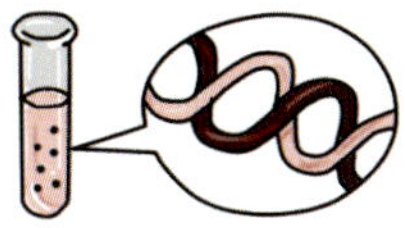	내시경 검사 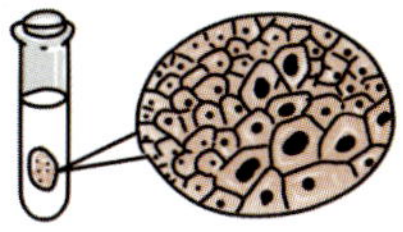	전기 생리 검사 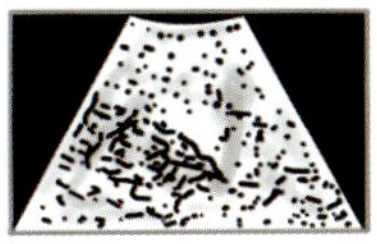
면역학적 검사 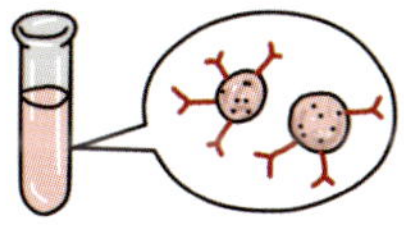	염색체 검사 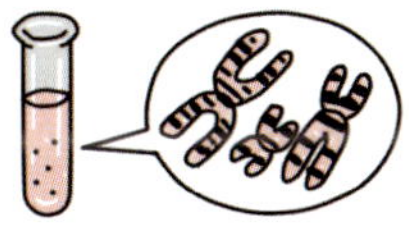	X선 검사 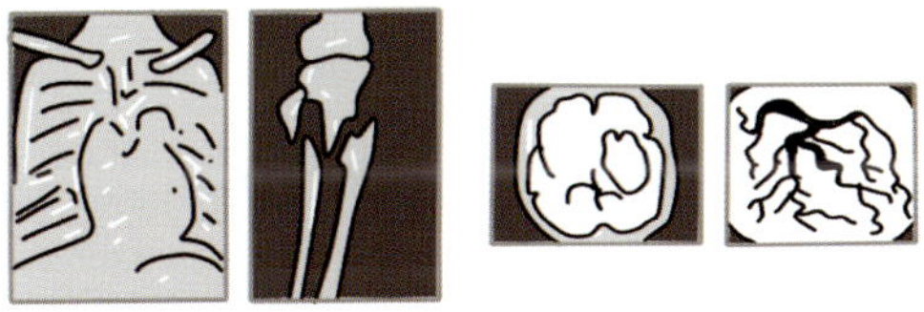	
소변 검사 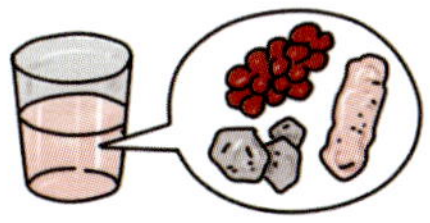	대변 검사 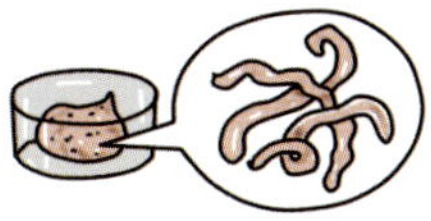	초음파 검사	MRI 검사 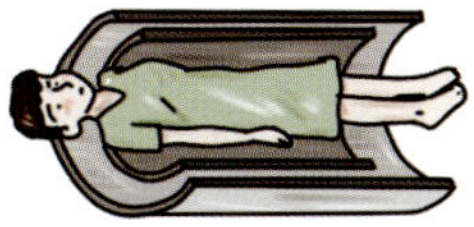
		안과 검사 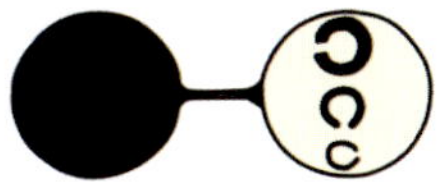	이비인후과 검사 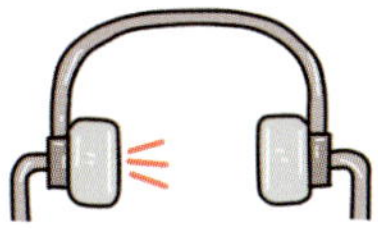

2 검체검사에는 어떤 검사가 있을까요?

검체로 객담, 세포, 천자액, 혈액, 소변, 대변 등을 채취해 목적에 따라 여러가지 검사를 실시한다.

(1) 소변 수집 시 주의할 점

신사구체(glomerulus)에서 여과되어 생성된 소변은 체내의 잉여 수분과 함께 체외로 배출되는 것으로 여러 가지 성분을 포함하고 있어 신장기능 외에 전신상태(general condition)를 파악하는 데 유용한 검체이다. 채뇨는 처음 나온 소변이 아닌 중간 소변을 소변컵(축뇨기, urinal)에 받으며, 소변의 상태(혈뇨[hematuria], 농뇨[pyuria] 등)에 주의하며 요로폐쇄, 잔뇨감, 배뇨통, 빈뇨, 배뇨곤란, 요실금(오줌지림, urinary incontinence)의 유무에 대해서도 파악한다.

(2) 채혈(blood collection) 시 주의할 점

혈액(피, blood)은 생명반응의 기본을 나타내는 검체이다. 검사 전날 밤 음주는 피하고, 충분한 수면을 취하며 적절한 운동과 스트레스 해소 및 안정을 유지하며 아침 일찍 공복(fasting) 시에 채혈한다. 혈액에는 혈구성분(적혈구, 백혈구, 혈소판)과 혈장(plasma)이 포함되어 있으며, 혈청(serum)은 혈장 중에 혈액응고에 관련된 인자가 소실 또는 감소한 것으로, 전신의 조직·장기의 기능을 충실히 반영하고 있다.

• 정맥혈(정맥피, venous blood) 채혈을 실시하는 경우에는 채혈하기 쉬운 팔의 혈관(팔꿈치 정중앙 정맥)을 택해 지혈대(tourniquet)를 적당히 압박해 감고 빠르게 채혈하여 시험관에 옮긴다(지혈대를 너무 세게 묶거나 채혈하는데 시간이 지연되는 것은 용혈의 원인이 된다).

검체 채취 시 용혈(hemolysis) 되는 경우

- 바늘 내경이 너무 작은 것으로 채혈 시
- syringe plunger를 너무 빨리 당길 때
- 검체 튜브내로 혈액을 심하게 밀어 넣을 때
- 채혈한 검체튜브를 너무 심하게 흔들 때
- 채혈장소의 알코올이 마르기 전에 채혈 시
- 응고되기 전에 검체튜브를 원심분리할 때

• 항응고제(anticoagulant)가 들어있는 채혈관을 이용할 경우에는 채혈 후 채혈관을 상하로 흔들어 섞은 뒤 검사목적에 알맞게 처리하며, 동맥혈가스분석(arterial blood gas analysis, ABGA)용 채혈은 내부를 헤파린(heparin)으로 묻힌 주사기를 이용하고, 채혈 후 바늘을 뺌과 동시에 고무마개로 바늘 끝을 막아 산소와 접촉하지 않도록 하여 pH, PaO_2 (동맥혈산소분압), $PaCO_2$ (동맥혈 이산화탄소분압)의 변동을 최소화하여 검사실로 보낸다.

검체검사의 주요 항목과 목적

	항목	목적
혈액은행 검사	혈액형 검사	혈액형 진단
일반 혈액 검사	혈구수계산(적혈구수, 백혈구수, 혈소판수)	빈혈, 혈소판 감소 등의 진단
혈액 응고 검사	PT(프로트롬빈 시간), APTT(활성화 부분 트롬보플라스틴 시간), 피브리노겐, FDP(피브린 분해산물) 등	출혈경향, 응고이상에 대한 진단 등
생화학 검사	전해질, TP(혈청총단백), 알부민, LDH(유산탈수효소), AST(GOT)·ALT(GPT), 혈당, 아밀라제, 각종 호르몬 등	간기능 이상, 신장기능 이상에 대한 진단 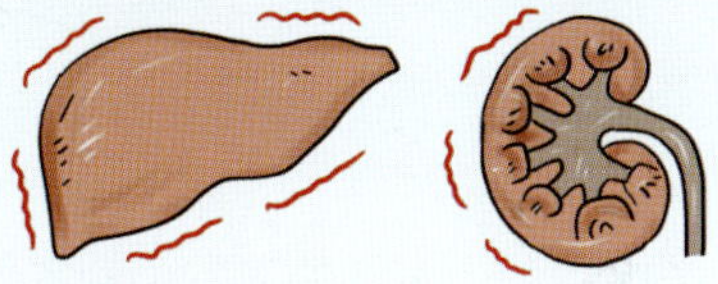
면역 검사	간염 검사, CRP(C반응단백), 자가면역항체 검사 등	면역부전, 자가면역질환 진단 등
조직학 검사	적출장기, 조직검사, 세포진단 등으로 얻은 검체를 고정·염색해 현미경으로 검사	암 등의 최종 확정 진단
미생물 검사	혈액, 소변, 객담, 기도분비물, 농양 등을 배양 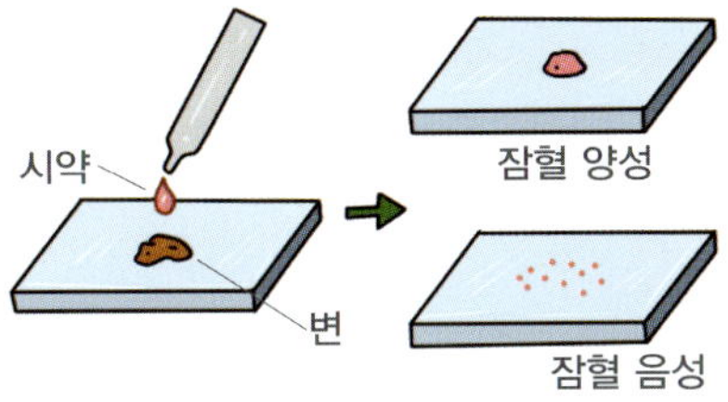 	감염균진단, 결핵의 배균 확인 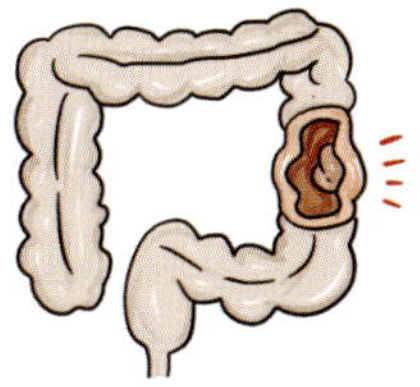
유전자 검사	목적 유전자증식, 유전자해석 등	가족성질환 진단, 세균과 바이러스검출 등
염색체 검사	염색체분석(트리소미, 결손 등)	다운증후군 등의 진단
소변 검사	단백질, 당, 잠혈, 유로빌리노겐 등 현미경 검사	요로감염, 신장장애 진단과 일반적인 선별검사
대변잠혈 검사	잠혈반응 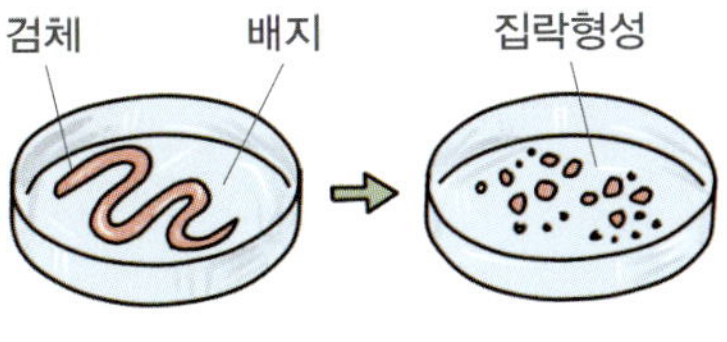 	대변잠혈반응: 대장암검진의 선별검사 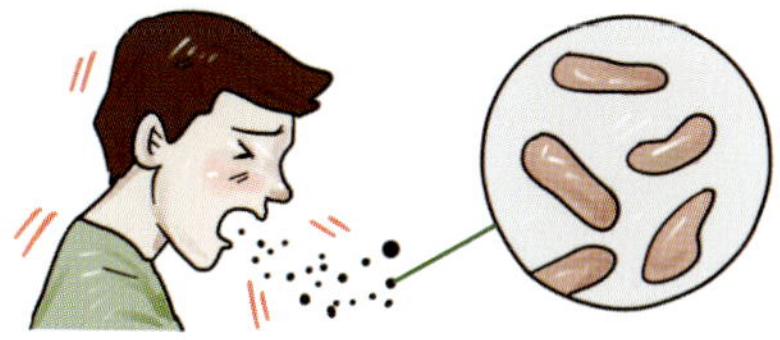

3 생체검사에는 어떤 검사가 있을까요?

생체검사(biopsy)는 피검자(subject)의 생체를 손이나 기구, 기기를 이용하여 조사하는 검사이다.

생체검사의 주요 항목과 목적

이학적검사(physical examination)

- 손이나 바늘, 망치 등 진단용 기구를 사용해 생체 반응을 직접 관찰한다.
- 뇌·신경 검사에 있어 특히 중요하며 각종 반사와 징후에 대해 실시한다.

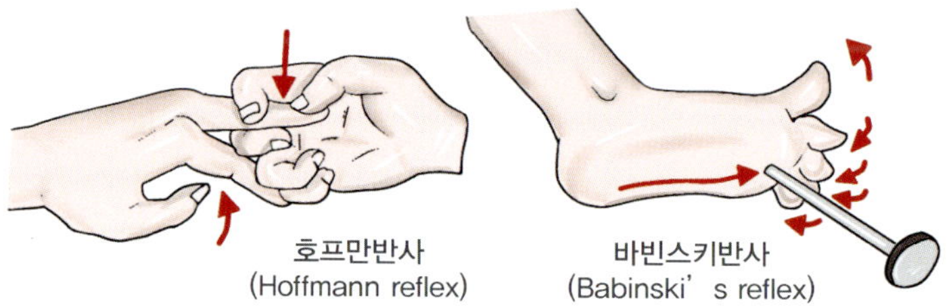

내시경 검사

- 상부위장관, 대장, 기관, 관절강 등에 내시경을 삽입해 직접 관찰한다.
- 생검을 위해 조직을 소량 절제하거나, 용종 등을 떼어내는 등의 치료를 할 수 있다.

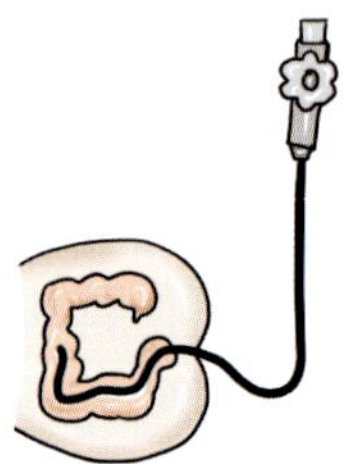

전기 생리 검사

- 심전도(electrocardiogram, ECG), 근전도(electromyogram, EMG), 뇌파검사(electroencephalogram, EEG) 등으로 생체리듬(biorhythm)을 물결 모양으로 기록한다.
- 심전도는 심근의 허혈이나 부정맥을 확인할 수 있으며, 근전도는 근질환이나 신경질환을, 뇌파검사는 간질(epilepsy)이나 의식장애(disturbance of consciousness) 등을 진단하는 데 이용한다.

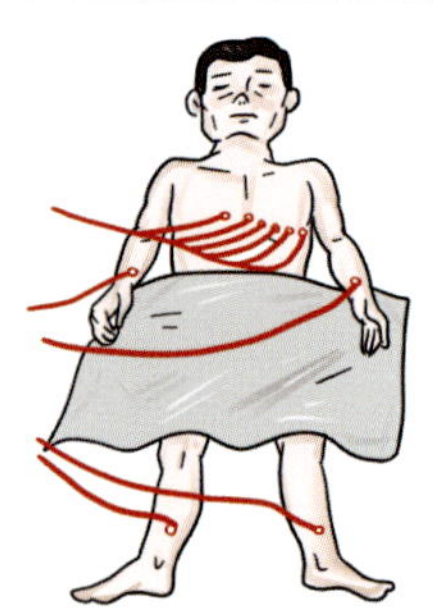

<table>
<tr><th colspan="4">생체검사의 주요 항목과 목적</th></tr>
<tr><td rowspan="6">영상진단</td><td rowspan="3">X선 검사</td><td>단순 촬영</td><td>• 흉부(chest) 및 복부(abdomen)는 기본 항목이다.
• 폐실질(lung field), 심음영(cardiac silhouette), 가스상, 이상음영 등의 소견을 얻는다.</td></tr>
<tr><td>조영</td><td>• 혈관조영, 소화관조영, 요로조영, 자궁난관조영 등 협착, 폐쇄, 통과장애 등의 소견(finding)을 얻는다.</td></tr>
<tr><td>CT 검사</td><td>• 전신 슬라이스상 및 재구축에 의한 3D(입체)영상에 의해 해부학적으로 진단할 수 있다.</td></tr>
<tr><td colspan="2">초음파 검사</td><td>• 심장(heart), 복부, 유방 등이 대표적이며 직접영상 및 음파를 기록한다.
• 해부학적으로 진단하는 것 외에 내부구조로 질적 진단도 할 수 있다.</td></tr>
<tr><td colspan="2">MRI 검사</td><td>• 자기공명영상(magnetic resonance imaging)으로 생체의 단면상을 찍을 수 있다.
• 해부학적진단, 질적진단, 조영소견 등을 얻을 수 있다.</td></tr>
<tr><td colspan="2">핵의학 검사</td><td>• RI(방사성동위원소: radioisotope)로 치환한 검사약을 주사해 각각 특이하게 집적한 장기(organ)에 대해 진단한다.</td></tr>
<tr><th colspan="4">안과 검사</th></tr>
<tr><td colspan="4">• 시력검사(visual acuity test), 안저검사(funduscopy), 안압측정(tonometry), 시야검사(visual field test) 등</td></tr>
<tr><th colspan="4">이비인후과 검사</th></tr>
<tr><td colspan="4">• 청력검사, 평형기능검사 등</td></tr>
</table>

4 적혈구수는 무엇을 의미할까요?

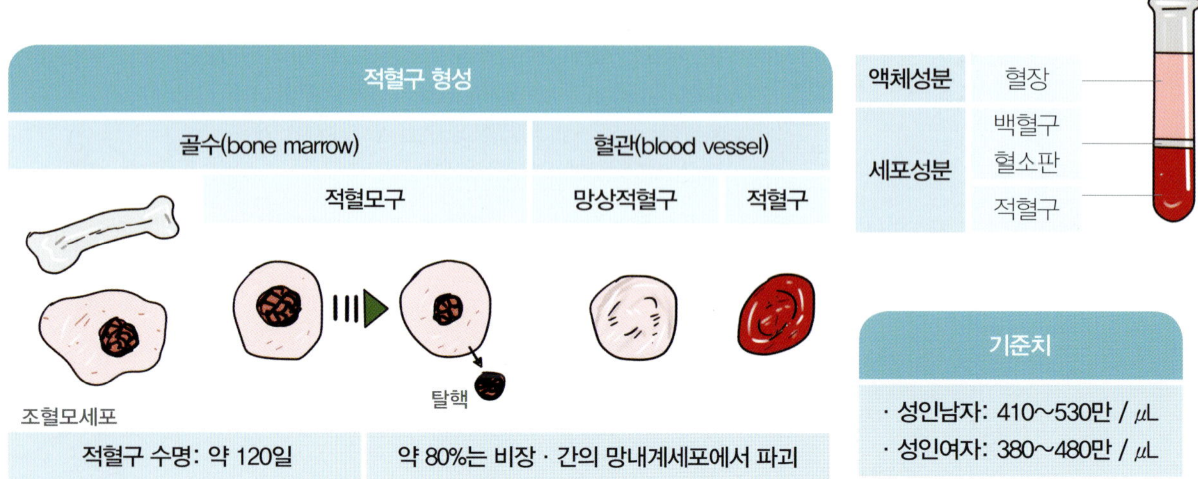

혈액(피, blood)은 세포성분(혈구, hemocyte)과 액체성분(혈장, plasma)으로 구성되며 세포성분은 적혈구(eythrocyte), 백혈구(leukocyte), 혈소판(platelet)으로 이루어진다. 적혈구는 혈액성분의 대부분을 차지하며 골수 내 조혈모세포(hematopoietic stem cell)에서 생산되어 증식·분화·성숙의 과정을 거쳐 혈액으로 방출(emission)된다. 적혈구의 수명은 약 120일이며 약 80%는 망상내피계(reticuloendothelial system) 세포(비장이나 간장)에서, 나머지 20%는 혈관 내에서 파괴된다.

적혈구수(RBC)는 일반적으로 1μL의 말초정맥혈 중 수치로 나타내며 적혈구 생산과정의 장애, 적혈구 파괴과정의 장애, 적혈구 체내 외로의 상실, 환경이나 기초질환(원질환, underlying disease)의 유무 등의 2차적 변화에 의해 이상 수치를 나타낸다. 또한 적혈구수를 측정하여 빈혈(anemia)과 적혈구증가증(polycythemia)의 유무 및 정도를 알 수 있는데 급성출혈 직후에는 빈혈(anemia)상태라 해도 생체의 방어기전에 따라 적혈구수가 비정상으로 기록되지 않을 수 있다.

적혈구수(RBC)는 적혈구 지수의 산출에 필요하다. 적혈구지수(erythrocyte indices)란 적혈구수(RBC), Hb(혈색소, hemoglobin), Hct(적혈구용적율, hamatocrit)의 관계를 나타내는 계산식(평균적혈구용적[mean corpuscular volume, MCV], 평균적혈구혈색소량[mean corpuscular hemoglobin, MCH], 평균적혈구혈색소농도[mean corpuscular hemoglobin concentration, MCHC])으로 산출한 지수를 가리키며 빈혈 종류의 진단지표가 된다.

적혈구수 감소를 초래하는 경우

적혈구 생산 장애에 의한 빈혈

- 재생불량성빈혈
- 거대적아구성빈혈
- 철분결핍성빈혈
- 백혈병
- 다발성골수종

적혈구 파괴항진에 의한 빈혈

- 이상혈색소증
- 용혈성빈혈(자가면역성)
- 유전용혈빈혈

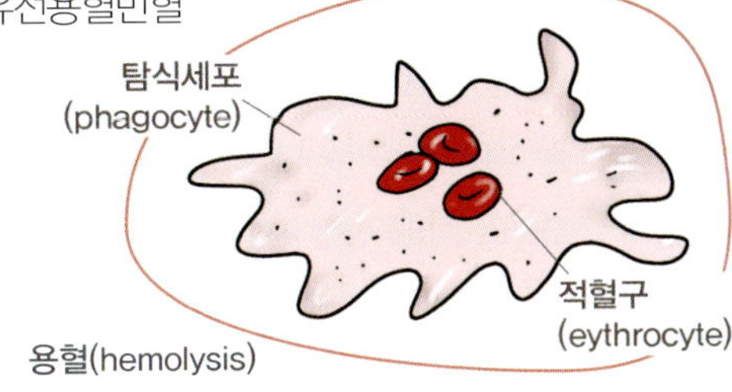

실혈성 빈혈

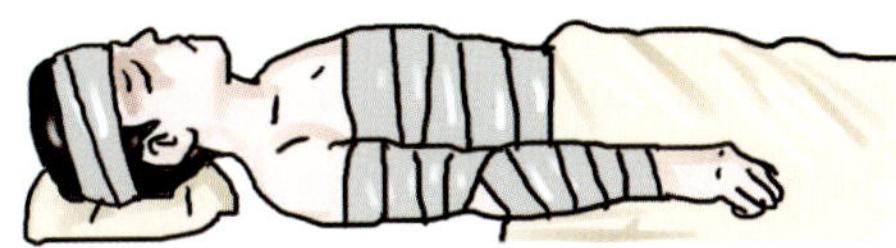

속발성 빈혈

- 만성감염증
- 류마티스성 관절염(RA)
- 악성종양
- 신장질환, 간질환 등

적혈구수 증가를 초래하는 경우

진성 적혈구 증가증

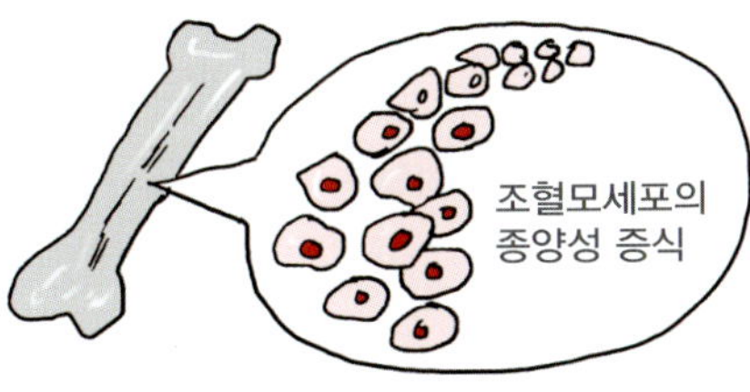

2차성 적혈구 증가증

- 고지대 거주자
- 폐포환기부전(imperfect lung aeration)

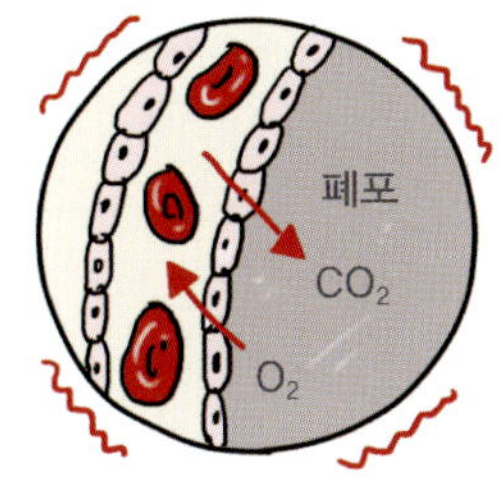

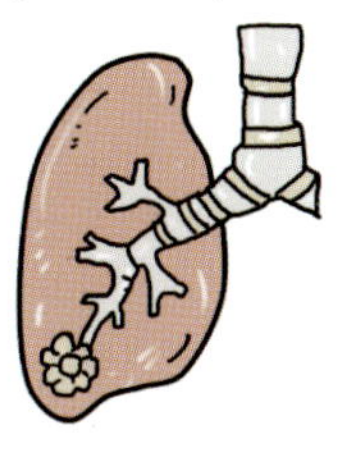

- 에리트로포에틴(Erythropoietin) 생산 종양

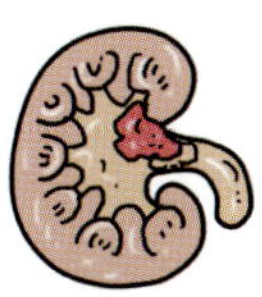

신장암(콩팥암: renal cancer)

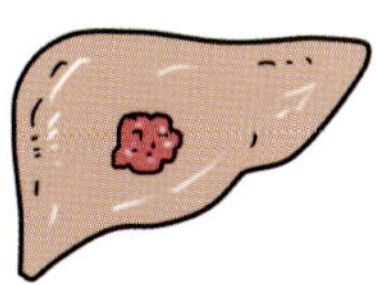

간암(hepatoma)

5 혈색소농도(Hb)는 무엇을 의미할까요?

Hb(헤모글로빈, Hemoglobin)는 적혈구 속에 포함된 혈색소로 헴(heme)이라는 붉은 색소부분(철분)과 글로빈(globin)이라는 단백질 결합으로 이루어진 색소단백질이다. 헴은 산소와 친화성이 있어 산소와 결합한 상태로 혈액 내에 존재한다. Hb의 생리작용은 산소(oxygen)와 이산화탄소(carbon dioxide) 운반 및 완충작용 등으로 적혈구의 주작용은 이 Hb 작용에 의한 것이다. 또한 Hb는 적혈구수에 연동해 감소·증가하며, Hb의 측정에 의해 빈혈과 다혈(적혈구 증가증, polycythemia)의 유무 및 정도를 알 수 있다. 단, 적혈구수와 마찬가지로 급성출혈 직후에는 빈혈상태이어도 검사상에서 이상소견을 나타내지 않을 수 있다. Hb의 감소·증가를 초래하는 병태는 적혈구수의 감소·증가를 초래하는 병태에 준하며, Hb는 적혈구 지수산출에 필요하며, Hb와 적혈구수(RBC)로 평균적혈구혈색소량(MCH)을 산출하여, 저색소성 빈혈(hypochromic anemia)인지 정색소성빈혈(normochromic anemia)인지 분류할 수 있다.

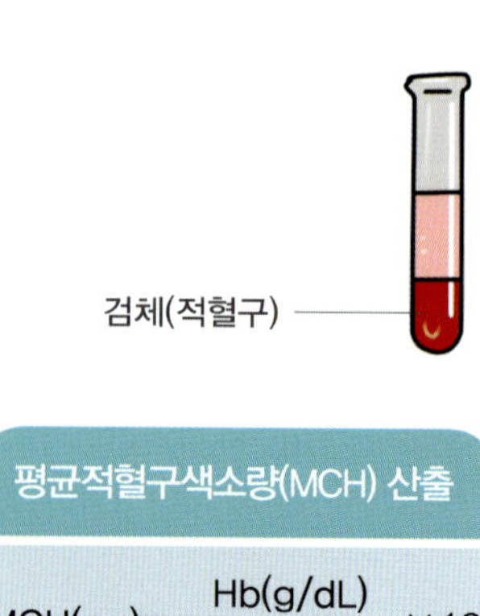

평균적혈구색소량(MCH) 산출

$$MCH(pg)=\frac{Hb(g/dL)}{RBC(10^6/\mu L)}\times 10$$

기준치

- 성인남자: 14~18g/dL
- 성인여자: 12~16g/dL

Hb감소를 초래하는 경우

적혈구 생산 장애에 의한 빈혈	· 재생불량성빈혈 · 거대적아구성빈혈 · 철분결핍성빈혈 · 백혈병 · 다발성골수종
적혈구 파괴 항진에 의한 빈혈	· 유전용혈빈혈 · 이상혈색소증 · 용혈성빈혈(자가면역성)
실혈성 빈혈	
속발성 빈혈	· 만성감염증 · 류마티스성관절염(RA) · 악성종양 · 신장질환, 간질환 등

Hb증가를 초래하는 경우

진성 적혈구 증가증	
2차성 적혈구 증가증	· 고지대 거주자 · 폐포환기부전 · erythropoietin(에리트로포에틴: 적혈구생성인자)(신장암, 간암)

Hb의 작용

적혈구의 산소와 이산화탄소의 운반·완충 작용은 Hb작용에 의한다.

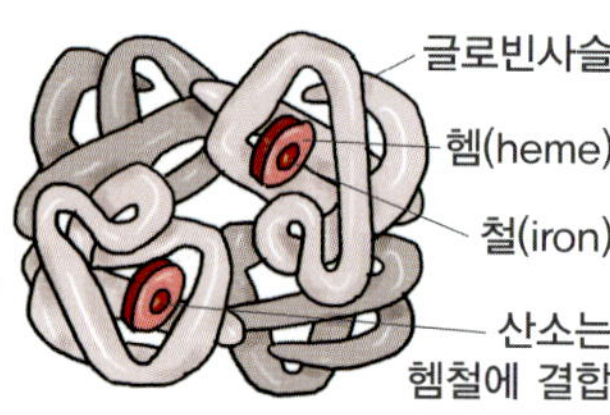

6 적혈구 용적율은 무엇을 의미할까요?

적혈구용적율(hematocrit, Hct)이란, 혈액 전체의 적혈구의 용적을 백분율(percentage)로 표시한 것이다. 항응고제가 들어 있는 혈액을 적혈구용적율관이라는 모세관에 주입해 전용 원심분리기로 12,000g에 5분 원침한 후 Hct관의 적혈구 기둥의 높이를 백분율로 표시한 것이다. 이렇게 얻은 결과는 원심분리(centrifugation)에 의해 얻은 적혈구량을 의미한다. Hct수치는 적혈구수에 연동해 감소·증가하며 Hct 측정에 의해 빈혈과 다혈(적혈구증가증)의 유무 및 정도를 알 수 있다. 단, 적혈구수나 Hb(헤모글로빈, hemoglobin) 혈중농도와 마찬가지로 급성출혈 직후에는 빈혈상태여도 나타나지 않을 수 있다.

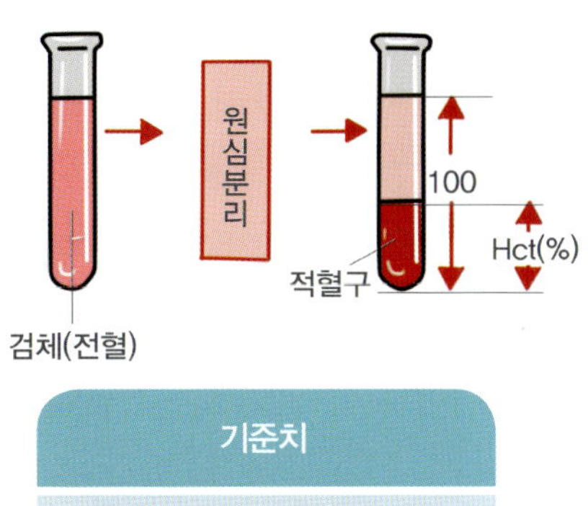

기준치

- 성인남자: 40~48%
- 성인여자: 34~42%

적혈구용적율(Hct)은 적혈구지수의 산출에 필요하며, Hct와 적혈구수(RBC)에서 적혈구항수 중 평균적혈구용적(MCV)이 산출되고 대구성빈혈(macrocytic anemia), 정구성빈혈(normocytic anemia), 소구성빈혈(microcytic anemia)을 분류할 수 있다. 또한 Hct와 Hb에서 산출된 평균적혈구색소농도(MCHC)는 평균적혈구혈색소량(MCH)과 함께 저색소성빈혈(hypochromic anemia), 정색소성빈혈(normochromicanemia)의 지표가 되는데 Hct는 순환 적혈구량, 순환 혈장량 등의 측정에도 필수적이다.

평균적혈구용적(MCV) 산출	평균적혈구색소농도(MCHC) 산출
$\text{MCV(fL)} = \dfrac{\text{Hct(\%)}}{\text{RBC}(10^6/\mu\text{L})} \times 10$	$\text{MCHC(\%)} = \dfrac{\text{Hb(g/dL)}}{\text{Hct(\%)}} \times 100$

MCV · MCHC에 의한 빈혈 분류

저색소성 소구성빈혈	정색소성 정구성빈혈	정색소성 대구성빈혈
MCV≦79fL, MCHC≦31%	80≦MCV≦100fL, 32≦MCHC≦36%	MCV≧101fL, 32≦MCHC≦36%
철분결핍성빈혈 등	용혈성빈혈, 재생불량성빈혈 등	거대적아구성빈혈 일부 용혈빈혈과 재생불량빈혈 등

7 적혈구 침강속도는 무엇을 의미할까요?

적혈구침강속도(erythrocyte sedimentation rate, ESR)는 항응고제가 있는 시험관에 정맥혈을 넣고 정해진 시간동안 적혈구가 혈장으로부터 분리되어 가라앉는 속도를 측정한 것이다.

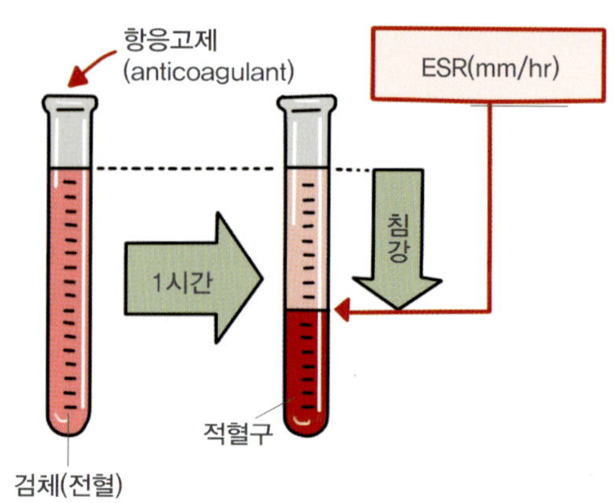

질병(disease)에 대한 특이도는 낮지만 면역질환, 감염 및 염증질환, 악성 및 외상질환 등 다양한 질병의 진단에 도움을 주고 추적관찰에 사용되고 있다.

항응고제(anticoagulant drug)가 들어 있는 혈액을, 눈금이 부착된 가늘고 긴 ESR 측정관의 바닥에서 0점까지 주사기로 주입해 수직으로 세웠을 때 적혈구가 가라앉는 속도를 측정한 것이다. 검사는 간편하지만 특이성이 낮고 다양한 병태로 인해 이상 수치가 나타나기 때문에 주로 선별검사(screening test)로서 이용되고 있으며, ESR은 반복해서 검사함으로써 병의 경과를 관찰하거나 치료효과를 판정하는 데 이용한다. 이상 수치가 나타날 때에는 더욱 더 면밀한 검사가 필요하다.

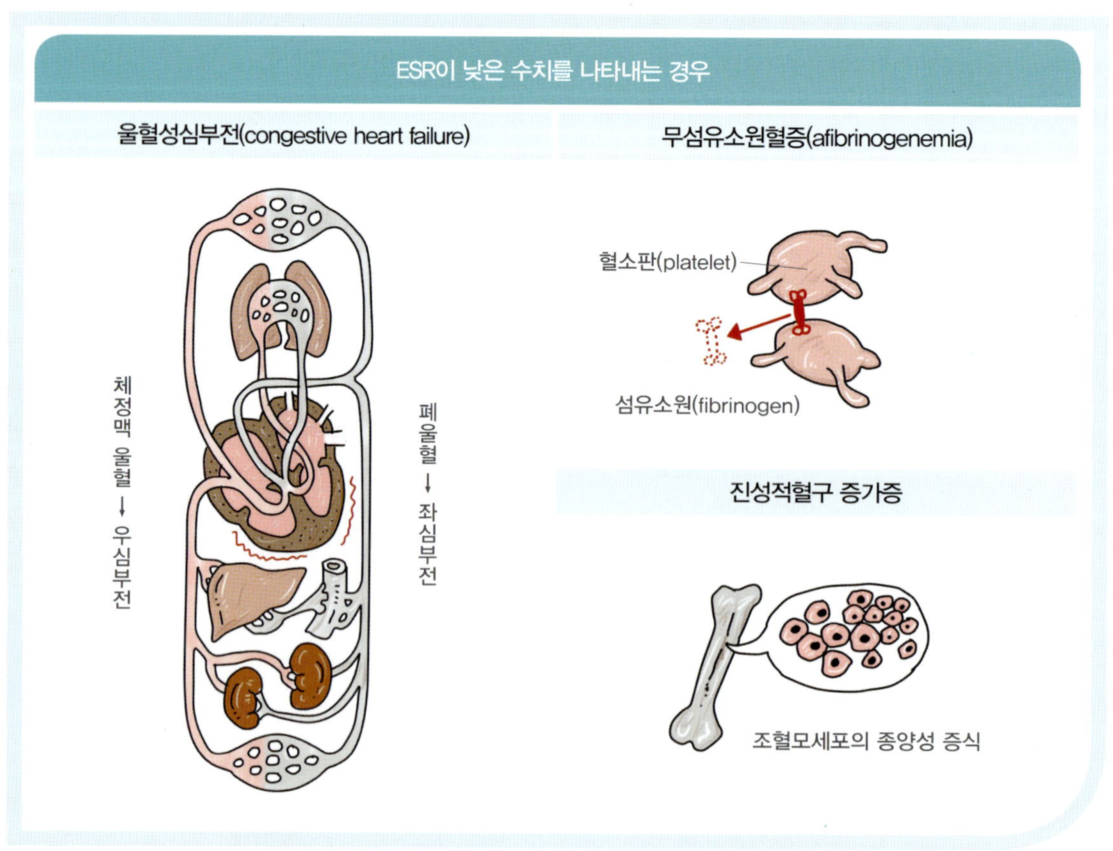

기준치
· 성인남자: 1~10mm · 성인여자: 2~15mm

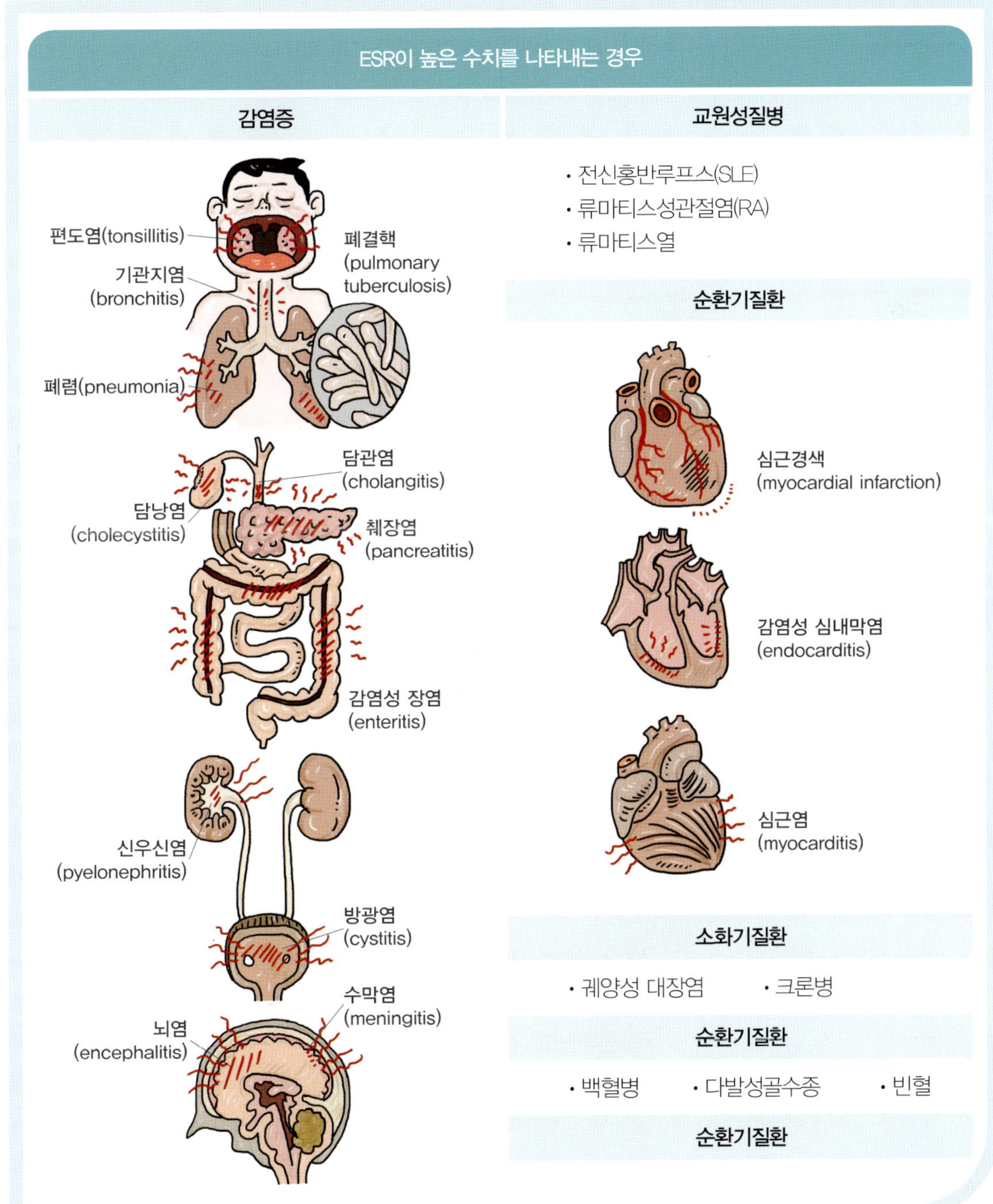

8 백혈구 수는 무엇을 의미할까요?

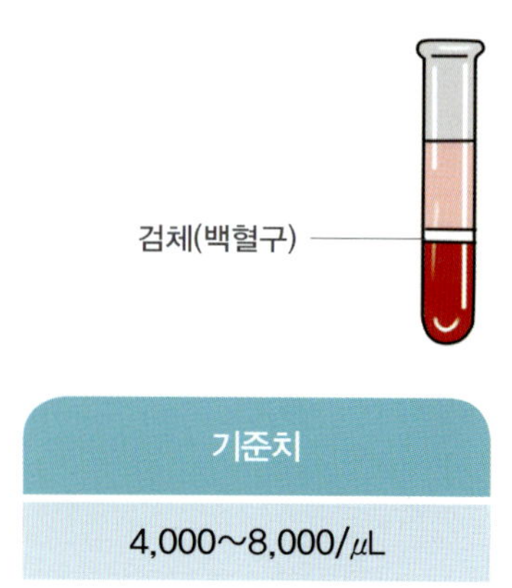

백혈구는 김자염색(giemsa stain)에 의한 형태에 따라 과립구[호중구(neutrophil), 호산구(eosinophil), 호염기구(basophil)], 단구, 림프구로 나뉘는데 보통 호중구가 가장 많이 존재하며, 백혈구는 골수 내 조혈모세포에서 생성되며 분화·증식·성숙의 과정을 거쳐 혈액 중에 방출된다. 백혈구 중 호중구의 수명은 약 21일로 혈관벽에서 조직 내로 유출되어 소멸한다.

백혈구의 주요 생리작용은 생체방어기전이며 식작용(phagocytosis)과 면역반응(immunologicalreaction)이 있다. 체내에 침입한 세균이나 이물질에 의한 염증반응(inflammatory response)으로 골수내에서의 백혈구 생성이 촉진되며, 증가한 백혈구가 세균이나 이물질을 공격해 무독화시키며 면역작용을 강화한다. 또한 백혈구수는 일반적으로 1μL의 말초정맥혈 중 수치로 나타낸다.

백혈구 생산과정의 장애, 백혈구 파괴과정의 장애, 체내로의 세균이나 이물질 침입, 치료약의 부작용 등 2차적 변화 과정에 의해 각각 이상 수치를 나타내며, 백혈구수의 변화를 관찰해 질병의 진단이나 치료효과 판정, 경과판정에 이용할 수 있다.

백혈구(호중구)수의 증가를 초래하는 경우	
감염증 (세균 감염증)	· 기관지염 · 폐렴 · 담낭염 · 신우신염 등
혈액 질환	· 만성골수성 백혈병 · 진성적혈구 증가증 · 골수섬유증
조직장애	· 열상 · 수술 · 급성 심근경색
중독	· 요독증 · 당뇨병성 케토산증 (diabetic ketoacidosis) · 부신피질 스테로이드제

백혈구(호중구)수의 감소를 초래하는 경우	
감염증	· 바이러스 감염증 · 장티프스 · 중증 감염증(패혈증) · 결핵
골수 억제 인자의 작용	· 약물(항생물질, 항암제, 항 갑상선제)
혈액 질환	· 재생불량성빈혈 · 급성백혈병
비장기능 항진증	· 간경변 등

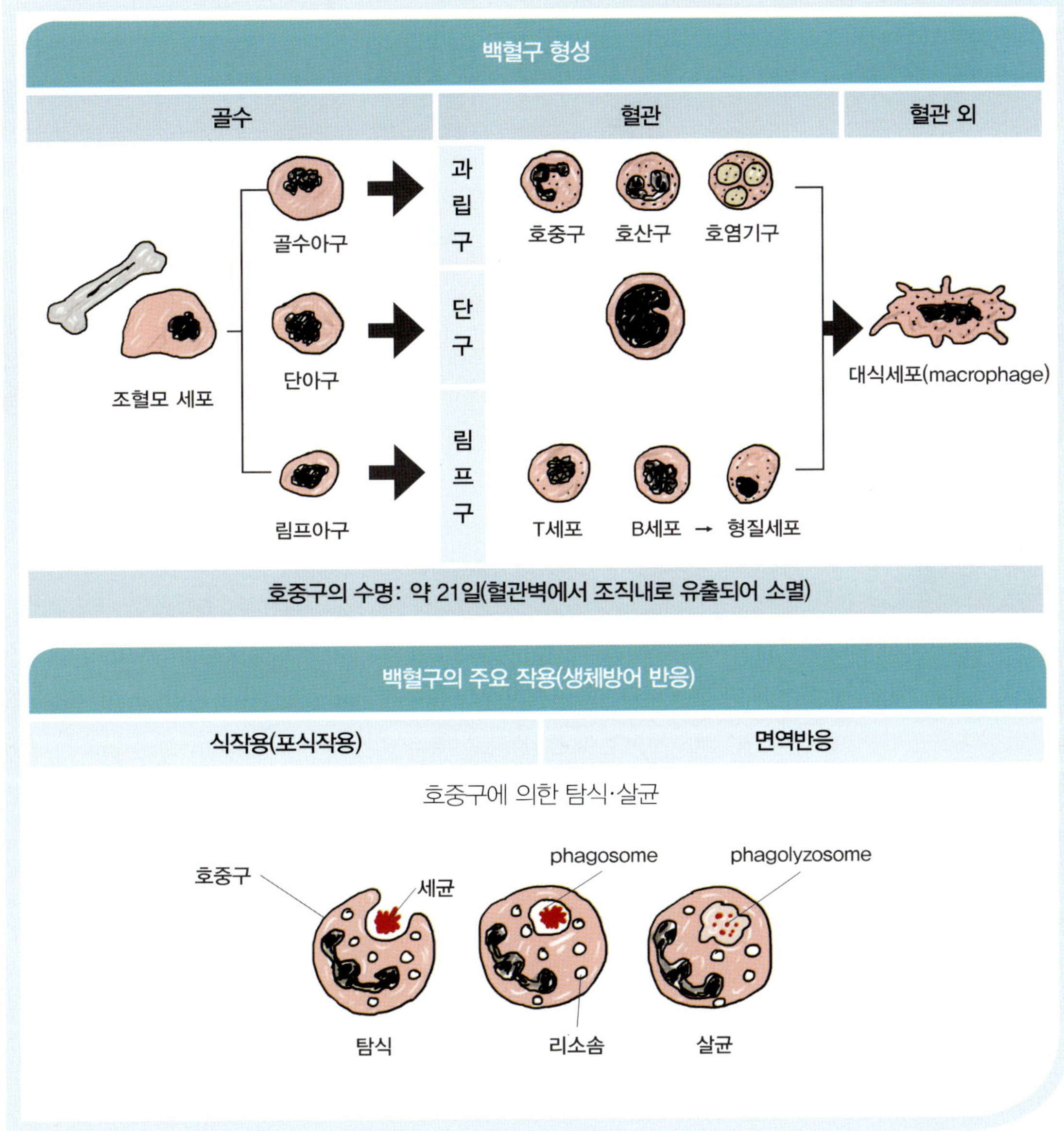
백혈구 형성
골수
혈관
혈관 외
골수아구
과립구
호중구
호산구
호염기구
조혈모 세포
단아구
단구
대식세포(macrophage)
림프아구
림프구
T세포
B세포 → 형질세포
호중구의 수명: 약 21일(혈관벽에서 조직내로 유출되어 소멸)
백혈구의 주요 작용(생체방어 반응)
식작용(포식작용)
면역반응
호중구에 의한 탐식·살균
호중구
세균
phagosome
phagolyzosome
탐식
리소솜
살균

9 혈소판 수는 무엇을 의미할까요?

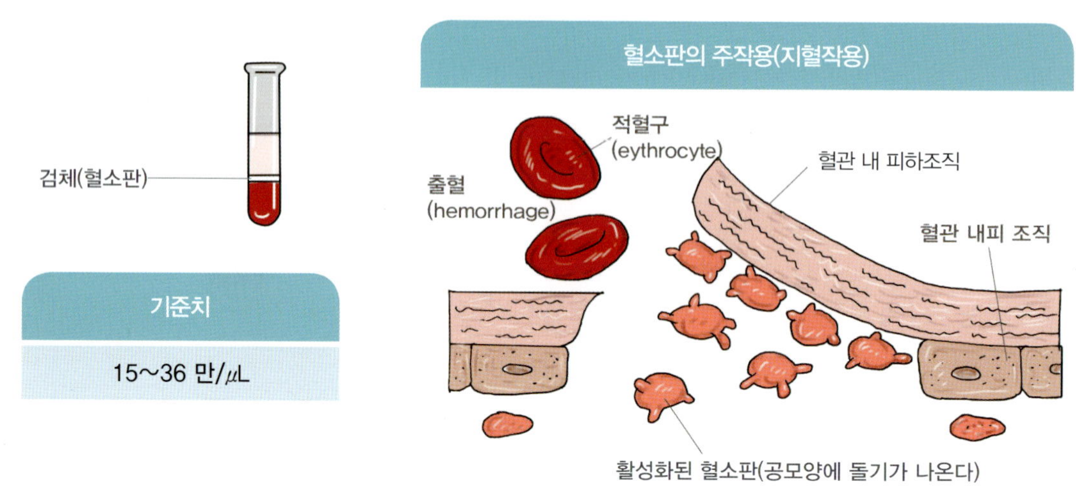

혈소판은 골수 내 조혈모세포에서 생겨난 거핵구계의 발육에서 유래하며 거핵구 표면에서 생겨난 돌기가 떨어져 나간 것이다. 혈소판의 약 1/3은 비장(spleen)이나 간(liver)에 저장되고 나머지 약 2/3가 혈액 중에 남는데 수명은 약 10일이고 주로 비장에서 파괴되며, 보통 1μL의 말초정맥혈 중 수치로 나타낸다.

혈소판의 주요 역할은 지혈작용이다. 손상혈관에 대해 혈소판 응집(agglutination)이 일어나고, 혈소판내의 혈액응고에 관한 혈소판 인자에 의해 혈액 응고기전이 진행되어 지혈(hemostasis)이 완료된다.

출혈성 소인은 혈소판 감소에 기인하는 경우가 가장 많지만, 혈소판 증가시나 혈소판 기능이상에 의해서도 나타나기 때문에 출혈성 소인(출혈성 질환) 검색에는 혈소판 수 산정이 필수적이어서 선별(screening) 검사의 하나로 실시된다.

혈소판수의 감소를 초래하는 경우

혈소판붕괴 항진	• 특발성혈소판감소성자반병(ITP) • 전신홍반루프스(SLE) • 파종혈관내응고(DIC), 패혈증, 악성 종양, 급성전골수성백혈병	혈소판생성 감소	• 재생불량성빈혈 • 급성백혈병 • 악성빈혈 • 약물 기인성 골수억제 (항암제, 항생물질, 경구당뇨병약)
	탐식세포 (phagocyte) 자기항체가 부착된 혈소판	혈소판분포 이상	• 비장 기능 항진증(간경변 등)
		유전성 혈소판 감소증	

혈소판수의 증가를 초래하는 경우

원발성 혈소판 증가증	• 본태성 혈소판혈증 • 진성 적혈구 증가증 • 만성 골수성 백혈병 • 골수섬유증	증후성 혈소판 증가증	• 감염증 • 염증성 질환 • 악성종양 • 외상, 수술 등

혈소판 형성

골수			혈관 등
	거핵아구	거핵구	혈소판

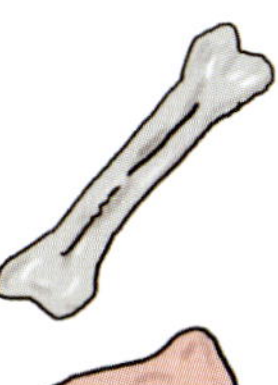
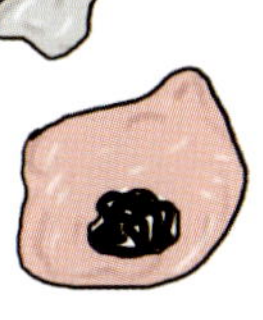

조혈모 세포

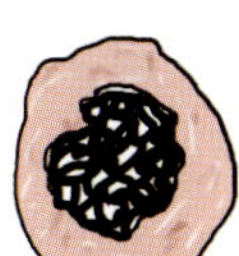
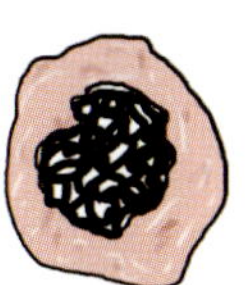
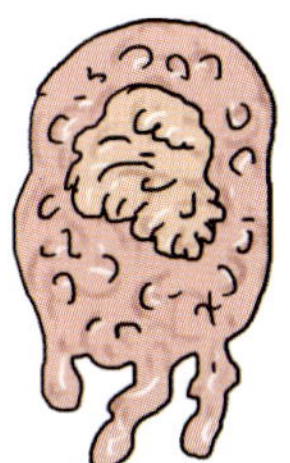
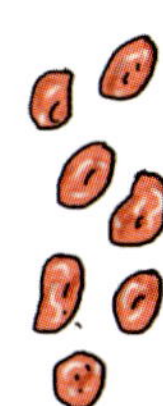

혈소판 수명: 약 10일(주로 비장에서 파괴)

혈소판 분석

1/3은 간 · 비장에 저장	2/3는 혈중에 존재

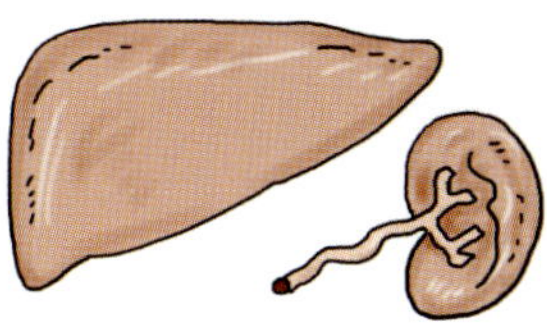
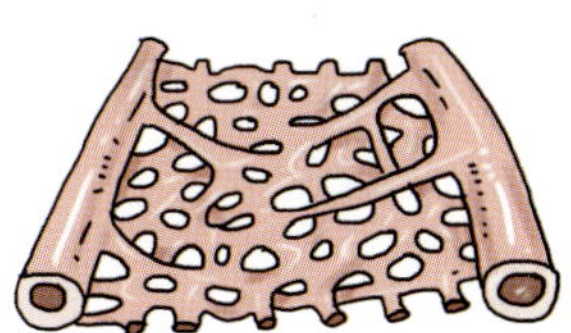

10 프로트롬빈 시간은 무엇을 의미할까요?

프로트롬빈 시간(prothrombin time, PT)은 환자의 혈장에 트롬보플라스틴(tissue thromboplastin), 인지질(phospholipids), 칼슘이온을 첨가한 후 응괴(덩어리)가 생길 때까지의 시간으로 정상치는 시약에 따라 다르나 약 12~14초이며, 다양한 출혈질환을 진단한다.

프로트롬빈(prothrombin)이란, 출혈을 막는 혈액응고 인자 중 중심인자를 말하며, 프로트롬빈 시간(PT: prothrombin time)이란 외인계 응고인자 결핍이 있는지를 선별하는 검사이다.

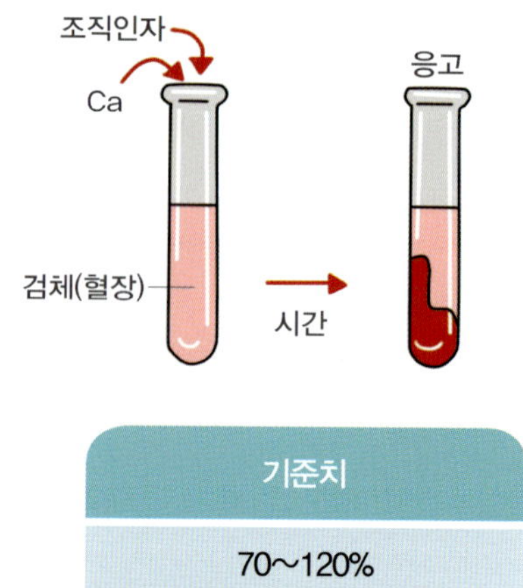

기준치
70~120% (정상인과의 비율)

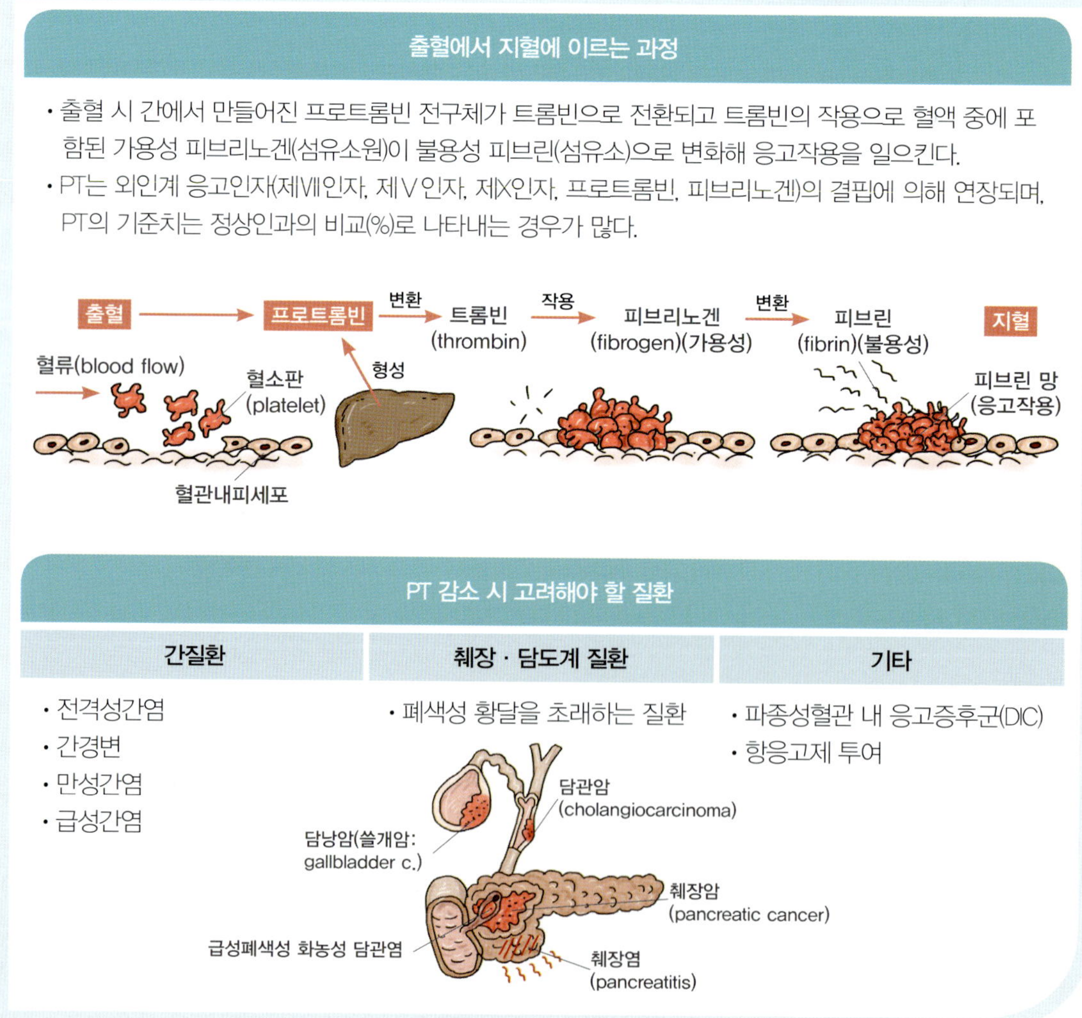

출혈에서 지혈에 이르는 과정

- 출혈 시 간에서 만들어진 프로트롬빈 전구체가 트롬빈으로 전환되고 트롬빈의 작용으로 혈액 중에 포함된 가용성 피브리노겐(섬유소원)이 불용성 피브린(섬유소)으로 변화해 응고작용을 일으킨다.
- PT는 외인계 응고인자(제Ⅶ인자, 제Ⅴ인자, 제Ⅹ인자, 프로트롬빈, 피브리노겐)의 결핍에 의해 연장되며, PT의 기준치는 정상인과의 비교(%)로 나타내는 경우가 많다.

PT 감소 시 고려해야 할 질환

간질환	췌장 · 담도계 질환	기타
· 전격성간염 · 간경변 · 만성간염 · 급성간염	· 폐색성 황달을 초래하는 질환	· 파종성혈관 내 응고증후군(DIC) · 항응고제 투여

11 출혈시간은 무엇을 의미할까요?

출혈시간(bleeding time, BT)은 피하혈관에 약 5mm 정도의 길이에 1mm 정도의 깊이로 절개를 한 후 출혈이 멈출 때까지의 시간을 측정하는 검사법이며, 다양한 출혈질환을 진단한다. 출혈시간은 피부에서 나온 혈액이 지혈될 때까지의 시간을 측정한 것이다.

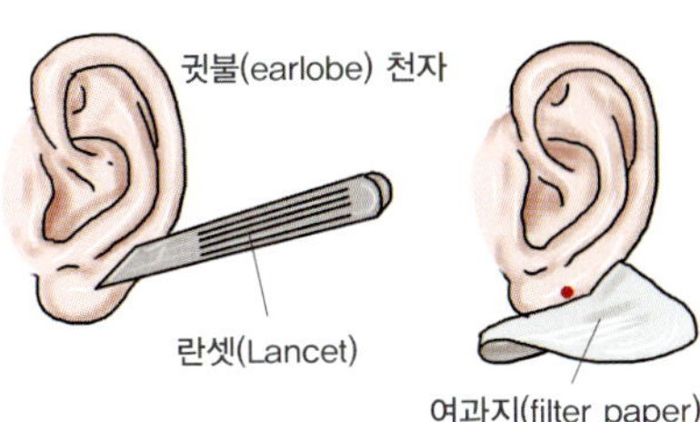

• 출혈시간 측정(듀크법)으로는 귓불을 천자하여 출혈 이후 30초 간격으로 혈액을 여과지로 닦아내 여과지에 혈액이 부착될 때까지의 시간을 측정한다.

기준치
1~5분

<table>
<tr><th colspan="2">출혈시간의 연장을 초래하는 경우</th></tr>
<tr><td>혈소판
(platelet)
감소</td><td>• 특발성혈소판감소자색반병
• 파종혈관내응고(DIC), 패혈증, 악성 종양, 급성전골수성백혈병 등
• 재생불량성빈혈(aplastic anemia)
• 급성백혈병(acute leukemia)
• 약물 기인성 골수억제(항암제 등)
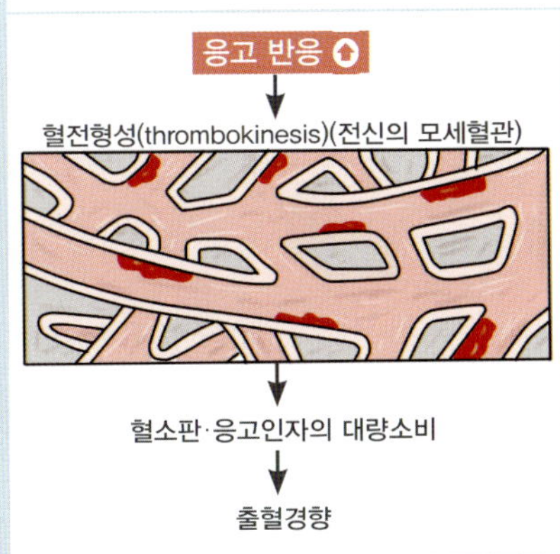

파종혈관내응고(DIC)</td></tr>
<tr><td>혈소판
기능
이상</td><td>• 혈소판 무력증(thrombasthenia)
• 폰빌레브란드병
(von Willebrand disease)
• 혈소판응집이상증
(platelet aggregation disorder)</td></tr>
<tr><td>모세혈관
이상</td><td>• 괴혈병(scurvy)(비타민C 결핍증)</td></tr>
</table>

• 출혈 시 지혈까지의 시간에는 혈소판수, 혈소판기능, 모세혈관기능, 응고·섬유소용해인자 등 지혈에 관여하는 모든 인자(factor)가 영향을 미치는데, 그 중 모세혈관(capillaries)과 혈소판 기능이 주된 역할을 하며 여기에서 이상이 생기면 출혈시간이 연장된다.

• 모세혈관이 약하거나 혈소판수의 감소가 나타나면 지혈 시간이 연장되기도 한다.

• 지혈까지의 시간은 보통 1~3분이 정상이지만 3분 30초 이내면 정상 범위에 든다고 판단해도 무방하다.

• 출혈시간 측정은 출혈성 소인(출혈성 질환) 검색을 위한 선별(screening) 검사의 하나로 실시되며, 출혈시간이 3분 30초 이상 지속하여 지혈이 되지 않는 경우에는 이상이 있는 것으로 판단할 수 있으며 다음의 질환들을 의심할 수 있다.

• 모세혈관 이상(비타민 C 부족으로 인한 괴혈병), 혈소판 수 감소(특발성혈소판감소자색반병, 전신홍반루프스, 약물, 방사선, 백혈병, 암의 전이로

인한 조혈장애, 약물에 의한 혈소판 파괴, 혈관 내 응고기능 이상으로 혈소판 소비 등을 생각한다), 혈소판기능 이상(혈소판무력증, Von Willebrand병 등의 선천성 질환, 요독증, 골수종)

• 혈소판 감소인 경우 뇌출혈이나 소화관 출혈의 위험이 크기 때문에 혈소판을 수혈하기도 하며, 모세혈관 이상이 있을 경우 비타민 C나 비타민 K등의 혈관 강화제와 부신피질 호르몬제 등을 사용하게 된다.

지혈은 먼저 혈관손상부위의 혈관내피가 유착되고 혈소판이 부착·응집하고, 이어서 혈소판 내의 응고인자(혈소판 인자)나 손상국소에서의 혈액응고인자가 방출하여 혈소판 혈전을 형성해 일시적으로 지혈한다(1차 혈전). 여기에 혈액응고인자의 활동에 의해 응고 혈전이 형성되어 지혈을 지속시키며(2차 혈전) 혈관내피의 복구와 함께 혈전이 제거되는 작용(피브린용해)이 일어나고 혈관이 정상으로 돌아온다.

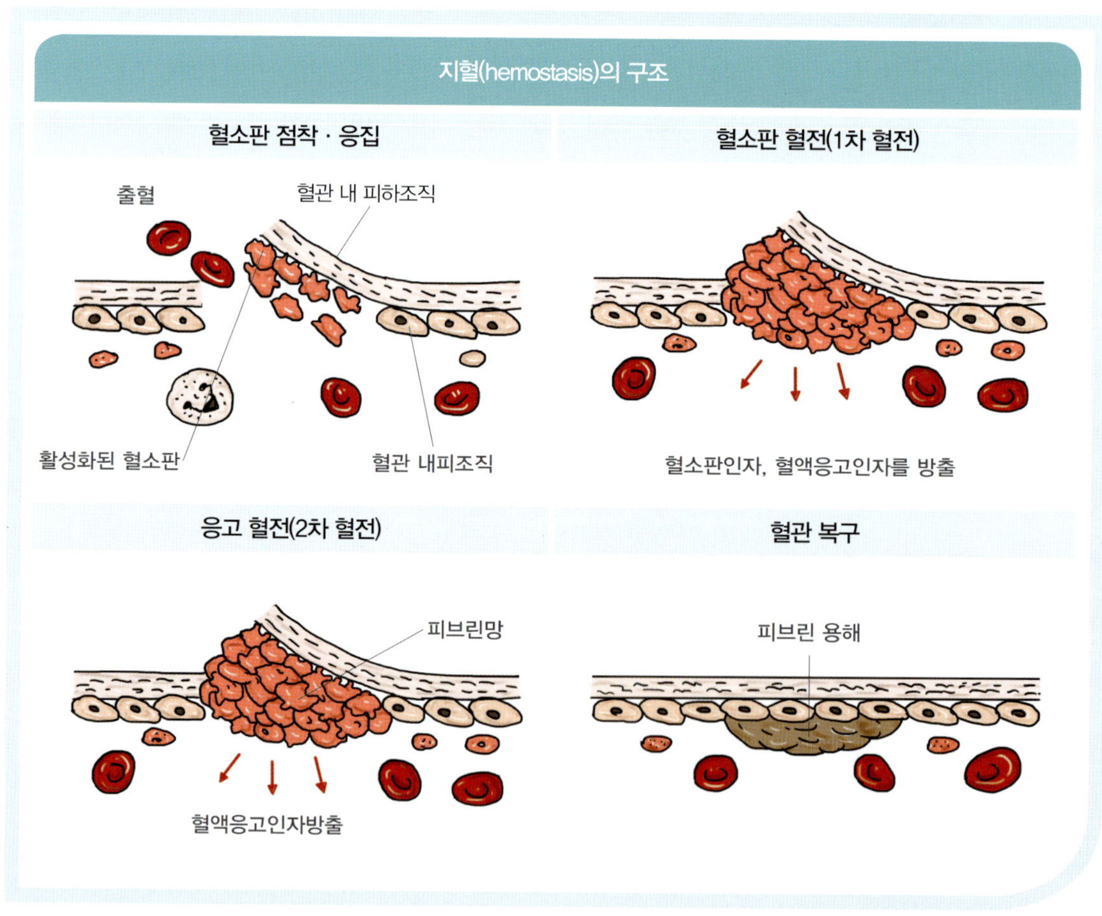

12 총콜레스테롤의 혈중농도는 무엇을 의미할까요?

총콜레스테롤(total cholesterol, TC) 농도는 혈장(청)에 포함된 콜레스테롤의 총량으로 가족성 고콜레스테롤혈증, 당뇨병, 내분비질환, 간·담도계질환, 신장질환, 비만 등의 경우에 증가하고, 갑상선기능항진증, 간경변, 만성간염 등에서는 저하한다.

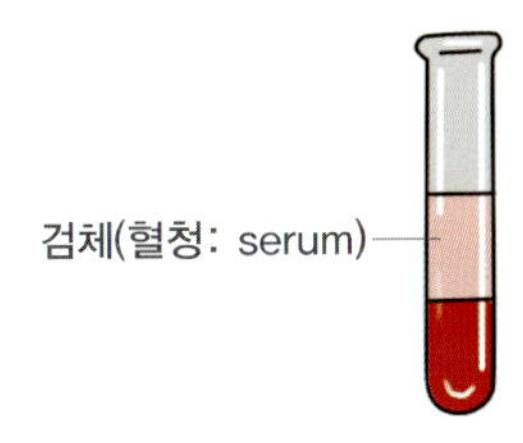

기준치

140~200mg/dL
식사나 스트레스, 연령, 성별에 영향을 받는다.

지질(lipid)은 지방산 및 그 유도체로 구성되며 소수성으로 알콜 등의 유기용매에 용해(lysis)하는 성질을 가지고 있다. 생물학적으로는 에너지원으로서 체내에 비축된 저장지방(depot fat)과 생체의 구성성분을 이루고 있는 것이 있다. 콜레스테롤은 스테로이드의 모체이며 세포의 구성성분으로서 뿐만 아니라 성호르몬(sex hormone)이나 부신스테로이드(adrenal steroid), 비타민D 등의 모체이기도 하며 생리기능면에서도 중요한 역할을 하고 있다.

혈액 중 콜레스테롤에는 유리형 콜레스테롤과 지방산에 결합한 에스텔형 콜레스테롤이 있는데 통칭해서 총콜레스테롤이라고 부르며, TC(총콜레스테롤) 혈중농도(blood concentration)는 식사, 스트레스, 연령, 성별에 영향을 받는다.

지단백 구조

인지질 (phospholipid)
아포단백 (apoprotein)
유리형 콜레스테롤
TC (총콜레스테롤)
에스텔형 콜레스테롤
중성지방 (triglyceride)

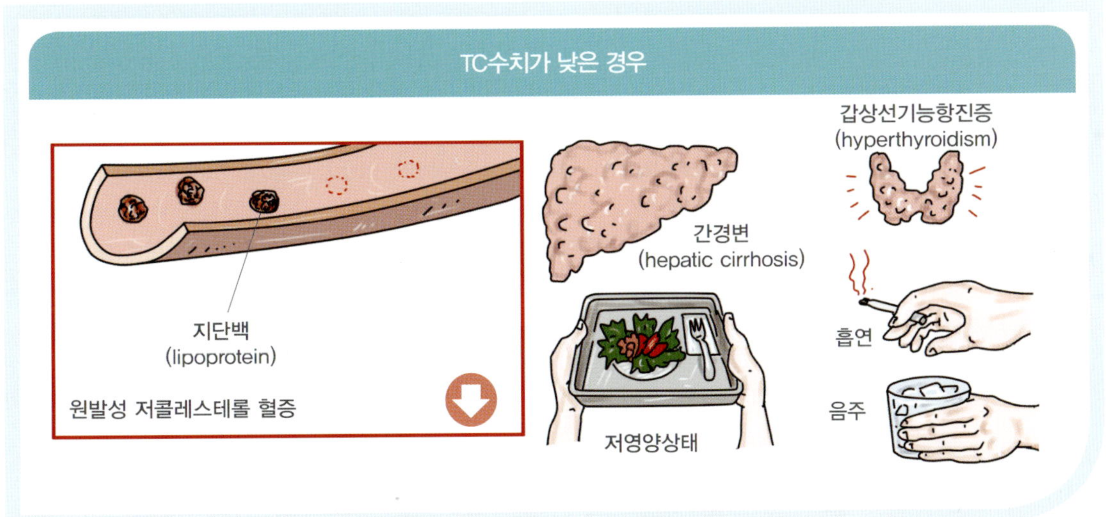

TC수치가 높은 경우

고지혈증

1차성 고지혈증	2차성 고지혈증
• 가족성(유전성) 고콜레스테롤 혈증 • 동맥경화증	• 갑상선 기능저하증 • 당뇨병 • 비만 • 폐색성 황달 • 신증후군 등

동맥경화

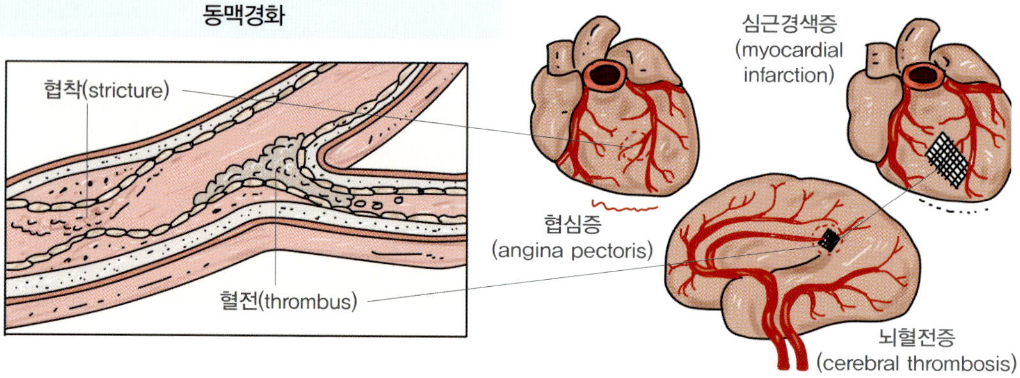

협착(stricture)
혈전(thrombus)
심근경색증
(myocardial infarction)
협심증
(angina pectoris)
뇌혈전증
(cerebral thrombosis)

고지혈증(hyperlipidemia)

- 고지혈증이란 콜레스테롤과 중성지방 등의 지방대사가 제대로 이루어지지 않아 혈액 중에 지방량이 많아진 상태를 말한다. 인체의 대사에 중요한 지질인 혈청지질은 콜레스테롤, 인지질, 유리지방산, 중성지방 등으로 구성되어 있으며, 이들은 모두 단백질(글로불린, globulin)과 결합해 저밀도지단백(LDL), 고밀도지단백(HDL), 킬로미크론(chylomicron), 초저밀도지단백(VLDL) 등 4가지로 분류되는 지단백(lipoprotein)의 형태로 혈액 속에 존재하며 체내에서 이동한다.
- 고지혈증이 상태가 장시간 지속되면 동맥경화성 변화가 일어나 동맥경화성 질환의 위험인자가 되며 주로 관상동맥(coronary artery) 질환(협심증, 심근경색), 뇌혈관 장애(뇌혈전) 등을 일으키기 쉽다.
- 원인으로는 신증후군, 당뇨병, 갑상선기능저하증, 황달 등의 2차성 요인과, 유전적 소인이 있으며, 공복상태에서는 간에서 VLDL을 합성하여 중성지방을 말초로 내보내고 이 중 일부는 LDL로 전환된다. 또한 LDL은 혈중 콜레스테롤의 가장 많은 양을 운반하며 말초세포로 콜레스테롤을 공급하기도 하지만 관상동맥경화증을 일으키는 데에는 가장 위험한 지단백이다.
- 고지혈증은 철저한 약물요법과 식이요법을 병행해야 치료될 수 있는데, 의사는 물론 환자의 꾸준한 노력이 필요하다. 치료는 반드시 환자 개인의 특성과 질환에 따른 치료대책 등이 있어야 하므로 반드시 의사의 지시에 따라야 한다.
- 치료목표는 중성지방과 콜레스테롤이 모두 200mg/dL 이하로 유지하는 것으로 하며 치료지침으로는 콜레스테롤 값이 200~250mg/dL일 때는 주로 식이요법, 250~300mg/dL일 때는 식이요법과 약물요법의 겸용, 300mg/dL 이상일 때는 철저한 지질저하 약물투여가 필요하다.

13 HDL 콜레스테롤의 혈중농도는 무엇을 의미할까요?

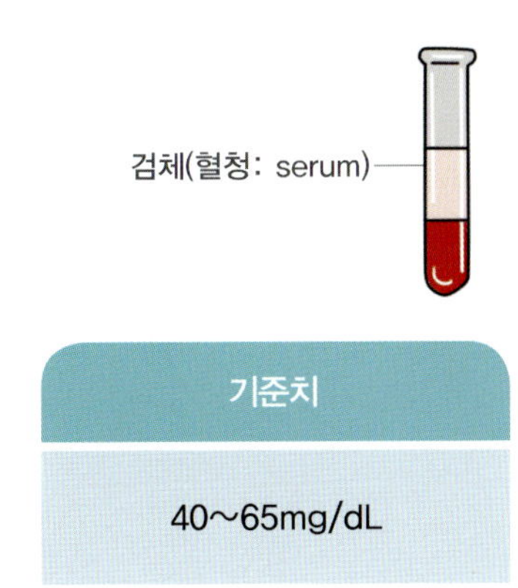

HDL 콜레스테롤(high density lipoprotein, HDL)은 Lipoprotein의 분획 중 HDL에 함유된 콜레스테롤을 의미하며 말초조직에 과잉된 콜레스테롤을 간으로 돌려보내는 운반 역할을 함으로써 동맥경화를 막는다고 하여 "착한 콜레스테롤" 이라고도 한다. 또한, HDL콜레스테롤 혈중 농도측정은 확정 진단을 위해서가 아니라 동맥경화성 질환의 위험인자의 유무를 조사하기 위해 이용된다.

- HDL콜레스테롤이 고수치를 나타내는 경우에는 동맥경화 합병증(complication)이 잘 발생하지 않아 "장수증후군(longevity syndrome)" 이라고 불리는데, 최근 콜레스테롤 에스텔전송 단백질 결손증에 유래하는 것은 동맥경화를 촉진하는 것으로 판명되어 100mg/dL이상은 정밀검사가 필요하다.
- 혈청 HDL 감소는 말초조직으로부터의 cholesterol 운반능력을 감소시키므로 죽상경화 병변을 일으키기 쉽고, 비만, 고지혈증, 당뇨병, 담석증에서 흔히 나타나고 허혈성 심질환이나 뇌졸중의 고위험요소가 된다.

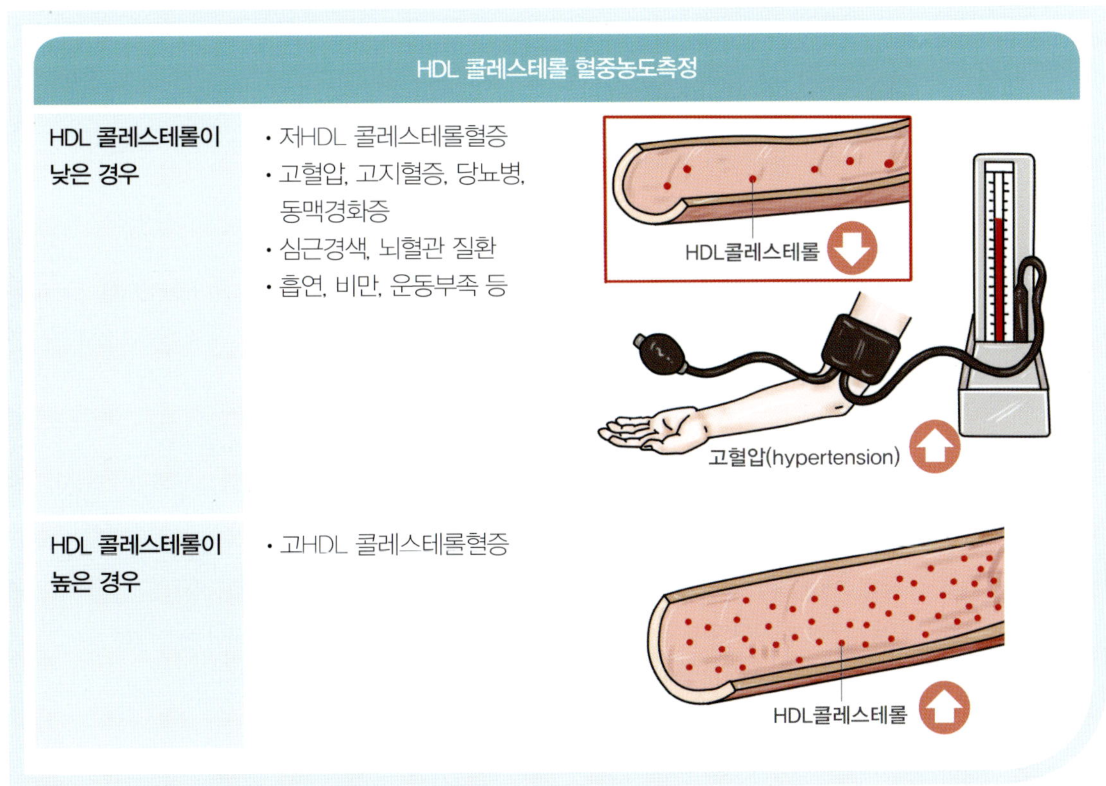

HDL 콜레스테롤 혈중농도측정	
HDL 콜레스테롤이 낮은 경우	• 저HDL 콜레스테롤혈증 • 고혈압, 고지혈증, 당뇨병, 동맥경화증 • 심근경색, 뇌혈관 질환 • 흡연, 비만, 운동부족 등
HDL 콜레스테롤이 높은 경우	• 고HDL 콜레스테롤혈증

HDL은 혈관 벽의 콜레스테롤을 제거하는 인자로 알려져 있으며, 조직의 콜레스테롤을 간으로 운반하여 체외로 배설하는 일을 하므로 혈관 청소부 역할을 한다. 즉 HDL이 높다면 건강에 좋은 상태임을 말하며 환자인 경우 혈중 중성지방이 높으면 HDL이 낮아지게 되는데, 이는 동물성 지방과 과다한 칼로리 섭취로 인하여 발생을 하게 된다. 또한 HDL 콜레스테롤을 높이기 위해서는 꾸준한 운동과 함께 견과류나 콩을 섭취해야 하며 생선을 많이 먹는 것이 좋다. 그러므로 HDL 수치가 높은 경우에는 LDL 수치가 조금 높더라도 심혈관 질환의 발병 가능성이 낮다고 판단하며 HDL처럼 몸에 좋은 콜레스테롤을 섭취하지 않으면 노화가 촉진되고 면역력이 떨어지게 된다. 또 약을 사용하여 인위적으로 지방의 흡수를 억제하는 경우 HDL 콜레스테롤을 높여주는 불포화지방산의 흡수도 억제되므로 고도비만이 아닌 경우에는 지방 흡수 억제제를 사용하는 것은 바람직하지 않다.

혈청지질은 모두 단백질(글로불린)과 결합해 지단백(lipoprotein)의 형태로 혈액(blood) 속에 존재하며 지단백은 초원심법, 전기영동법, 마크로그래피법 등 각종 방법으로 분화된다.

지단백의 분류

초원심법에 의한 분화	전기영동법에 의한 분화	지질 · 단백질의 대략적 비율
고밀도지단백 (HDL: high density lipoprotein) : 간과 소장에서 합성된다.	α 지단백: HDL에 해당	지질 (lipid) / 단백질 (protein)
저밀도지단백(LDL: low density lipoprotein) : 초저밀도지질(VLDL)에서 유래하며 HDL로부터 아포단백을 받아 점차 에스텔형 콜레스테롤이 증가해 LDL이 된다.	β 지단백: LDL에 해당	
초저밀도지단백(VLDL) : 간이나 소장에서 합성된 트리글리세리드(중성지방, triglyceride)를 다량 포함하는 아포단백을 함유한 지단백이다.	pre β 지단백: VLDL에 해당	
킬로미크론(chylomicron) : 소장 점막 내에서 재합성된 트리글리세리드는 아포단백과 결합해 킬로미크론이 된다. (식사에서 얻는 외인성 트리글리세리드)	킬로미크론 : 외인성 트리글리세리드에 해당	

14 LDL 콜레스테롤의 혈중농도는 무엇을 의미할까요?

LDL 콜레스테롤(low density lipoprotein, LDL)은 혈중 LDL에 포함된 콜레스테롤로 증가하면 혈관에 흡착하여 동맥경화(arteriosclerosis)의 원인이 된다.

LDL 콜레스테롤 혈중농도 측정은 확정진단을 위해서가 아니라 동맥경화성 질환의 위험인자의 유무를 알아보는 데 이용 된다.

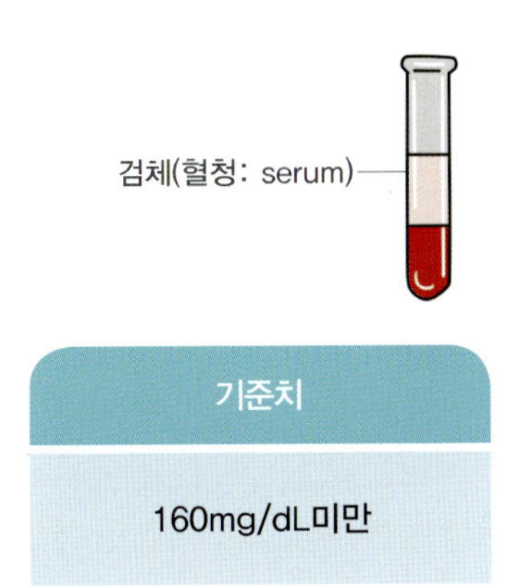

초원심법, 전기영동법 등에 의해 분화된 지단백 중 저밀도 지단백(LDL)에 포함된 콜레스테롤을 LDL콜레스테롤이라고 하며 LDL콜레스테롤은 동맥경화를 촉진한다고 하여 "나쁜 콜레스테롤" 이라고도 불린다. LDL콜레스테롤 혈중농도 측정은 확정 진단을 위해서가 아니라 동맥경화성 질환의 위험인자의 유무를 알아보는 데 이용되며 측정에서 높은 수치를 보이는 경우에는 동맥경화성 질환이 발생하기 쉽다고 생각할 수 있다.

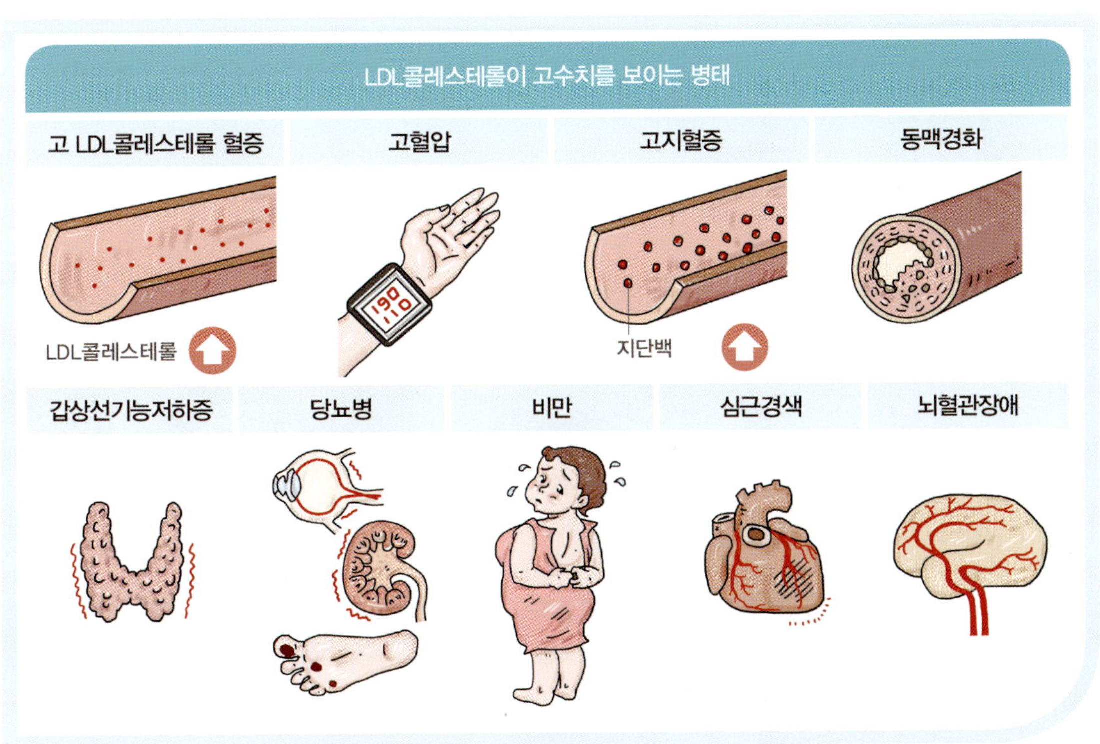

15 중성지방 혈중농도는 무엇을 의미할까요?

중성지방(triglyceride, TG)은 총 지방의 95% 정도를 차지하고, 1분자의 글리세롤(glycerol)에 3분자의 지방산이 결합된 형태로 그 대부분을 차지하는 트리글리세리드가 동의어로 사용된다. 생체 특히 피하, 결합조직, 장기 주위 등의 저장지방의 대부분은 중성지방이며 에너지원으로 이용됨과 동시에 장기조직을 보호하는 중요한 역할을 하고 있다.

중성지방이나 콜레스테롤이 증가한 상태를 고지혈증(hyperlipidemia)이라 하며 이 상태가 장시간 지속 되면 동맥경화성 질환의 위험인자가 되며, 관상동맥 질환(협심증, 심근경색), 뇌혈관 질환 등을 초래하게 된다. 중성지방 혈중농도는 식사, 성별, 연령, 채혈 조건, 보존의 영향을 받는데, 보통 12시간 금식 후 공복 시에 채혈한다.

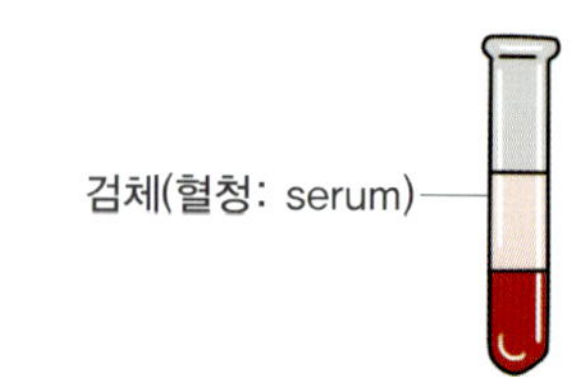

기준치

50~150mg/dL
식사, 성별, 연령, 채혈 조건이나 보존조건에 따른다.

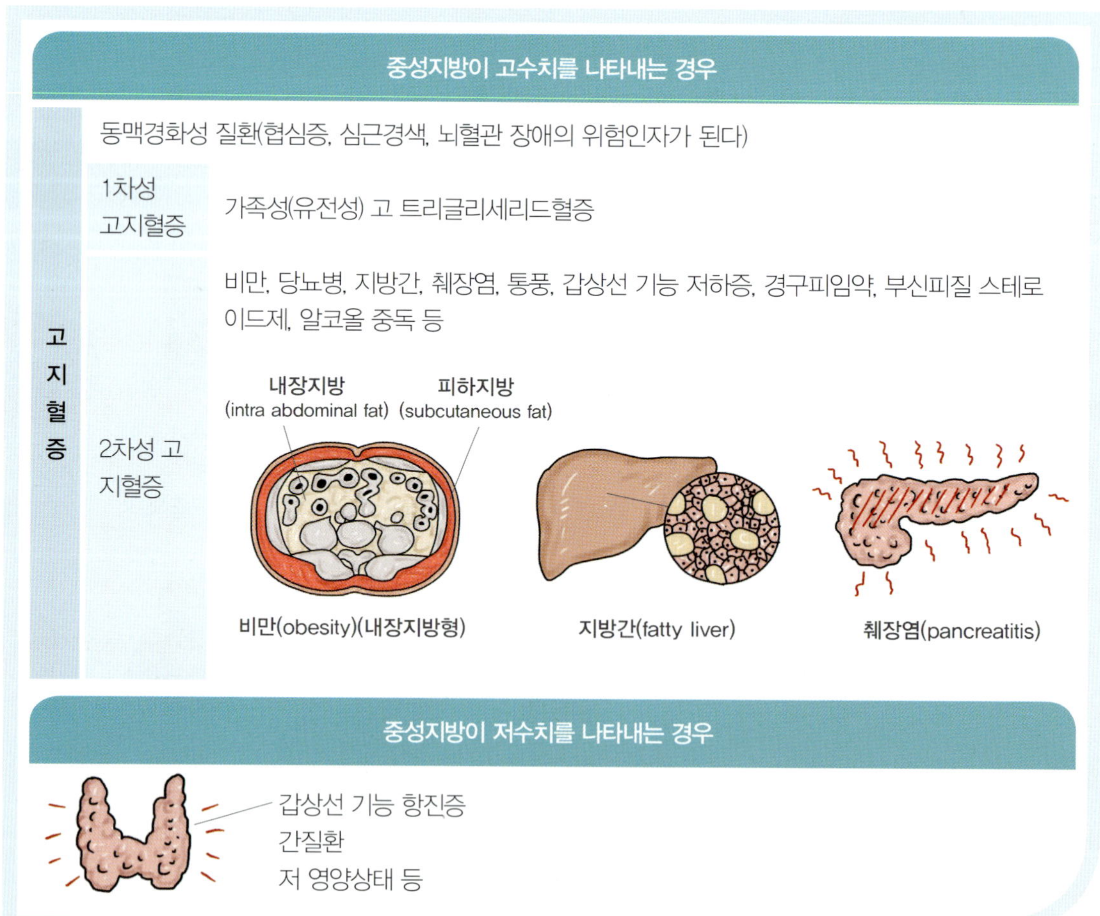

중성지방이 고수치를 나타내는 경우

고지혈증	동맥경화성 질환(협심증, 심근경색, 뇌혈관 장애의 위험인자가 된다)	
	1차성 고지혈증	가족성(유전성) 고 트리글리세리드혈증
	2차성 고지혈증	비만, 당뇨병, 지방간, 췌장염, 통풍, 갑상선 기능 저하증, 경구피임약, 부신피질 스테로이드제, 알코올 중독 등

중성지방이 저수치를 나타내는 경우

갑상선 기능 항진증
간질환
저 영양상태 등

16 객담검사는 무엇을 의미할까요?

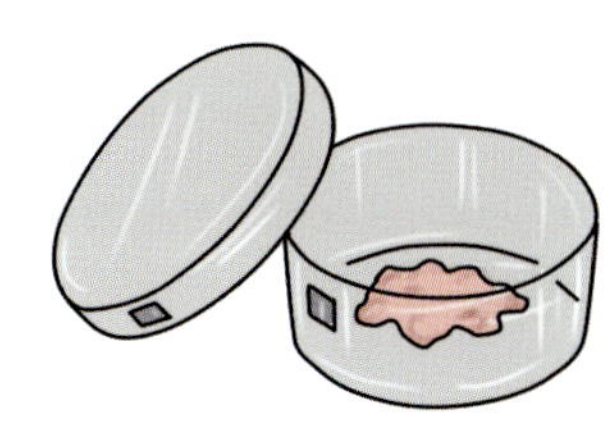

객담(sputum)은 주로 기도에서 나오는 분비물과 침출물로 세포성분, 세균, 바이러스 등을 포함하고 있다. 상태나 양의 변화는 호흡기계의 병적 상태를 반영하기 때문에 호흡기질환의 확정 진단을 위한 유력한 정보가 된다. 객담검사(sputum examination)에서는 소견을 통해 기관이나 기관지의 염증, 종양, 기생충, 폐순환계의 이상을 추정할 수 있다.

객담검사에는 육안으로 본 상태, 미생물검사, 세포학적검사가 있는데, 호흡기 감염증에 있어서는 미생물검사(bacteriologic examination)가 가장 중요하며, 객담검사는 반복해 실시해야 한다.

객담검사의 종류와 이상을 보이는 질환

구분	종류	내용
①육안으로 본 상태	황색 ~ 녹황색 담	• 감염증 일반 (폐렴, 기관지염, 폐결핵 등) 폐렴(pneumonia) / 염증에 의해 두꺼워진 조직 / 분비물(secretion) / 기관지염(bronchitis)
	적색 ~ 암적색 담	• 혈액의 존재(혈담)를 시사한다. • 폐결핵, 폐암, 기관지 확장증, 폐경색, 폐수종 등 결핵균(tubercle bacillus) / 폐결핵(pulmonary tuberculosis) / 폐암(lung cancer)
	녹색 담	• 녹농균 감염증에 특징적 • 폐렴, 폐화농증, 만성기관지염 등
	적갈색 담	• 폐렴구균폐렴
	갈색점조 담	• 클레브시엘라 폐렴(klebsiella pneumoniae)
②미생물검사 (감염균 규정)	도말염색 표본의 현미경 검사	• 각종 단염색, 그램염색이 광범위하게 이용된다. • 결핵균에는 칠넬센염색(Ziehl-Neelsen stain)혹은 형광법을 이용한다.
	세균배양	• 일반세균: 혈액한천배지, 초콜릿한천배지, BTB배지 • 결핵균: 오가와배지 • 진균: 사브로한천배지
③세포학적검사	호중구	• 다수 보이지만 감별상의 의의는 적다.
	호산구	• 기관지천식, PIE증후군(폐호산구 증가증, 호산구성 폐렴), 기생충증 등
	악성세포	• 암(Papanicolaou stain, 파파니콜로염색)

17 동맥혈 가스분석은 무엇을 의미할까요?

동맥혈 가스분석(arterial blood gas analysis, ABGA)은 동맥혈 중 혈액가스의 비율을 측정하는 검사로 mmHg로 표시하며 폐의 산소화 능력, 탄산가스 제거능력, Hb의 산소운반능력을 평가한다. 동맥혈가스는 저산소혈증, 선천성 심질환, 고탄산가스혈증 등에서 이상을 보인다.

혈액 중에 녹아있는 가스를 혈액가스(blood gas)라고 하며 보통 상태에서는 산소, 이산화탄소, 질소의 3종류가 주요 요소이다. 혈액가스 뿐만 아니라 혈액의 pH, 중탄산이온농도, 산소포화도, 염기과잉(BE) 측정도 동시에 확인할 수 있다.

채혈 후 고무마개로 바늘 끝을 막아 대기 중의 공기와 차단하고 손바닥으로 굴리듯이 회전시켜 혈액의 응고를 막고 온도상승에 의한 가스농도의 변화를 막기 위해 얼음통에 넣어 보관하여 검사실로 보낸다.

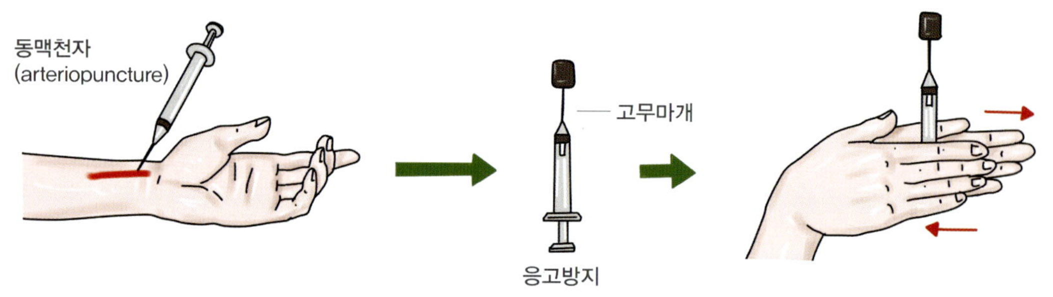

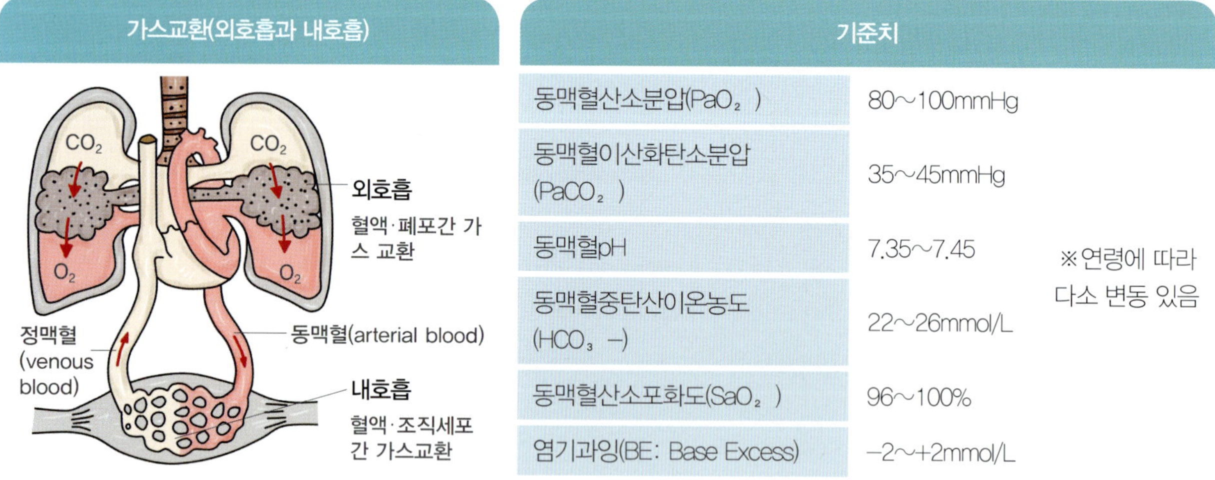

기준치		
동맥혈산소분압(PaO_2)	80~100mmHg	※연령에 따라 다소 변동 있음
동맥혈이산화탄소분압($PaCO_2$)	35~45mmHg	
동맥혈pH	7.35~7.45	
동맥혈중탄산이온농도(HCO_3^-)	22~26mmol/L	
동맥혈산소포화도(SaO_2)	96~100%	
염기과잉(BE: Base Excess)	−2~+2mmol/L	

체내의 각 장기가 원활하게 기능하기 위해서는 산소 공급과 이산화탄소의 배출, 즉 호흡(가스교환)이 필요하다. 호흡은 외호흡(external respiration)과 내호흡(internal respiration)으로 나뉜다. 외호흡은 폐포에서 공기와 혈액 사이에 일어나는 가스교환(gas exchange)을 말하며, 내호흡은 혈액과 조직세포 사이에서 이루어지는 가스교환을 가리킨다. 이들 가스운반 역할을 담당하고 있는 것이 혈액(blood)이다.

동맥혈가스분석의 기준치는 연령에 따라 다소 변동이 있으며, 동맥혈가스분석은 폐기능의 병태생리학적 변화의 종합적인 결과와 호흡기능 장애의 정도를 나타낸다. 즉 폐기능 장애가 있으면 동맥혈가스의 수치는 이상을 보인다.

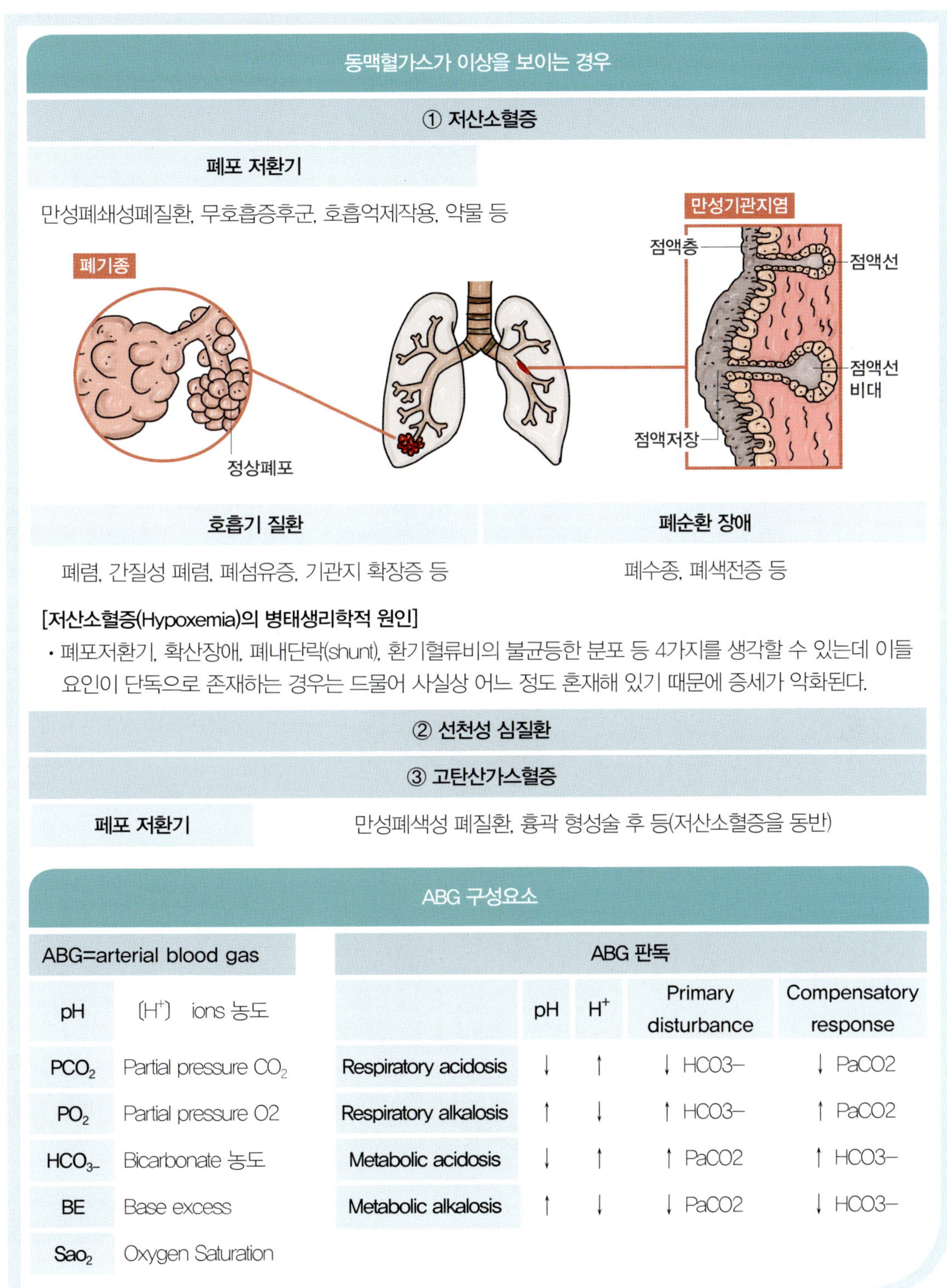

동맥혈가스가 이상을 보이는 경우

① 저산소혈증

폐포 저환기

만성폐쇄성폐질환, 무호흡증후군, 호흡억제작용, 약물 등

호흡기 질환	폐순환 장애
폐렴, 간질성 폐렴, 폐섬유증, 기관지 확장증 등	폐수종, 폐색전증 등

[저산소혈증(Hypoxemia)의 병태생리학적 원인]

- 폐포저환기, 확산장애, 폐내단락(shunt), 환기혈류비의 불균등한 분포 등 4가지를 생각할 수 있는데 이들 요인이 단독으로 존재하는 경우는 드물어 사실상 어느 정도 혼재해 있기 때문에 증세가 악화된다.

② 선천성 심질환

③ 고탄산가스혈증

폐포 저환기	만성폐색성 폐질환, 흉곽 형성술 후 등(저산소혈증을 동반)

ABG 구성요소

ABG=arterial blood gas	
pH	$[H^+]$ ions 농도
PCO_2	Partial pressure CO_2
PO_2	Partial pressure O2
HCO_3-	Bicarbonate 농도
BE	Base excess
Sao_2	Oxygen Saturation

ABG 판독

	pH	H^+	Primary disturbance	Compensatory response
Respiratory acidosis	↓	↑	↓ HCO3−	↓ PaCO2
Respiratory alkalosis	↑	↓	↑ HCO3−	↑ PaCO2
Metabolic acidosis	↓	↑	↑ PaCO2	↑ HCO3−
Metabolic alkalosis	↑	↓	↓ PaCO2	↓ HCO3−

18 AST(GOT)와 ALT(GPT)의 혈중농도는 무엇을 의미할까요?

AST(Aspartate aminotransferase)와 ALT(Alanine aminotransferase)는 심근, 간, 골격근, 췌장, 비장, 신장, 폐 등에 있는 전이효소이다. 이들 세포에 변성과 괴사가 일어나면 혈중으로 빠져나오기 때문에 혈중농도가 상승한다. AST와 ALT는 각각 글루탐옥살아세트산전달효소(glutamic oxalacetic transaminase, GOT), 글루타민산 피루빈산 트란스아미나제(glutamic pyruvate transaminase, GPT)라는 명칭으로 알려져 있는데 AST · ALT가 국제적으로 사용된다.

AST와 ALT의 혈중농도는 간 · 담도계 질환 등의 유무를 판단한다.

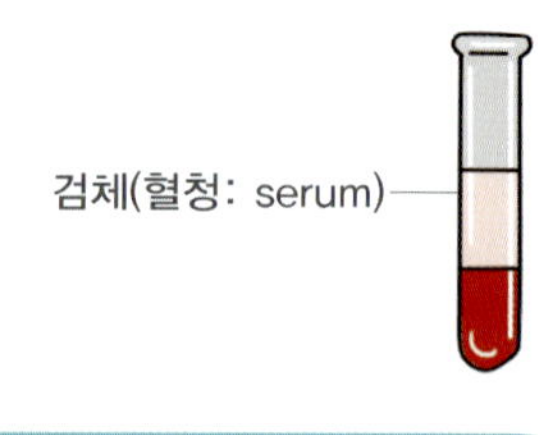

기준치	
AST	10~24 IU/L
ALT	5~19 IU/L

AST/ALT비	
>1	간장해 진행 예 (간경변, 간세포암 등)
<1	급성간염

AST와 ALT가 동반 상승하는 질환

① 간, 담도계 질환

- 급성간염: 수천 IU/L까지의 현저한 상승은 A형·B형 간염에 많다.
- 알콜성 간 장애 : 1,000 IU/L까지 상승
- 전격성 간염 : AST가 우위이며 고수치에서 급격히 저하
- 지방간
- 간경변

② 심질환

- 급성심근경색 :3,000 IU/L까지 상승

③ 근질환

④ 용혈 빈혈

AST만 상승하는 경우에 고려할 질환

① 용혈빈혈

탐식세포(phagocyte)

적혈구(eythrocyte)

② 간경변

ALT만 상승하는 경우에 고려할 질환

① 간질환

• AST[아스파라긴산·아미노트랜스페라제, Aminotransferase)]와 ALT(알라닌·아미노트랜스페라제)는 심근, 간, 골격근, 췌장, 비장, 신장, 폐 등에 있는 전이효소로 이들 세포에 변성과 괴사가 일어나면 혈중으로 빠져나오기 때문에 혈중농도가 상승한다.

– AST와 ALT는 각각 글루타민옥살초산전이효소(GOT: glutamic oxalacetic transaminase), 글루탐피루빈산트란스아미나제(GPT: glutamic pyruvate transaminase)라는 명칭으로 알려져 있는데 AST·ALT가 국제적으로 사용된다.

• AST와 ALT 측정의 의의는 양쪽 모두 상승하거나 어느 한 쪽의 상승으로 간·담도계 질환 등의 유무를 판단하며 병상의 경과와 치료 효과를 보는 데 있다.

- AST와 ALT가 모두 기준치보다 높은데 100 IU/L 이하인 경우에는 다른 담도계 산소(ALP, γ-GT)의 수치, 간염 바이러스검사, 영상검사(초음파검사, 내시경검사 등)에 의해 종합적으로 진단한다.

• 채혈 후 장시간 방치되거나 채혈과 운반과정에서 용혈이 일어난 경우 AST가 상승하므로 주의한다.

AST/ALT 비

• AST와 ALT는 수치와 함께 AST/ALT비가 중요하다.

– 간 장애가 진행 중(간경변, 간세포암 등)이면 간세포에 포함된 ALT가 감소하기 때문에 1 이상이 되며 급성간염에서는 반대로 1 이하이다.

19 혈청 총단백 농도는 무엇을 의미할까요?

혈청 총단백(TP; total protein)은 알부민, 글로불린 등의 총합이다.

단백질의 대부분을 차지하는 알부민(albumin)은 간에서 합성되므로 간기능이 저하되면 혈청 총단백(TP)의 농도가 낮아지며 TP는 알부민과 면역글로불린 (α1, α2, β, γ)을 반영하고 있다.

• 알부민: 간에서 합성되는 단백질로 혈장의 삼투압을 유지하거나 혈액 속의 각종 물질을 운반하는 역할을 한다(정상상태의 간은 알부민을 비롯한 혈장 단백질의 합성과 변형작용에 크게 관여한다).

• γ-글로불린: 림프구 B세포에서 분화한 형질세포에서 생성되는 단백질로 면역작용을 한다.

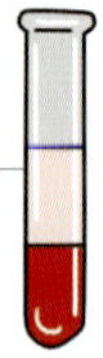

검제(혈청: serum)

기준치
6.5~7.5g/dL

혈청 총단백은 간기능 · 신장기능 장애에 의한 단백질 대사 이상과 영양상태 등에 의해 달라진다.

TP저하를 초래하는 원인과 주요 질환

간기능 저하에 의한 알부민 합성능력 저하	영양부족(hypoalimentation)
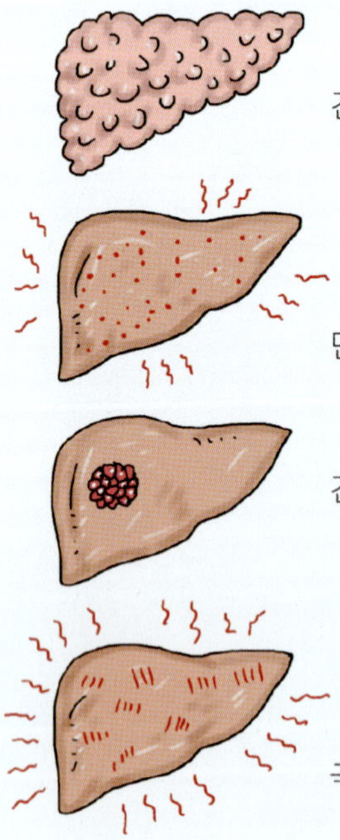 간경변 만성간염 간암 극증간염	영양실조, 저단백식 등
	단백질 장관누출: 단백질 누출성 위장증
	단백질 요중누출: 신증후군 등

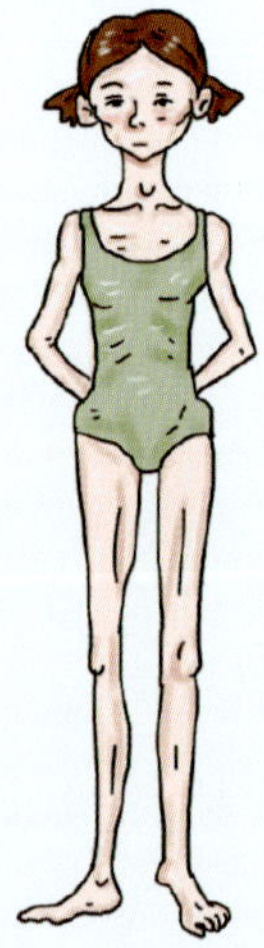

20 빌리루빈의 혈중농도는 무엇을 의미할까요?

빌리루빈(bilirubin)은 적혈구에 포함된 혈색소(hemoglobin)가 헴으로 대사되어 마지막으로 변화한 황색 색소로 간내에서 글루쿠론산(glucuronic acid)과 결합한 뒤 담즙이 되어 담관으로 배설된다. 간에서의 글루쿠론산 결합 대사를 받기 전 간접형(비 포합형) 빌리루빈(indirect bilirubin)과 결합한 뒤의 직접형(포합형) 빌리루빈이라는 2가지 상태인데 양 쪽 모두를 통칭하여 총 빌리루빈이라고 한다.

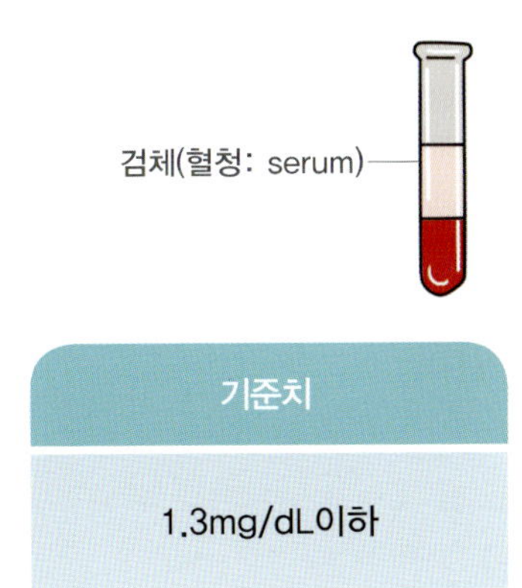

기준치
1.3mg/dL이하

담도협착(결석과 암 등)과 간염·간경변일 경우, 빌리루빈이 증가하며 황달(jaundice)이 나타나므로 황달이 나타난 경우 이들 질환을 의심한다.

• 혈액과 조직에 빌리루빈이 비정상적으로 저장되면 안구결막(bulbar conjunctiva)이 황색빛을 띠고 피부가 황색이 되며 혈청 빌리루빈 수치가 2mg/dL 이상이 되면 현성 황달(가시성 황달)이 된다. 황달이 나타난 경우 빌리루빈의 이상소견에 따라 원인질환 감별을 실시한다.

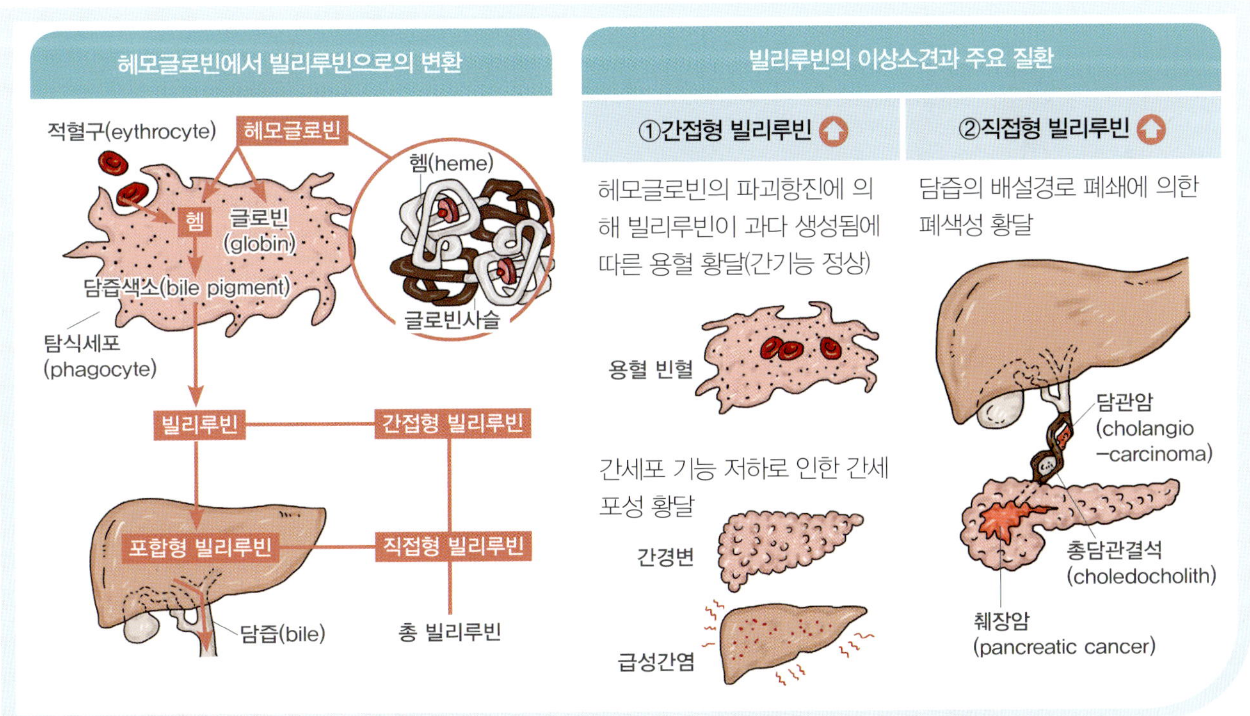

21 CA19-9는 무엇을 의미할까요?

CA19-9는 주로 췌장암(pancreatic cancer)의 종양표지자로 알려져 있는데 대장암, 위암, 담관암, 난소암에서도 증가하는 경우가 있다. 또한 암 진단 보조역할 외에 종양의 잔존, 진행상황, 치료효과, 재발 가능성 등의 보조 평가를 목적으로 측정하며 조기암에서는 양성율이 낮아 선별(screening)검사에는 적합하지 않다.

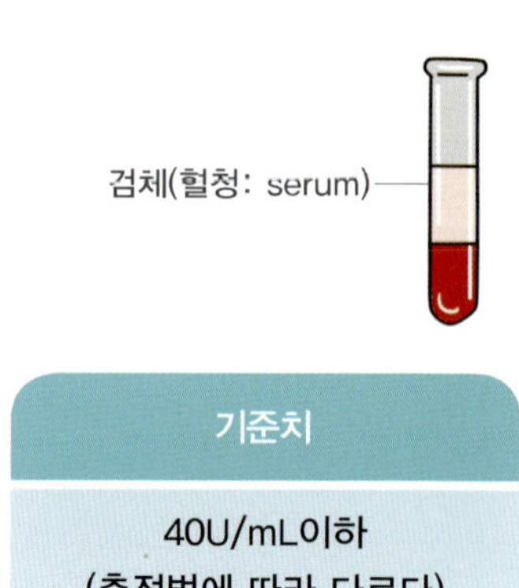

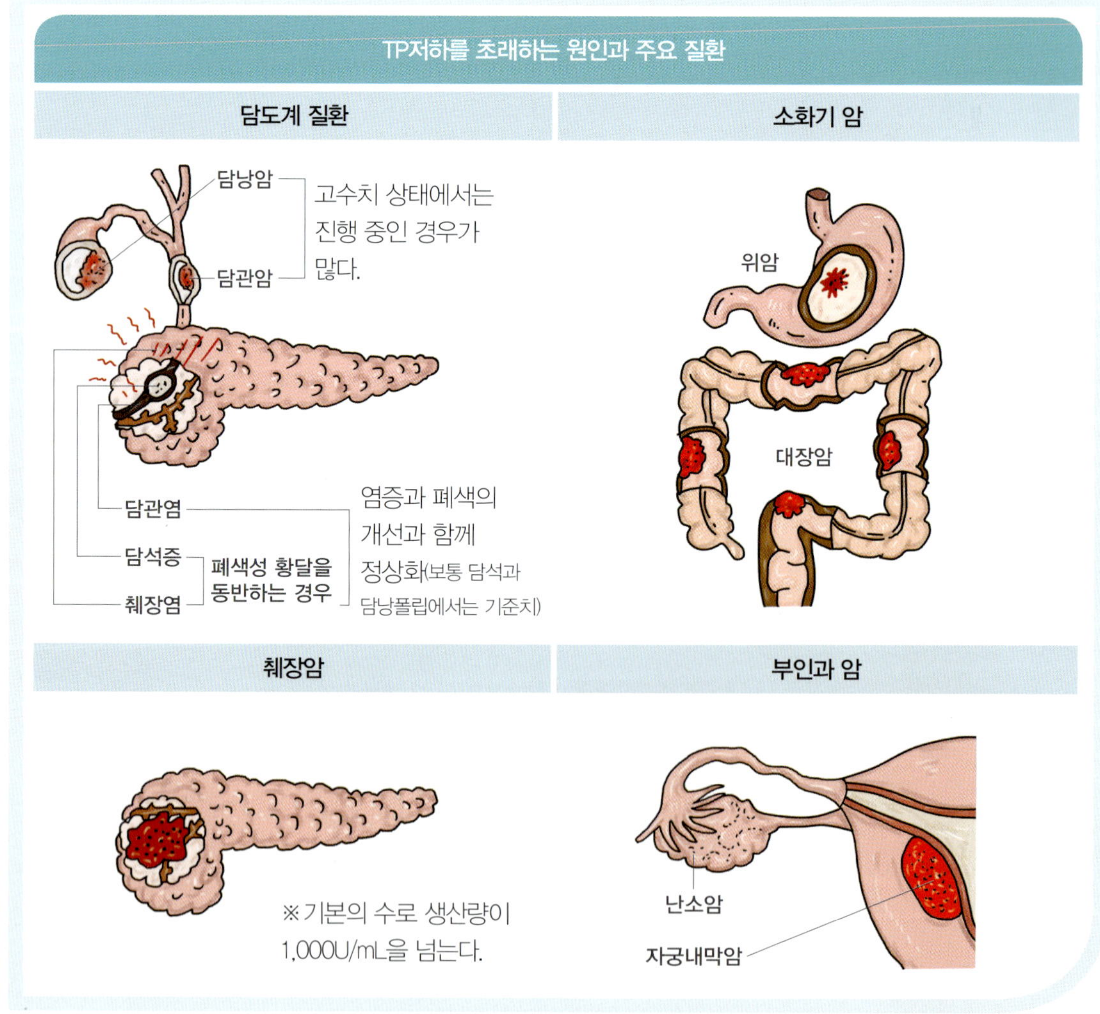

22 CA125는 무엇을 의미할까요?

CA125(Cancer Antigen 125)는 자궁 내막암과 난소암에 특이성이 있는 종양표지자로 알려져 있다.

자궁내막암에서는 지속적인 자궁출혈, 대하증가, 자궁증대, 복통 등의 증상을 보인다. 내진(자궁증대, 경도 이상, 출혈) 결과 자궁내막암이 의심된다면 CA125나 SCC의 종양표지자검사와 함께 조직진단, 세포진단, 영상진단(초음파검사, X선CT검사)을 함께 실시한다.

난소암은 복부 종괴가 손으로 만져지고 지속적이고 격심한 복통을 호소한다. 내진(종류 촉지, 난소증대, 경도 변화)으로 난소암이 의심되면 CA125의 종양표지자검사와 영상진단(초음파검사, X선CT검사)을 함께 실시한다.

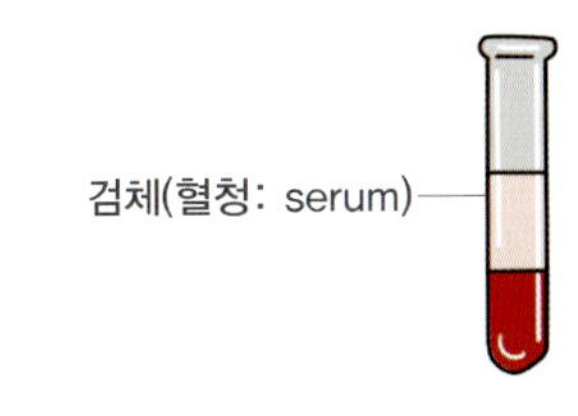

기준치
정성법: 음성 정량법: 35U/mL이하(CLIA법)

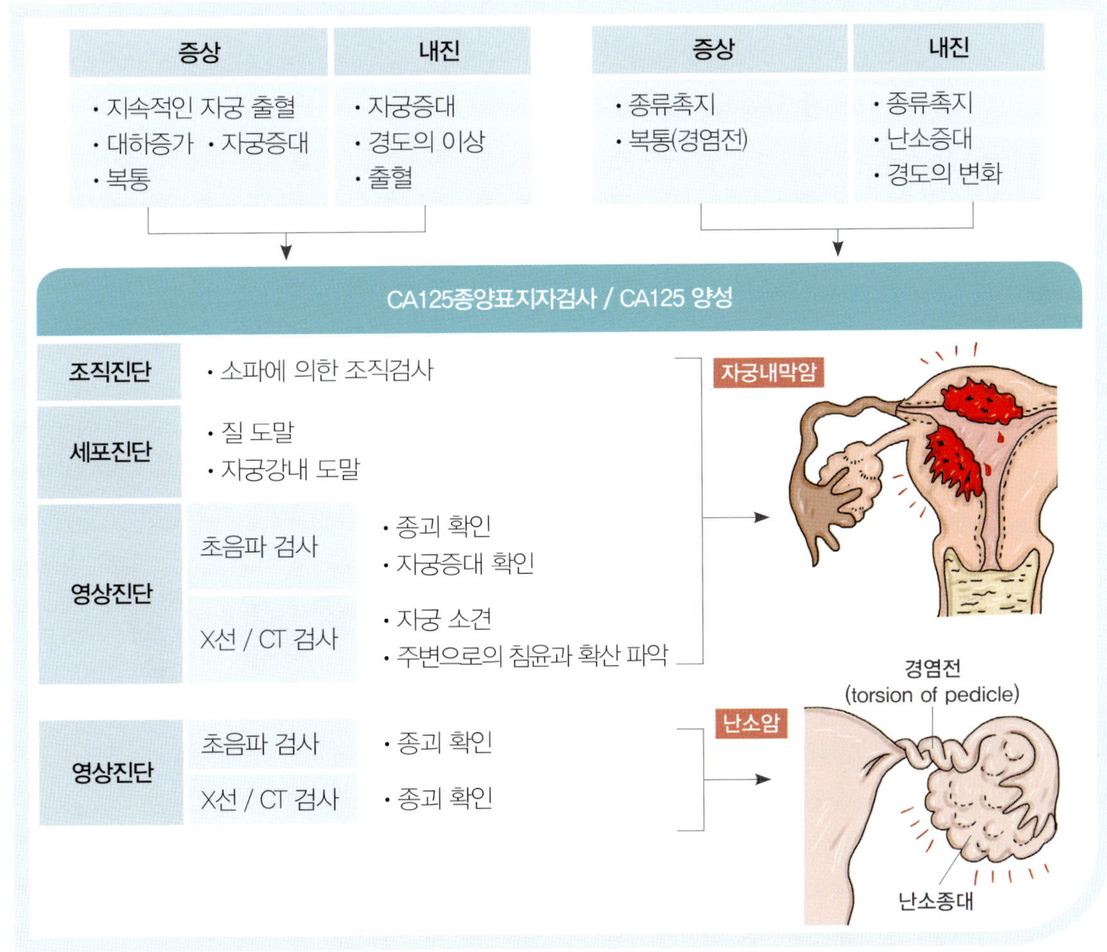

23 CEA는 무엇을 의미할까요?

CEA(carcinoembryonic antigen: 암태아 항원)는 분자량 18만 전후의 당단백질로 정상세포에서도 생산되며 정상인의 위액, 장관, 담즙, 폐 등에 소량 분포한다. 조직학으로는 각 장기의 선암계 종양 표지자이며 분화형 선암에서 CEA 양성율이 높고 저분화형 선암에서는 양성율이 낮다. 양성(良性)질환에서 CEA가 양성을 나타내는 경우가 있어(위양성), 흡연자, 만성기관지염, 당뇨병, 만성췌장염, 궤양성 대장염 등에서 높은 수치를 나타낸다.

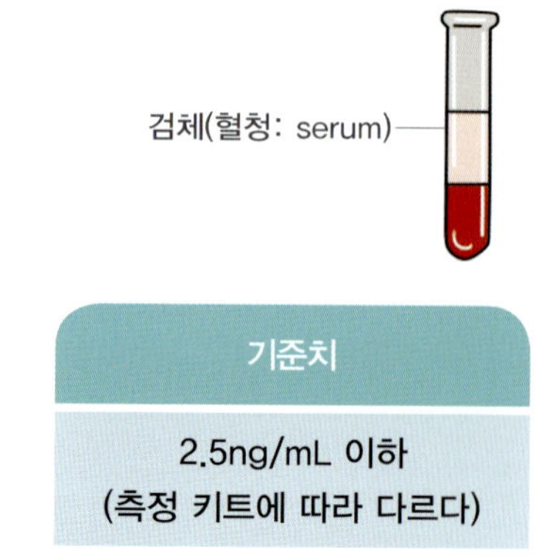

기준치
2.5ng/mL 이하 (측정 키트에 따라 다르다)

CEA 혈중농도 측정 목적은 ①치료효과 판정, ②종양의 악성도, ③재발 모니터링, ④수술 후 경과 관찰이며 한 번의 측정 결과뿐 아니라 시간의 경과에 따른 변동을 살피는 것이 중요하다. 대장암(약 50~80%), 위암(약40%), 췌장암(약40%) 등에서 높은 수치가 나타나는데, 다른 종양 표지자(CA19-9 등)와 함께 진단함으로써 진단율을 높인다.

측정치 보는 법	
2.6~4.9ng/mL	암의 존재가 불분명
5~7ng/mL	암의 존재 가능성 있음
8ng/mL 이상	암의 존재·전이 가능성 있음

또한 암 진행과 함께 상승해 전이 시 이상 수치를 보인다. 그러나 조기암에서는 정상범위를 나타내기도 하며, 재발성 암 발견에 유용하기도 하다.

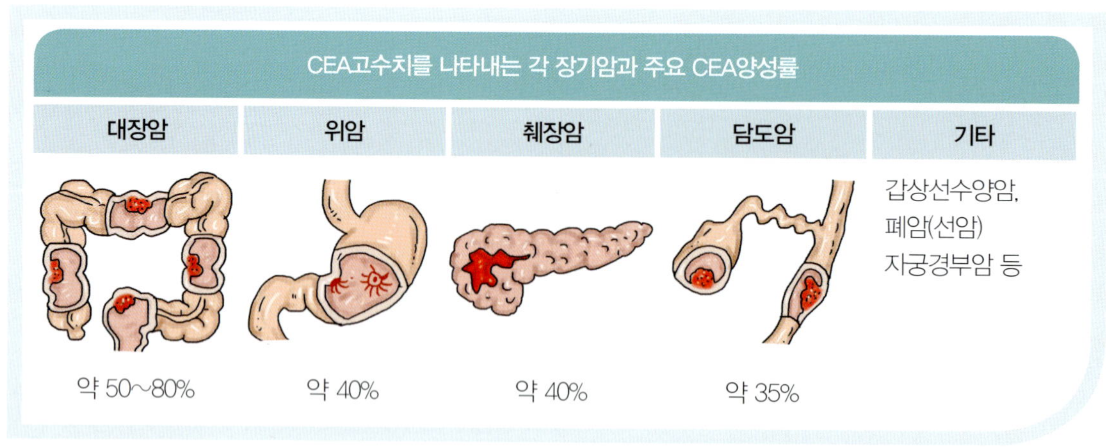

24 대변잠혈은 무엇을 의미할까요?

대변잠혈검사(stool guaiac test)는 소화관 내의 출혈 유무를 확인하기 위해 실시한다. 소량의 출혈인 경우 변에 혈액이 섞여있어도 육안으로는 확인할 수 없다. 그러므로 채취한 변에 시약을 첨가해 Hb(헤모글로빈) 존재를 증명하고 출혈 유무를 확인한다. 주로 면역검사법(Hb에 특이성이 높다)이 이용된다.

대변잠혈은 하부위장관 출혈로 검출율이 높기 때문에 일반 검진에서 실시하고 있으며 대장암 선별에 이용된다.(2일 연속법이 원칙). 또한 상부위장관의 경우에는 다량의 출혈이 보이면 양성이며, 대장암 출혈의 경우는 혈액이 변 표면에 잘 부착하므로 변의 표면에서 검체를 채취해야 한다.

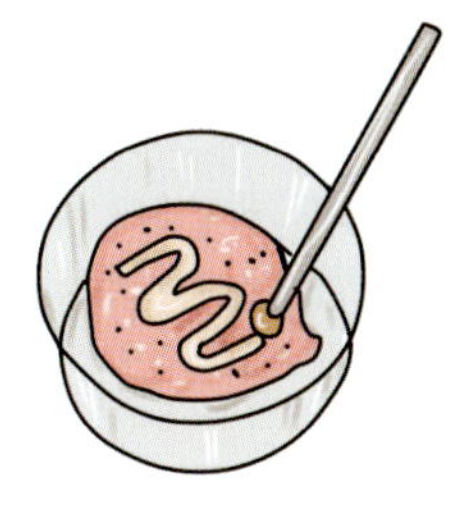

변의 표면을 면봉으로 살짝 채취한 후 시약 첨가

기준치
음성

대변잠혈이 양성이 되는 주요 질환

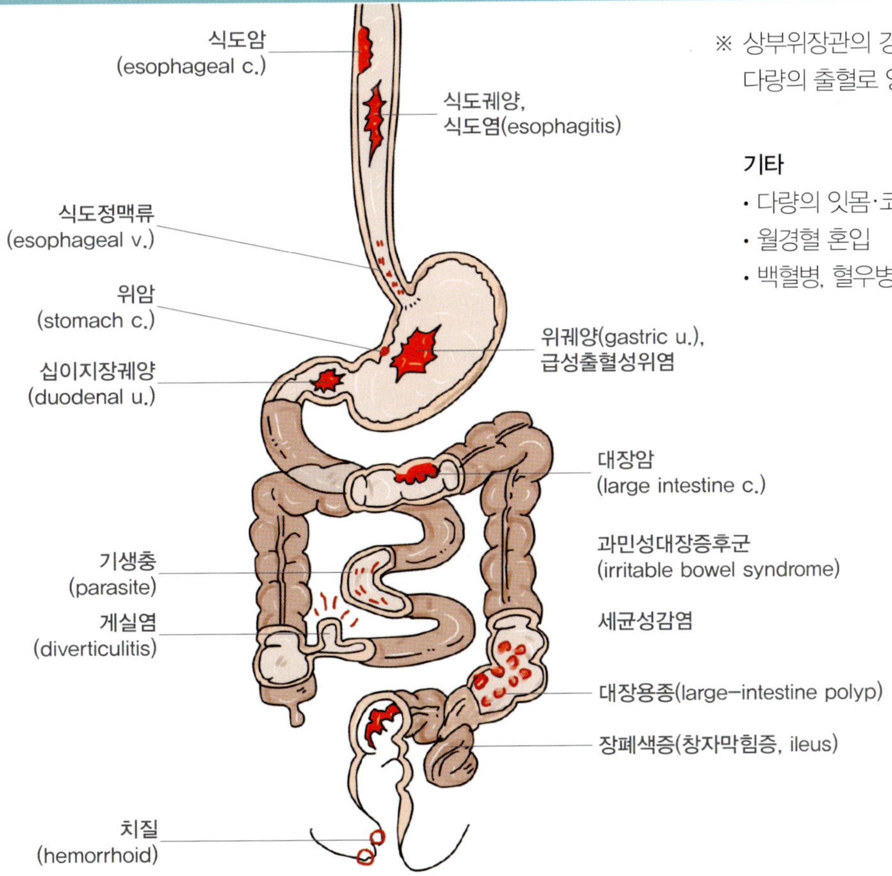

식도암 (esophageal c.)
식도궤양, 식도염(esophagitis)
식도정맥류 (esophageal v.)
위암 (stomach c.)
위궤양(gastric u.), 급성출혈성위염
십이지장궤양 (duodenal u.)
대장암 (large intestine c.)
과민성대장증후군 (irritable bowel syndrome)
기생충 (parasite)
세균성감염
게실염 (diverticulitis)
대장용종(large-intestine polyp)
장폐색증(창자막힘증, ileus)
치질 (hemorrhoid)

※ 상부위장관의 경우는 다량의 출혈로 양성이 된다.

기타

- 다량의 잇몸·코출혈
- 월경혈 혼입
- 백혈병, 혈우병, 자색반병 등

25 소변검사는 무엇을 의미할까요?

소변은 혈액의 여과물이기 때문에 혈액 내의 많은 물질들이 소변에서도 발견된다.

소변검사는 요로계의 감염 및 질환의 여부와 신장의 질병을 확인하기 위해 실시하며 채취한 지 15분 이내에 검사하는 것이 가장 좋다.

소변검사의 정상치로 빌리루빈(bilirubin), 백혈구(leukocyte), 당(sugar), 케톤(ketone), 단백질(protein) 및 잠혈은 모두 음성이다.

(1) 소변량

신장에서 생성, 배설되는 소변의 양은 신장의 농축능력, 신장의 배설 용질량(전해질, 요소 등) 및 ADH(바소프레신(vasopressin): 뇌하수체 후엽에서 분비되는 항이뇨호르몬)에 의해 결정된다. 또한, 400mL/일 이하의 요량(핍뇨) 또는 3,000mL이상의 요량(다뇨)은 이상 상태이다. 다뇨를 일으키는 병태에서는 요량, 요비중, BUN(혈중요소질소, blood urea nitrogen)에 의해 질환 감별이 가능하다.

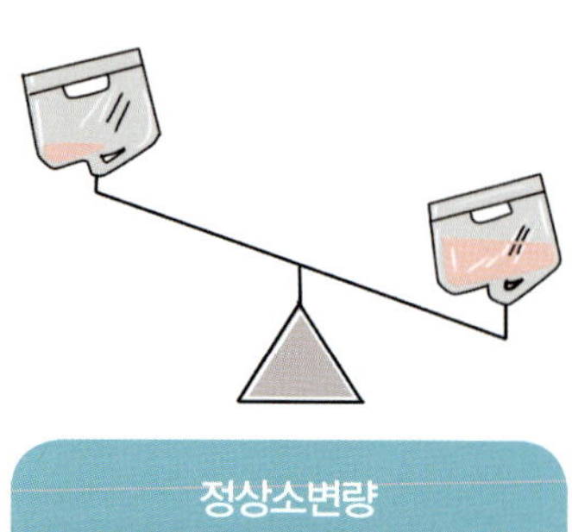

정상소변량

600~1,600mL/일

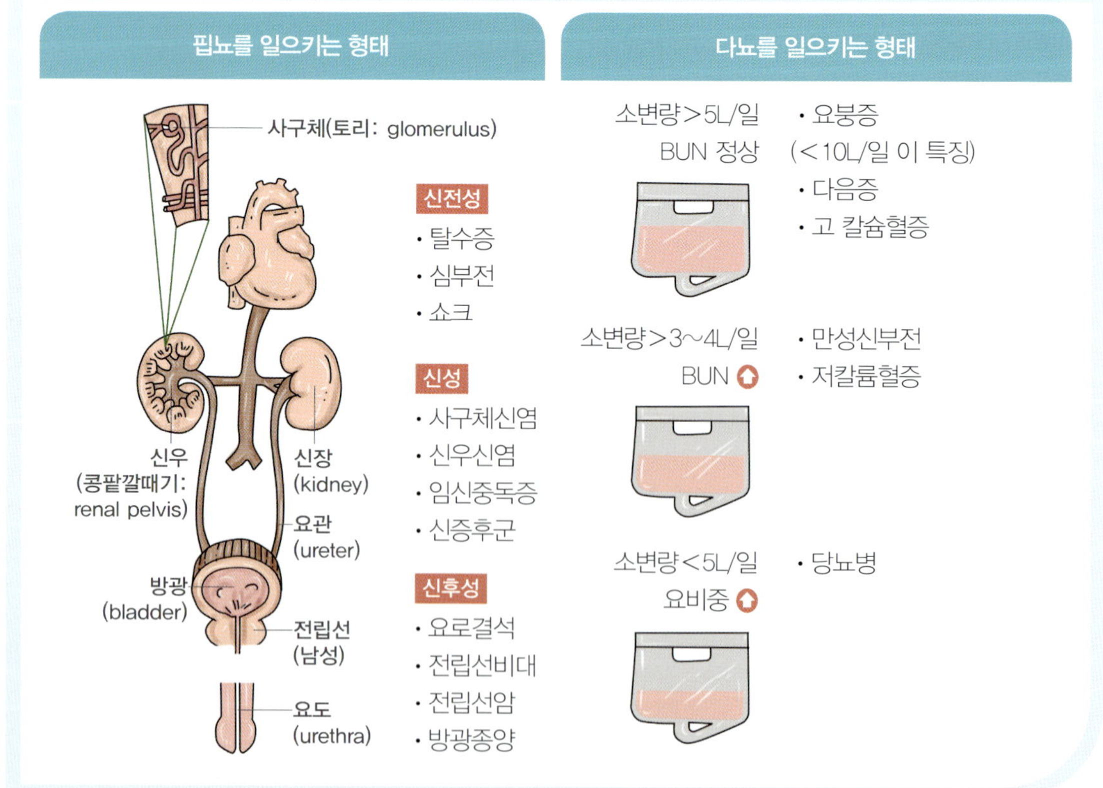

(2) 요비중

체내의 수분을 조절하기 위해 신장에서 요농축(urinary concentration)과 요희석(urinary dilution)이 이루어지는데, 수분을 제한하면 요농축이 항진하여 요비중이 높아지고, 반대로 수분이 과다하면 요희석이 항진하여 요비중이 낮아진다. 따라서 요비중은 주로 신장에 있어 요의 농축과 희석도를 나타내는 지표가 된다.

요비중의 평가는 소변량과 함께 고려한다. 평가 포인트로서는 ①부종의 유무, ②수분이뇨의 유무, ③수분제한의 유무, ④신장 장애의 유무, ⑤이뇨제 투여 유무, ⑥내분비계 질환의 유무를 들 수 있다.

일정 조건에서 측정한 요비중이 1.025 이상이거나 1.005 이하라면 이상 상태이며, 요비중 측정법으로는 시험지법, 굴절계를 이용한 측정법 등이 있다.

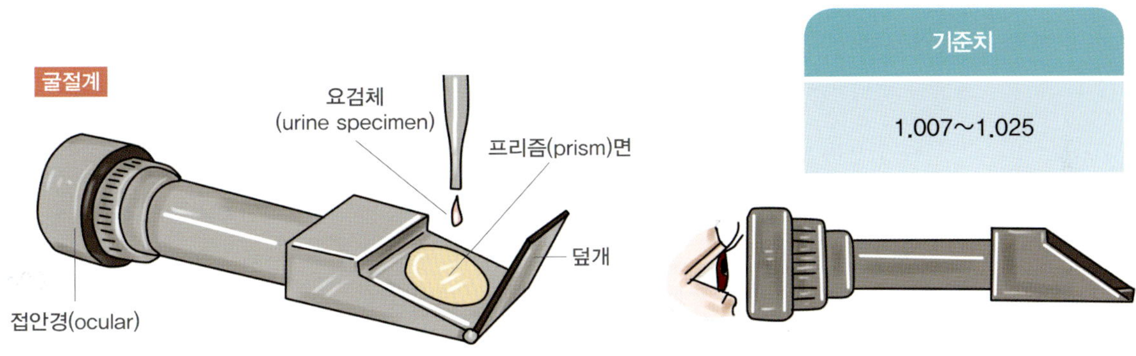

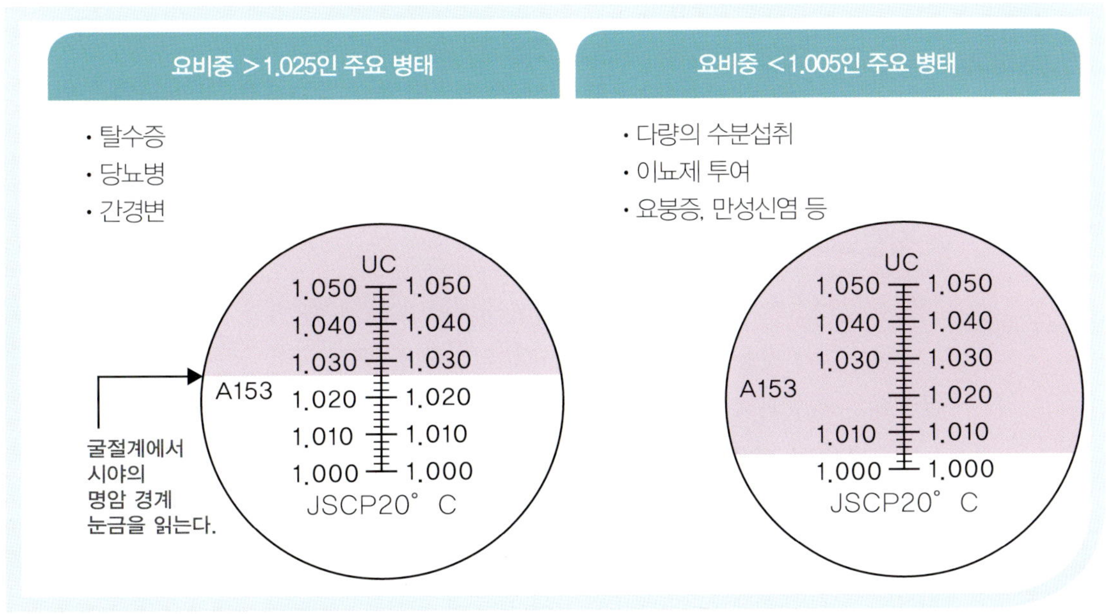

(3) 소변 pH

인체는 대사 과정에서 산(酸)이 생성되는데 산을 배출하는 기관이 신장(콩팥, kidney)이므로 소변의 pH가 낮은 산성뇨(aciduria)가 정상이지만 pH가 낮을수록 결석이 생길 가능성이 높다. 신장은 보통 70%이상 손상되지 않으면 증상이 거의 없으므로 소변의 변화를 주의 깊게 관찰·검사 해야한다.

식이는 소변의 pH에 큰 영향을 준다. 산성뇨는 고단백 식이를 섭취하거나 산증, 알도스테론증, 선천성대사이상증 등에 나타나며, 알칼리뇨는 알칼리증, 채식주의자 또는 구연산이 많은 과일을 섭취할 경우 나타난다.

소변pH는 시험지법으로 측정한다(종이 표면에 발라놓은 시험약의 색깔이 변화하는 정도를 판정한다). 소변pH를 측정할 때는 ①신선뇨로 측정할 것(소변을 장시간 방치해 두면 세균이 번식해 pH수치에 영향을 미친다), ②연속적으로 측정할 것(pH는 식후에는 산성, 수면 후에는 알칼리성으로 변한다) ③반드시 중간뇨를 이용할 것 ④여성의 경우 채뇨시 질의 분비물의 혼입(混入)이 오진의 원인이 되기도 하니 주의한다.

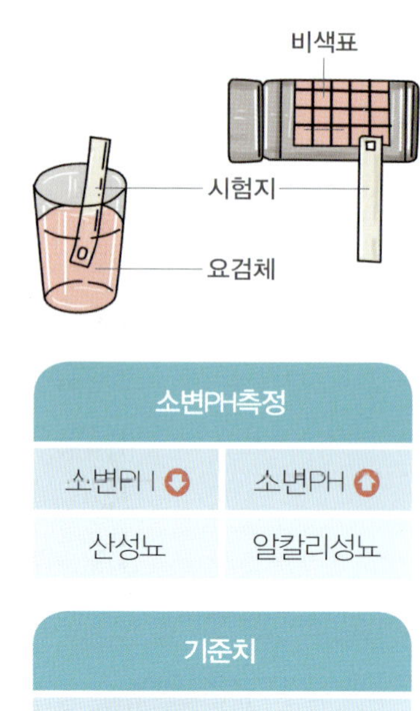

소변PH측정	
소변PH ↓	소변PH ↑
산성뇨	알칼리성뇨

기준치
5~6

소변검사 스틱

• 소변검사 스틱은 약국에 가면 의사 처방 없이 누구나 손쉽게 구할 수 있으며, 이 간단한 검사로 당뇨, 단백뇨, 혈뇨의 유무를 쉽게 알 수 있어서 당뇨, 신부전증, 방광염을 조기에 진단할 수 있다.

(4) 잠혈뇨(occult hematuria)

혈뇨란 소변 속에 혈액이 섞여 나오는 상태를 말한다. 잠혈뇨(잠복혈뇨) 반응이 양성이면 혈뇨를 의미한다. 육안으로 보이는 혈뇨와 현미경으로 보이는 혈뇨로 나뉘는데, 혈뇨를 검출하기 위한 방법으로는 시험지법에 의한 비색법(colorimetry)이 간편하지만 위양성 내지 위음성이 있기 때문에 정확한 것은 현미경검사(microscopy)를 실시해 판정한다. 현미경검사(400배)에 의한 판정은 적혈구가 매 시야 당 1개 정도이면 정상이고, 매 시야 당 5개 이상이면 이상상태로 진단한다.

기준치	
시험지법	음성
현미경 검사	400배율 현미경 검사에서 적혈구 수가 매 시야 당 1개 이하

혈뇨의 원인이 신장·비뇨기계 질환(육안으로 확인되는 혈뇨의 대부분)인지 또는 전신질환의 일부인지 감별이 필요하며, 요는 신선뇨를 사용하고 여성의 경우 월경 시에는 채뇨를 피하거나 카테터를 이용해 채뇨하며, 혈색소뇨 일때도 잠혈반응에 양성을 보이므로 현미경검사를 실시해 확인해야 한다. 이 때 현미경에서는 적혈구가 관찰되지 않는다.

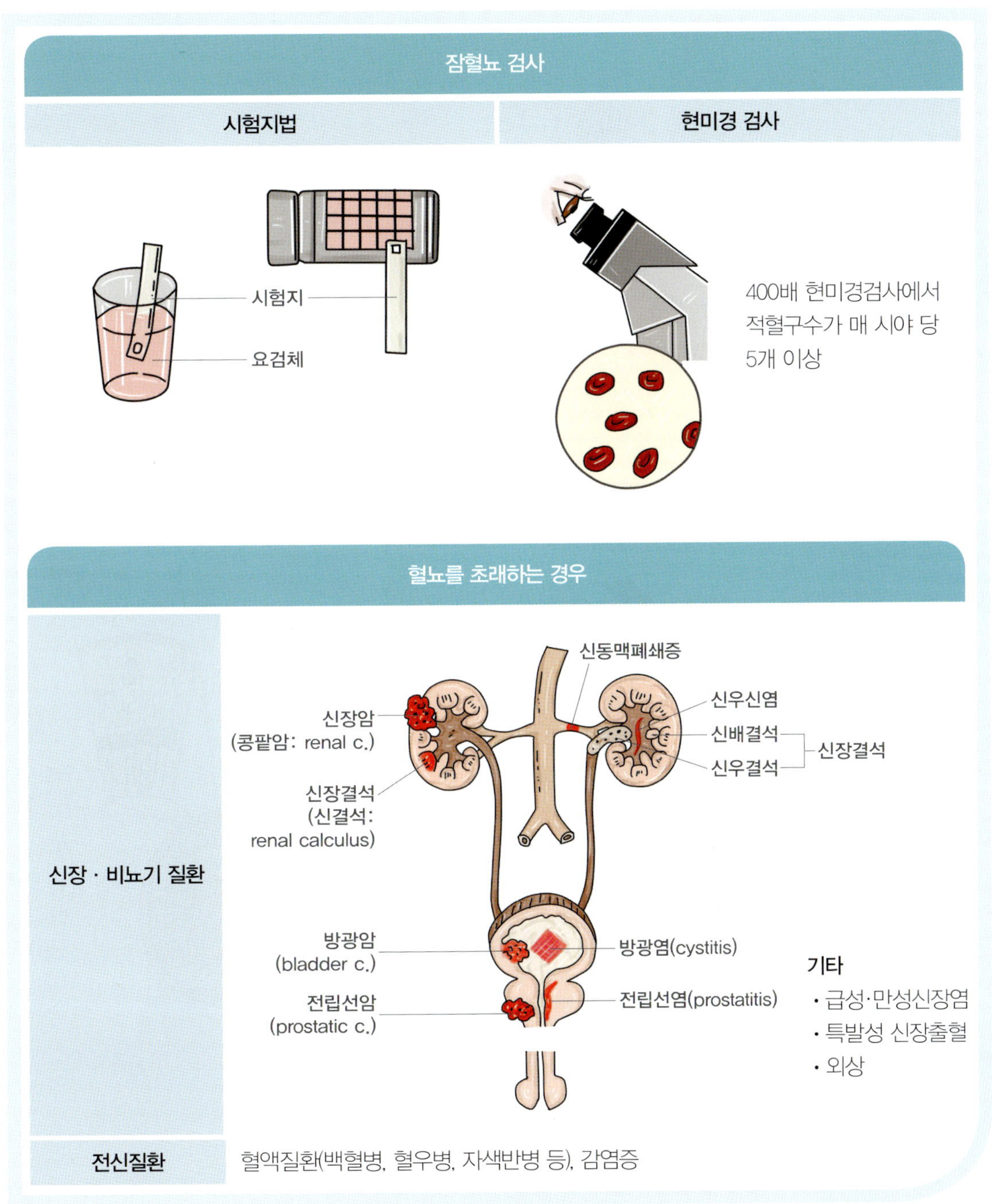

(5) 단백뇨(proteinuria)

단백뇨는 성분검사와(시험지법 등으로 변색정도를 살핀다) 소변 중 단백질의 량을 측정하여(하루 분의 요 중 단백질양을 색소법 등으로 측정한다) 단백질 누출정도를 알아보는 검사이다. 성분검사에서 단백뇨가 한번이라도 양성으로 나오면 재검사를 해야 하며, 단백량 측정 시 120mg/일을 초과한 경우 이상상태로 간주한다.

단백뇨는 생리적 단백뇨와 병적 단백뇨로 구분해 생각해야 하는데, 생리적 단백뇨는 일시적인 것으로 그 원인으로는 ①과격한 운동 후, ②스트레스, ③발열, ④ 외상, ⑤월경, ⑥기립성 단백뇨 등을 들 수 있다. 병적인 단백뇨는 지속성을 가지며 주로 신장·비뇨기 질환을 고려한다.

지속성 단백뇨에서는 단백뇨와 함께 요침사 소견의 경과를 지켜보는 것이 중요하다.

단백뇨 검사

성분검사(gualitative test)

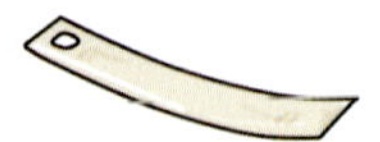

소변량측정검사(guantitative test)

120mg/일 이상 단백뇨지속

기준치	
정성법	시험지법으로 음성
정량법	100mg/일 이하

생리적 단백뇨(일과성)를 초래하는 경우

격렬한 운동 후

스트레스

발열

기타

한냉, 월경, 기립성 단백뇨

병적 단백뇨(지속성)를 초래하는 주요 경우

신장 · 비뇨기 질환

급성사구체신염
만성사구체신염

기타
- 신증후군
- 요로감염증
- 당뇨병성신증
- 신경화증
- 신종양

기타

골수종, 광범위 열상, 다발외상, 감염증, 크래쉬증후군(crush syndrome)

26 혈중요소질소 농도는 무엇을 의미할까요?

혈중요소질소(blood urea nitrogen, BUN)는 혈중요소에 포함된 질소분을 나타낸다.

요소는 간에서 합성되어 신장에서 배설되는데 신장에서 요소의 일부가 재흡수된다. 따라서 신장기능이 저하되면 BUN은 상승하여 Cr(크레아티닌)과 함께 신장기능장애의 평가기준이 된다. BUN은 생리적으로 발열, 운동, 고단백 섭취 시 상승하며, BUN/Cr비로 병태 감별을 할 수 있다.

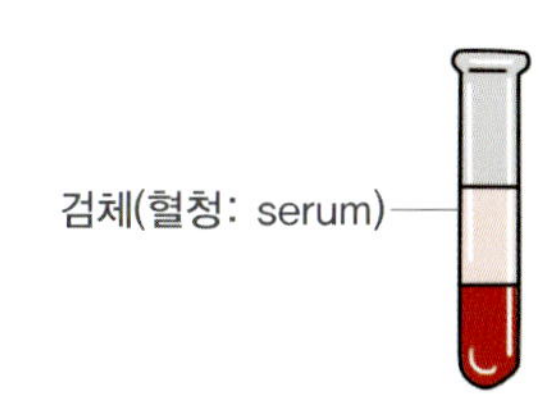

기준치
9~20mg/mL 우레아제인도페놀법

BUN고수치를 초래하는 주요 병태

BUN/Cr비>10

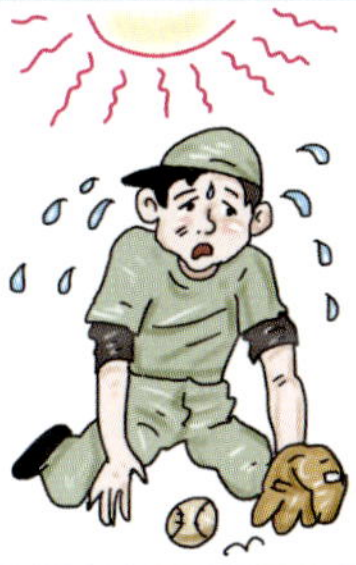

탈수증

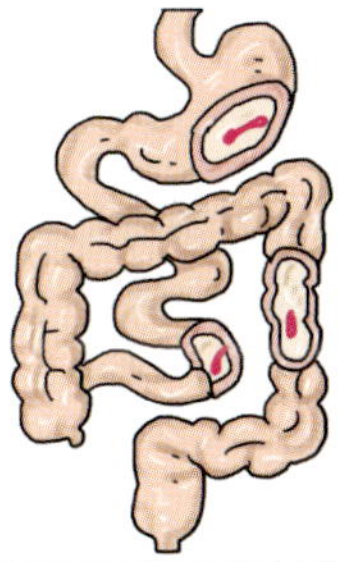

소화관 출혈

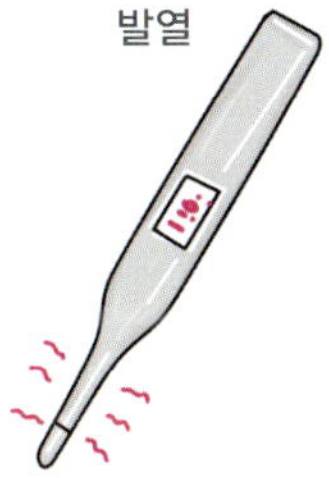

발열

기타
- 감염증
- 열상
- 수술
- 갑상선기능항진증
- 고단백 섭취 시

BUN/Cr비 10

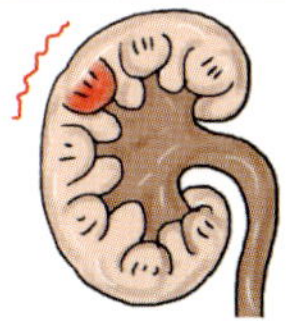

- 신장기능장애

BUN/Cr비<10

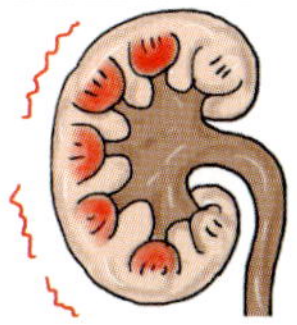

- 만성신부전
- 인공혈액투석 후

BUN저수치를 초래하는 주요 병태

요소 생산 ↓

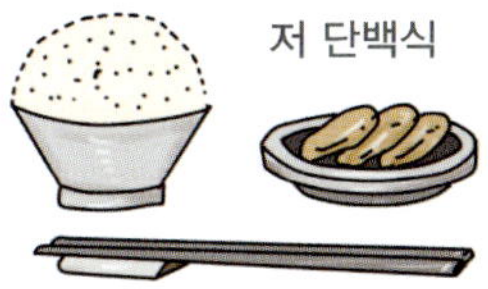

저 단백식

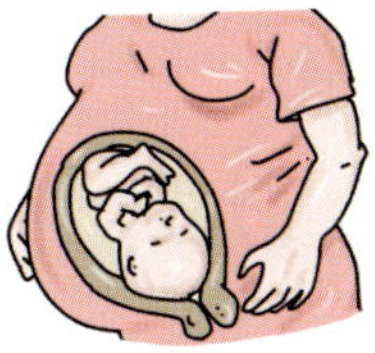

임신

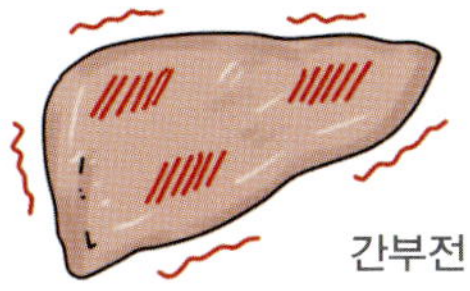

간부전

요소의 세뇨관 재흡수 ↓

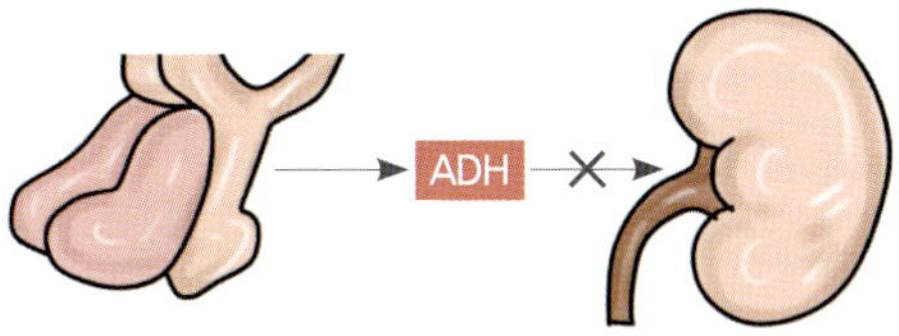

ADH ✕

ADH: 항이뇨호르몬
(파조프레신, anti-diuretic hormone)

요붕증

27 크레아티닌 혈중농도는 무엇을 의미할까요?

크레아티닌(creatinine, Cr)은 근육내에 존재하는 크레아틴에서 생기는 물질로 혈중농도에 따라 신장기능 장애정도를 판단할 수 있다. Cr은 BUN(혈중요소질소)과는 달리 섭취 단백량의 영향을 잘 받지 않는다.

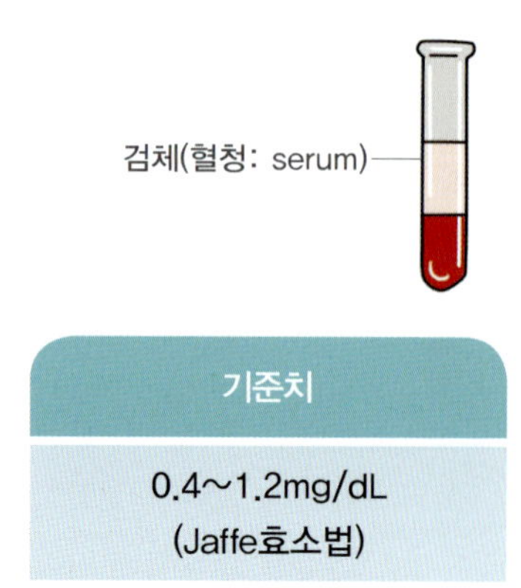

Cr이 상승하면 신장기능장애를 일으키는 원인질환을 감별하기 위해 소변량, 요검사, 크레아티닌 청소율, 일반혈액검사(특히 전해질 평형) 등의 검사를 실시해 종합적으로 판단한다. Ccr(24시간 크레아티닌 청소율: Creatinine clearance)비율이 50% 이상이면 Cr은 기준치 이내이며, Cr 수치가 2.0mg/dL 이상에서는 중등정도의 신부전이, 3.5mg/dL 이상에서는 중증의 신부전이 의심된다. Cr 수치가 8.0mg/dL이상에서는 투석요법을 고려해 보고, 10.0mg/dL 이상에서는 절대적으로 필요하다.

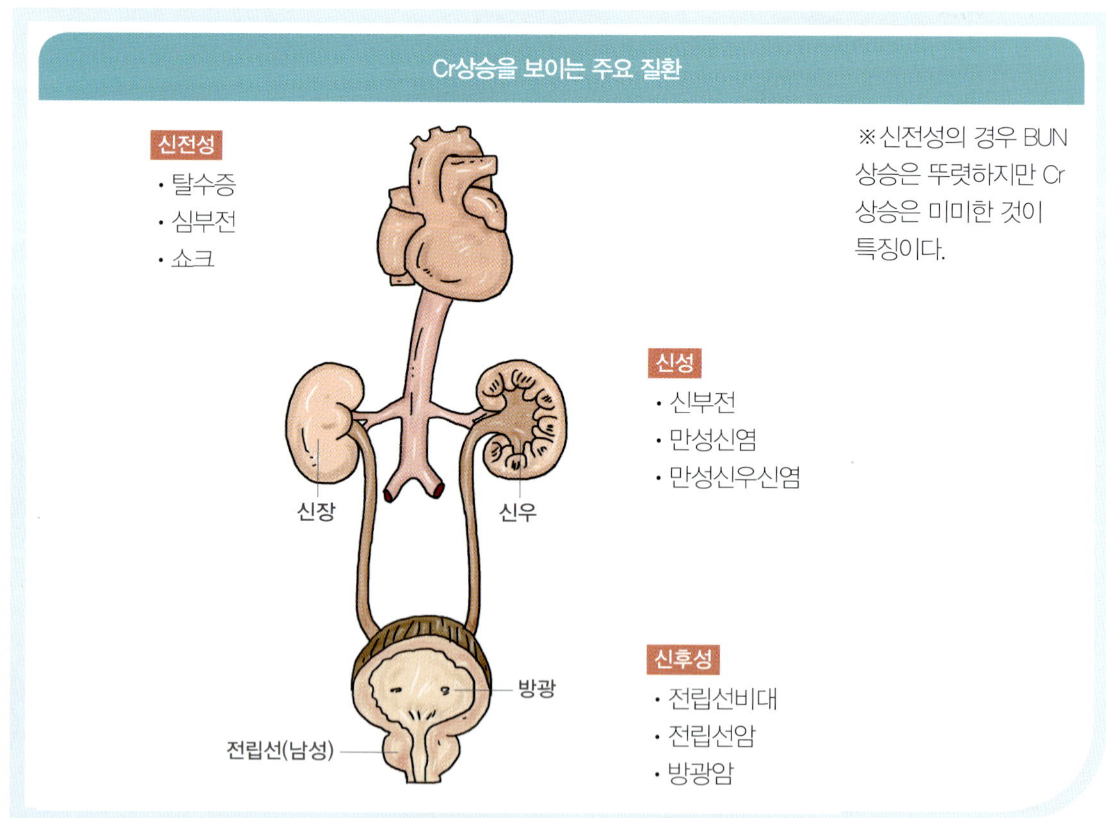

28 전해질 혈중 농도는 무엇을 의미할까요?

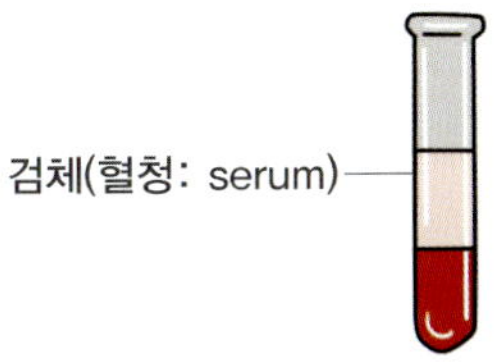

세포외액	세포내액
• Na^+가 가장 많다. • 그 밖에 K^+, Ca^{2+}, Mg^{2+}, Cl^- 등	• K^+가 가장 많다. • 그 밖에 Mg^{2+}, Na^+, HPO_4^{2-} 등

전해질 혈중농도 측정

	주요 전해질 이상	기준치
Na(나트륨)	• 혈청 나트륨(Na)은 세포외액 총이온의 90% 이상을 차지하며 혈청 Na농도의 이상은 세포외액량의 변화(탈수증과 부종) 및 이상의 판단기준이 된다. – 혈청 Na농도의 이상은 혈장 삼투압 이상이며 생체 내에서는 혈장 삼투압이 상승하면 갈증을 일으키고, 뇌하수체에서 ADH가 분비되어 신장에 작용해 요농축이 일어나 소변량이 적어진다. • 혈청Na농도는 세포외액의 Na와 수분의 균형에 의해 결정된다. – 고나트륨혈증(hypernatremia)이란 Na에 비해 수분이 적은 상태를 말하며 저나트륨혈증(hyponatremia)이란 Na에 비해 수분이 많은 상태를 말한다.	135~147 mEq/mL (전극법)

고나트륨혈증(>150mEq/mL)

주요 증상	전신 권태감, 의식장애, 마비
원인	① 수분결핍 • 수분섭취의 감소: 의식장애, 본태성 고나트륨혈증 • 신장성 수분상실: 요붕증, 삼투성 이뇨 • 신장외성 수분상실: 발열, 발한, 열상, 구토, 설사 ② 나트륨(Na) 과잉 • 미네랄로코티코이드(Mineralocorticoid) 과잉: 쿠싱증후군(cushing's syndrome), 원발성 고알도스테론증(Primary hyperaldosteronism) • Na부하량 증가: Na의 수액 과잉, 중조

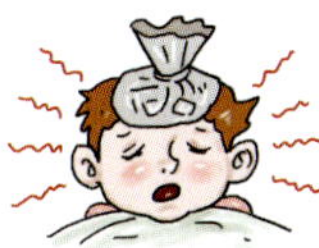
발열(수분결핍)

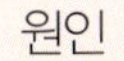

Na수액과잉

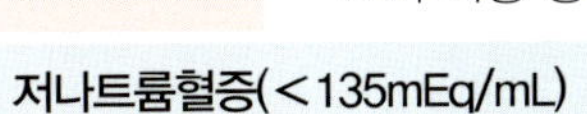

저나트륨혈증(<135mEq/mL)

주요 증상	전신 권태감, 구토, 의식장애, 마비
원인	① 나트륨(Na) 결핍 • Na섭취 부족 • Na상실: 신장성상실(신장장애, 이뇨제, 부신장기능부전), 신장외성 상실(구토, 설사) ② 수분과잉 • 수분중독, SIADH(항이뇨호르몬 부적합분비증후군), 갑상선기능저하증, 심부전, 신부전, 간경변, 신증후군

<table>
<tr><th colspan="3">주요 전해질 이상</th><th>기준치</th></tr>
<tr><td rowspan="5">Cl(염소)</td><td colspan="2">• 염소(Cl)는 세포외액 중 가장 많은 음이온이다.
• 염소(Cl)는 나트륨(Na)농도와 중탄산이온(HCO_3^-)의 변화에 영향을 받기 때문에 다음 식을 이용하여 농도를 산출한다.
– 음이온차이(anion gap : AG) = $Na^+ - (Cl^- + HCO_3^-)$</td><td rowspan="5">96~108 mEq/mL (이온선택 전극 은전극법)</td></tr>
<tr><td colspan="2">고염소혈증(>110mEq/mL)</td></tr>
<tr><td colspan="2">• 음이온차이(AG)가 정상이면 호흡성 알카리증, 대사성 산증을 의심한다.
• 음이온차이(AG)가 저하되면 저알부민혈증, 골수종을 의심한다.</td></tr>
<tr><td colspan="2">저염소혈증(<95mEq/mL)</td></tr>
<tr><td colspan="2">• 음이온차이(AG)가 정상이면 호흡성 산증, 대사성 알카리증을 의심하며, AG가 증가하면 호흡성·대사성 산증을 의심한다.</td></tr>
<tr><td rowspan="7">K(칼륨)</td><td colspan="2">• 칼륨(K)은 주요 세포내 전해질로 90% 이상을 차지한다.
• 채혈 시에는 용혈에 주의한다(용혈하면 K수치가 상승해 검체로서 부적당하다).
• 칼륨(K)의 증가·감소는 신경계, 근육계(심근, 골격근, 평활근) 장애를 초래한다.</td><td rowspan="7">3.5~5.0 mEq/L (전극법)</td></tr>
<tr><td colspan="2">고칼륨혈증(>5.5mEq/L)</td></tr>
<tr><td>주요 증상</td><td>심실세동, 심실조동 등의 부정맥으로 인한 쇼크, 심장 정지(신속히 심전도 모니터를 장착한다), 근탈력, 지각이상</td></tr>
<tr><td>원인</td><td>①칼륨(K)의 과잉투여: 경구(고칼륨식 등), K함유의 링거나 약물, 수혈
②칼륨(K)의 세포외 이동: 산증, 감염증, 외상, 기아, 소화관출혈
③칼륨(K)배설장애: 신부전, 에디슨병, 칼륨 보존성 이뇨제 투여</td></tr>
<tr><td colspan="2">저칼륨혈증(<3.5mEq/L)</td></tr>
<tr><td>주요 증상</td><td>근탈력, 주기성 사지마비, 요농축력 장애

근탈력
주기성 사지마비</td></tr>
<tr><td>원인</td><td>① 칼륨(K)섭취 저하
② 칼륨(K)의 세포내 이동: 알칼리증, 주기성 사지마비
③ 칼륨(K)상실: 구토, 설사, 드레너지, 쿠싱증후군, 원발성 고알도스테론증, 고칼륨혈증, 이뇨제</td></tr>
</table>

항목	주요 전해질 이상		기준치
Ca(칼슘)	• 칼슘(Ca)은 인(P)과 함께 골 대사에 불가결한 전해질로 인(P)과 동시에 측정한다. • 혈중Ca총량 가운데 이온으로서의 생리적 의미를 갖는 것은 50~60%이다.		8.5~10.3 mg/dL (OCPC법)
	고칼슘혈증(>10.5mg/dL)		
	주요 증상	두통, 경면(무의식 수면상태), 혼수상태, 근력저하, 오심, 다뇨, 부정맥	
	원인 질환	원발성 부갑상선 기능항진증, 악성종양, 갑상선 기능항진증, 백혈병, 비타민D 중독증, 골절	
	저칼슘혈증(<8.5mg/dL)		
	주요 증상	강직(tetany : 사지에 잘 나타나는 근육 경축)	
	원인 질환	신부전, 부갑상선 기능저하증, 급성췌장염, 비타민D결핍증	
P(인)	• 인(P)은 혈중 칼슘(Ca)이 증가하면 저하하고 감소하면 상승한다. • 채혈 시에는 용혈에 주의한다(용혈하면 P수치가 상승해 검체로서 부적당하다).		2.6~4.5 mg/dL (인몰리브덴산법)
	고인혈증(<4.5mg/dL)		
	주요 증상	원인 질환에 의한 증상	
	원인 질환	부갑상선 기능저하증, 갑상선 기능항진증, 신부전, 말단비대증	
	저인혈증(<2.5mg/dL)		
	주요 증상	용혈, 근력저하, 골통, 경련 등	
	원인 질환	부갑상선 기능항진증, 흡수불량, 패혈증, 이뇨제	
Mg(마그네슘)	• 마그네슘(Mg)은 칼륨(K)에 이은 세포내 양이온으로 골조직(약 60%), 근육(약 20%), 그 밖에는 연부조직에 포함된다.		1.5~2.0 mEq/L (원자흡광법)
	고마그네슘혈증(>4mEq/L 이상)		
	주요 증상	호흡억제, 착란증, 혼미, 서맥	
	원인	제산제, 완하제 등의 과잉투여	
	원인 질환	바이러스성 간염, 갑상선 기능저하증, 급성신부전(핍뇨기), 만성신부전	
	저 마그네슘혈증(<1.5mEq/L)		
	주요 증상	현기증, 우울, 경련, 빈맥 현기증 우울	
	원인	마그네슘(Mg)섭취량·흡수량 저하	
	원인 질환	급성췌장염, 흡수불량증후군, 급성신부전(다뇨기), 이뇨제	

29 TSH 혈중농도는 무엇을 의미할까요?

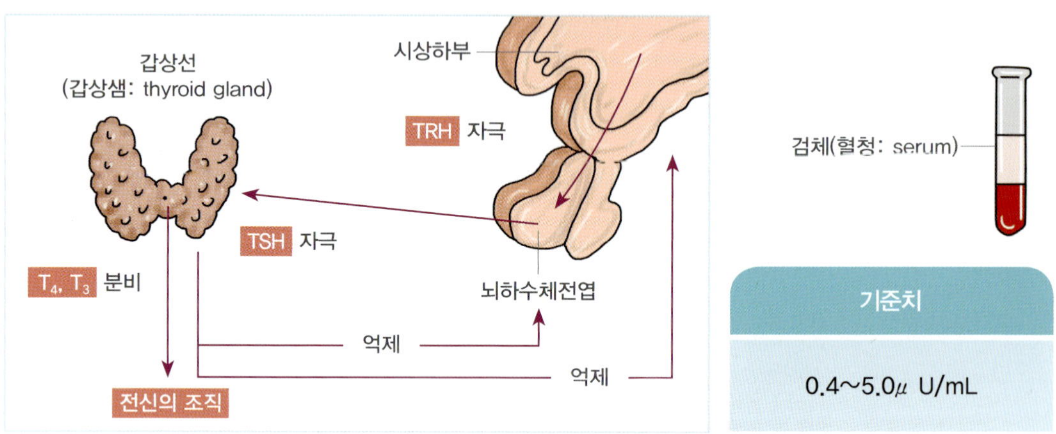

갑상선자극호르몬(thyroid stimulating hormone, TSH)은 뇌하수체 전엽에서 분비되는 호르몬으로 갑상선호르몬인 T_4(타이록신, thyroxine)·T_3(트리요오드타이로닌, triiodothyronine)의 분비량을 조절한다. 갑상선 기능 이상에 의한 질환이 의심되는 경우에는 TSH와 함께 FT_4·FT_3(단백질 유리형 T_4·T_3)도 동시에 측정하여 원발성 갑상선 질환인지, 시상하부 또는 뇌하수체 이상인지를 감별한다.

TSH 분비능력을 알아보려면 TRH(갑상선자극호르몬방출호르몬, thyrotropin releasing hormone) 부하시험을 실시하여 부하 전, 15분 후, 30분 후, 60분 후, 90분 후, 120분 후의 TSH혈중농도를 측정한다.

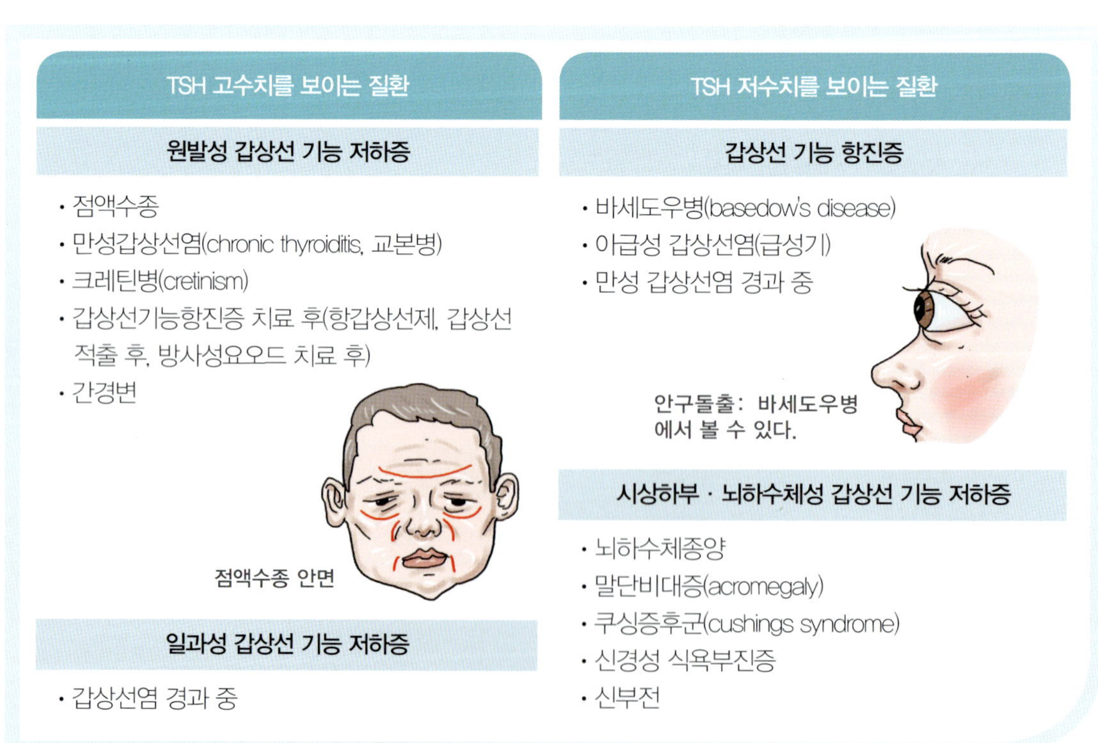

TSH 고수치를 보이는 질환

원발성 갑상선 기능 저하증

- 점액수종
- 만성갑상선염(chronic thyroiditis, 교본병)
- 크레틴병(cretinism)
- 갑상선기능항진증 치료 후(항갑상선제, 갑상선 적출 후, 방사성요오드 치료 후)
- 간경변

점액수종 안면

일과성 갑상선 기능 저하증

- 갑상선염 경과 중

TSH 저수치를 보이는 질환

갑상선 기능 항진증

- 바세도우병(basedow's disease)
- 아급성 갑상선염(급성기)
- 만성 갑상선염 경과 중

안구돌출: 바세도우병에서 볼 수 있다.

시상하부 · 뇌하수체성 갑상선 기능 저하증

- 뇌하수체종양
- 말단비대증(acromegaly)
- 쿠싱증후군(cushings syndrome)
- 신경성 식욕부진증
- 신부전

30 혈당은 무엇을 의미할까요?

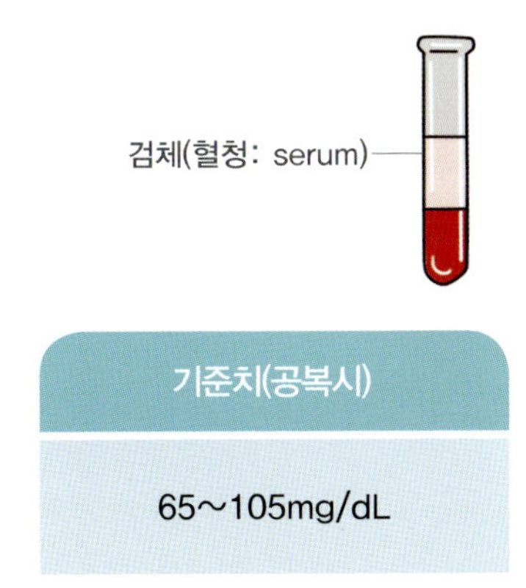

혈당(blood sugar)이란 혈액속에 함유되어 있는 포도당(glucose)으로, 간에서의 포도당 공급량과 말초조직에서의 포도당 이용량과의 균형으로 조절되고 있는데, 이는 간의 작용을 중심으로 하여 각종 호르몬(아드레날린, 코르티손, ACTH, 갑상선호르몬, 인슐린, 글루카곤 등)의 상호작용으로 유지되고 있으며 당뇨병의 경우에는 혈당이 높아지고, 반대로 췌장의 랑게르한스섬(Langerhans islets)에 종양이 있을 때는 심한 저혈당이 된다. 또한 생체는 자기의 생명유지를 위하여 내적 환경의 항상성을 유지하고 있어 기아 때에도 60mg/dL 이하로 떨어지는 일은 거의 없다. 뇌세포는 포도당을 유일한 에너지원으로 하고 있으므로 혈당이 50mg/dL 이하로 떨어지면 중추신경증세가 나타나고, 다시 30mg/dL 이하가 되면 의식이 상실되며 경련을 일으키며 사망할 수도 있다.

정상인의 혈당(글루코스, glucose)치는 약 70~126mg/dL이다. 혈당은 생리적으로 변동을 일으켜, 식후에는 약 20~60mg/dL 상승하고 약 2시간이면 이전 수치로 되돌아온다. 또한 격한 운동이나 노동 등으로 인해 저하한다.

혈당치는 당뇨병 진단에 유용하다.

• 공복시 혈당치가 126mg/dL 이상 또는 수시 혈당치가 200mg/dL 이상: 당뇨병

• 공복시 혈당치가 110~125mg/dL: 당뇨병 또는 당저항능력 장애(경계형 당뇨병)일 가능성이 있으며 75g 포도당 부하시험을 실시한다.

고혈당일 때는 다음, 다뇨, 갈증, 공복감, 혼수상태 등의 증상이 나타나고, 저혈당일 때는 전신권태감, 불안감, 두통, 냉한, 두근거림, 의식불명 등의 증상이 나타난다. 고혈당을 보이는 대표적인 질환은 당뇨병이고, 저혈당을 보이는 병태는 기능성(식후2~3시간 후에 많다), 기질성(공복시에 많다)으로 분류된다.

고혈당을 보이는 질환

당뇨병

공복시 혈당치가 126mg/dL 이상 혹은 식후 혈당치가 200mg/dL 이상

공복시 혈당치가 110~125mg/dL 이상 → 당뇨병 혹은 내당능장애(경계형 당뇨병) 가능성 → 75g 포도당 부하시험 → 공복시 혈당치 126mg/dL 이상 혹은 식후 2시간 후 혈당치 200mg/dL 이상 → 당뇨병

간질환

- 지방간
- 만성간염
- 간경변

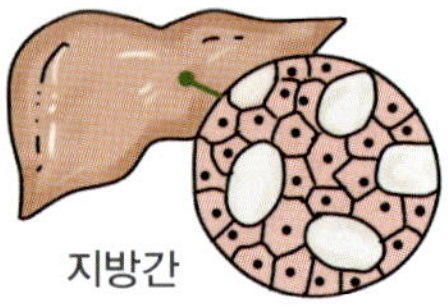

지방간

내분비 질환

- 말단비대증
- 갑상선 기능 항진증
- 쿠싱증후군
- 갈색세포종
- 원발성 알도스테론증
- 글루카고노마(글루카곤 생산종양)

췌장질환

- 급성·만성 췌장염
- 췌장암
- 헤마크로마토시스(hemachromatosis)

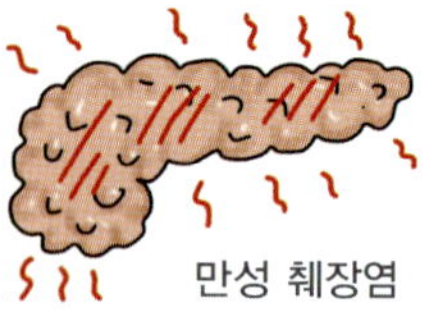

만성 췌장염

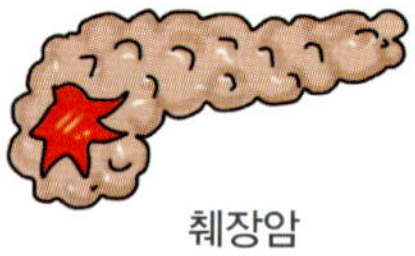

췌장암

인슐린 수용체 이상증

약물	• 티아지드계 이뇨제(thiazide) • 글루코코르티코이드(glucocorticoid) • 경구 피임약
기타	• 뇌혈관 장애 • 스트레스 • 기아 • 임신 • 위절제후

저혈당을 보이는 질환

기능성

- 운동
- 수유
- 위절제후
- 신장성 당뇨
- 인슐린 자기면역증후군

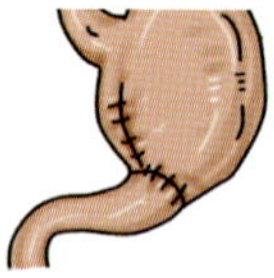

위절제후

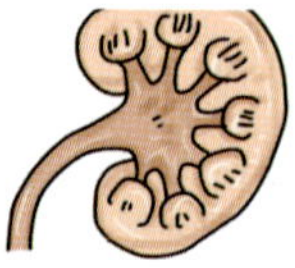

신장성 당뇨

기질성

췌장질환	• 인슐린(insulinoma) 과다분비 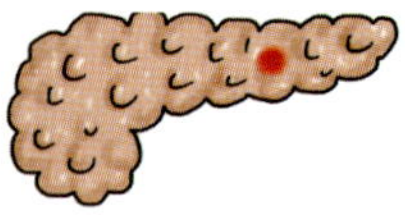
내분비 질환	• 뇌하수체기능저하증 • 갑상선기능저하증 • 에디슨병
선천성	• 당원병
약물	• 인슐린 • 프로프라놀롤(propranolol) • 알코올

31 면역글로불린(immunoglobulin)은 무엇을 의미할까요?

혈청 단백의 주요 성분은 알부민과 글로불린이다. 글로불린은 α_1, α_2, β, γ의 4종류로 구성되어 있다. 이중 감마(γ)-글로불린은 면역반응에 관여하는 항체활성을 가진 단백질이므로 면역글로불린(Ig, immunoglobulin)이라고 부른다.

Ig에는 5개의 서로 다른 항원을 가진 5개의 혈청 단백 IgG, IgA, IgM, IgD, IgE가 존재하며 다양한 병태에 관해 특징적인 변화를 보인다. Ig검사로서는 면역전기영동법(Immunoelectrophoresis)에 의한 정성적 평가와 면역학적 측정법에 의한 정량적 평가가 실시된다.

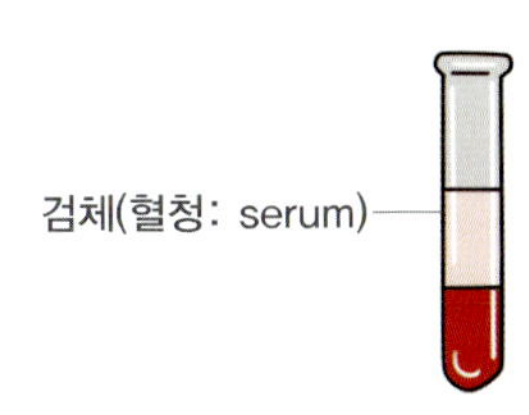

면역글로불린(Ig)검사
면역전기영동법(정성적 평가)
면역학적측정법(정량적 평가)

면역에 관련된 세포

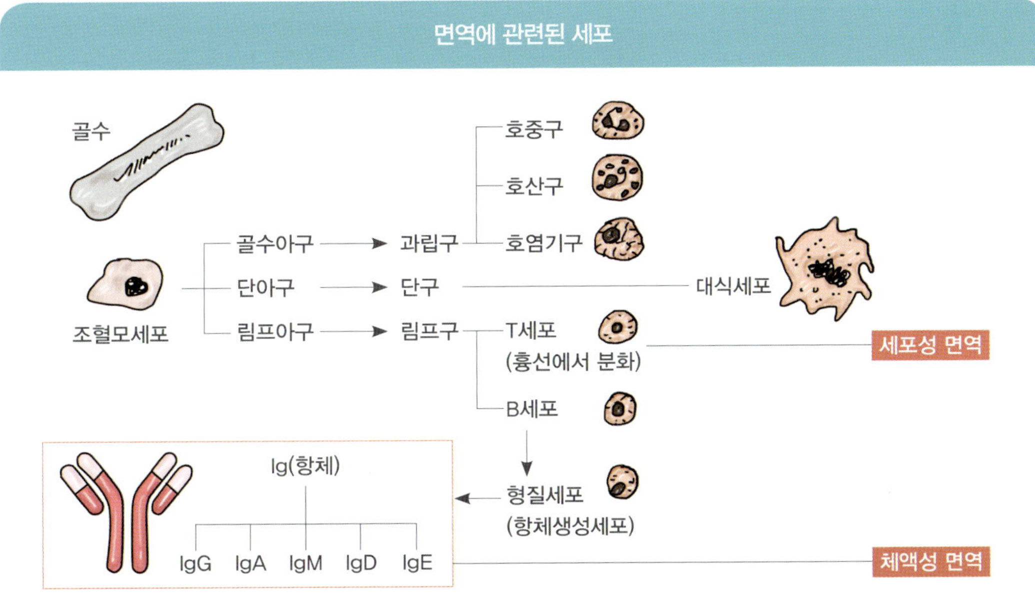

Ig의 분류와 임상적 의의

IgG	Ig의 80%를 차지하며 면역항체의 대부분이 IgG에 속한다.
IgA	Ig의 10%를 차지하며 분비액 중에 다량 포함되어 점막면의 국소면역에 관여한다.
IgM	감염증 초기에 나타나는 항체로 감염증의 혈청 진단에 유용하다.
IgD	혈청 속에 약간 존재한다. IgD형 골수종일 때 증가한다.
IgE	혈청 속에는 극히 소량 존재하며 알레르기성 질환에 관여한다.

Ig는 만성간염, 자기면역 질환, 악성종양 등의 항체생산을 자극하는 요인이 되는 병태 등에서는 전반적(다 클론성)으로 증가한다. 또한 체액성 면역부전 등에서는 감소하거나 결손을 보이며 병태의 진단과 경과 관찰에 매우 유용한 지표가 된다.

Ig가 증가하는 병태

간질환	인슐린 수용체 이상증
만성간염, 간경변, 루포이드간염, 원발성 담즙성 간경변	교원병(전신홍반루푸스: SLE, systemic lupus erythematosus)
만성간염 / 간경변	**악성종양**
	다발성 골수종, 원발성 마크로 글로불린혈증, M단백혈증(단일 클론성)
감염증	**기타**
만성 활동성 염증	알레르기성 질환, 기생충병, 호지킨병(Hodgkin's disease) 등

Ig가 감소하는 병태

원발성 면역 부전증	기타
	신증후군, 면역 억제제 투여, 항 종양제 투여 등

32 C-반응성 단백은 무엇을 의미할까요?

체내에 급성염증과 조직붕괴가 일어날 때 혈청 속에 증가하는 단백질을 급성기 반응물질 또는 급성기 단백질이라고 하는데, 그 중 하나가 CRP(C반응단백)로 주로 염증성 표지자로 이용되고 있다.

• CRP는 폐렴쌍구균인 C다당체와 반응하는 단백질로서 C반응단백(C-reative protein)이라 부른다.

CRP 검사방법에는 정성(반정량)법과 정량법이 있는데, 두 가지 모두 항원 항체 반응을 이용하여 측정한다. 정성법은 감염증이 의심되는 경우에는 선별검사로서 실시하고, 정량법은 염증 병태의 활동성과 중증도의 경과관찰을 목적으로 실시하며, CRP는 감염증 외에 교원성질병과 악성종양 등에서 양성을 보이는데 질환의 특이성은 없고 다른 검사와 임상증상을 조합해 진단을 실시한다.

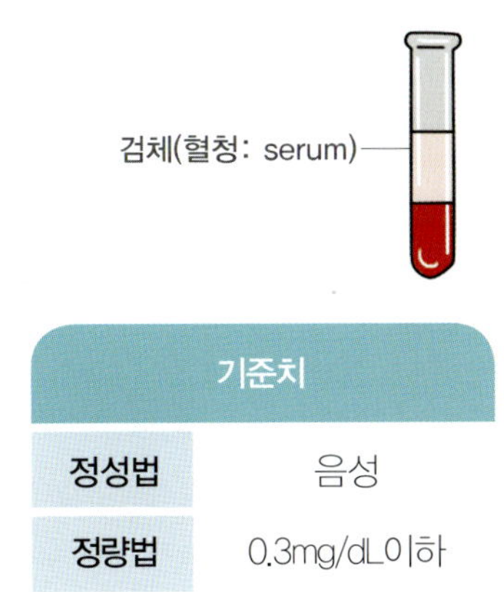

기준치	
정성법	음성
정량법	0.3mg/dL이하

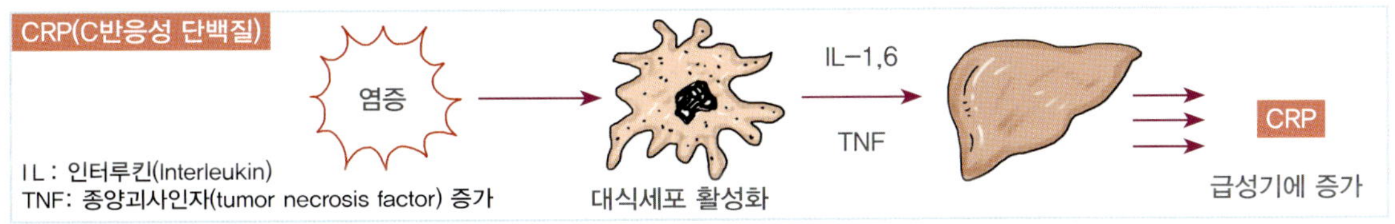

CRP 양성을 보이는 병태

	병태	양성율
감염증	세균감염증, 결핵	⇧ 질환 활동성을 반영
	바이러스 감염증	양성 정도는 약하다
교원병		
	류마티스열, 류마티스성 관절염(RA)	⇧ 질환 활동성을 반영
	혈관염	
	전신홍반루프스(SLE)	양성 정도는 약하다

	병태	양성율
악성종양	광범위한 전이성 종양, 악성 림프종 (원발암세포, 혈액·림프관, 전이성암)	⇧
	백혈병	양성 정도는 약하다
기타	심근경색, 폐경색, 외상	⇧ 정도에 따라서
	발열 질환	

Ⅲ

방사선 검사

인체의 내부 구조를 표현하기 위한 단면에는 3가지 기준면이 있다. 또한 2가지 부위의 위치관계를 표현하기 위한 용어가 있는데, 해부학적 자세에 따라 규정된다.

1 인체 단면

(1) 인체의 단면

인체의 내부 구조를 표현하기 위해 다양한 면으로 단면을 자른다.

- 수평면(horizontal plane)–인체의 전체나 일부를 세로축에 수직인 가로로 통과
- 시상면(sagittal plane)–인체를 좌우로 나눔
- 관상면(coronal plane)–인체를 앞뒤로 나눔
- 수평단면(horizontal section), 시상단면(sagittal section), 관상단면(coronal section)

(2) 인체의 방향

인체에서 2가지 부위의 위치관계를 언급할 때 인체의 중심선이나 중심면에 대해 어떤 관계에 있는가를 표현하기 위한, 정반대의 방향을 가리키는 용어가 있다. 이러한 방향을 표현하는 용어를 정의하려면 기준이 되는 인체의 자세를 정해 둘 필요가 있으며, 이를 해부학적 자세(anatomical position)라고 한다. 해부학적 자세는 자연스럽게 서 있는 자세에서 팔을 아래로 내려 손바닥을 앞으로 보게 하고 발은 발꿈치를 약간 벌려서 발끝을 앞으로 보게 한 상태이다.

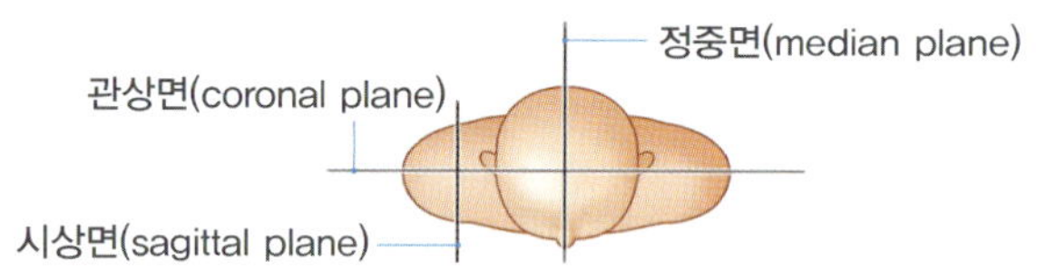

수직면(vertical plane)이란 지면에 수직인 단면을 말하며, 인체의 앞·뒤축에 평행한 시상면과 오른·왼쪽을 연결하는 관상면이 여기에 해당한다.

【정중면】

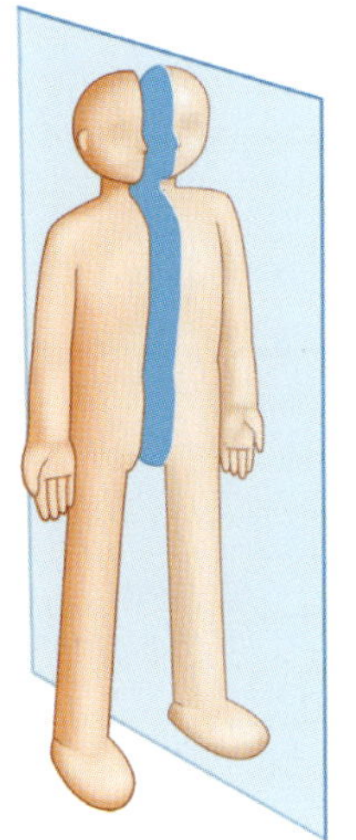

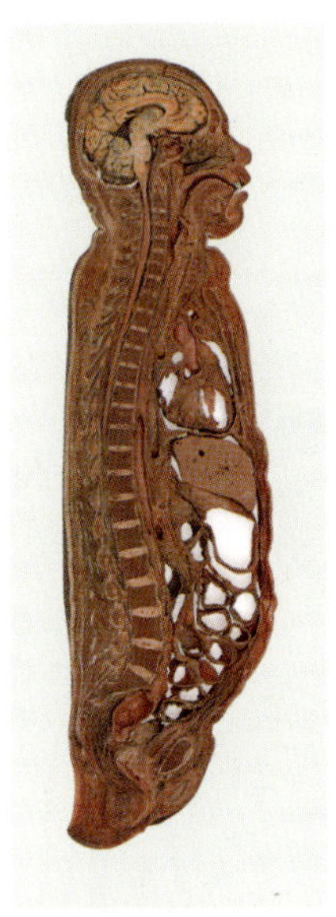

인체의 중심을 관통하여 오른·왼쪽으로 나뉘는 앞뒤 방향의 면

【시상면】

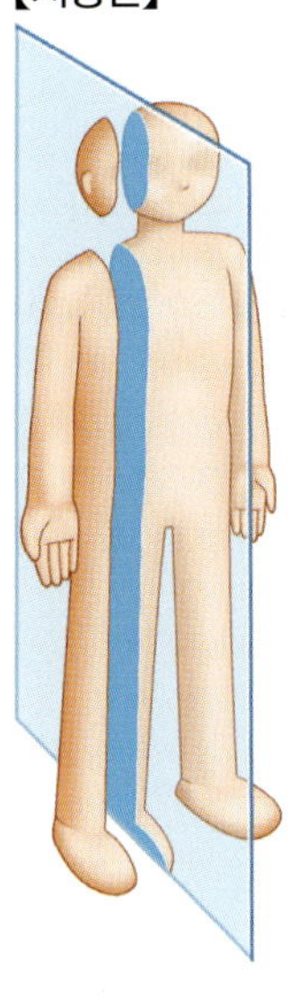

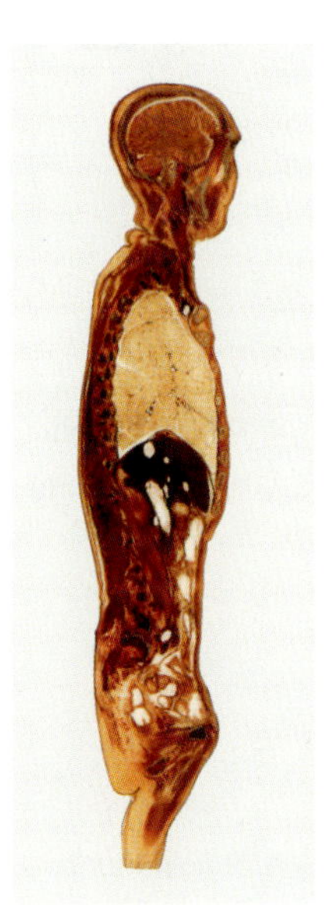

정중면에 평행한 면

【관상면】

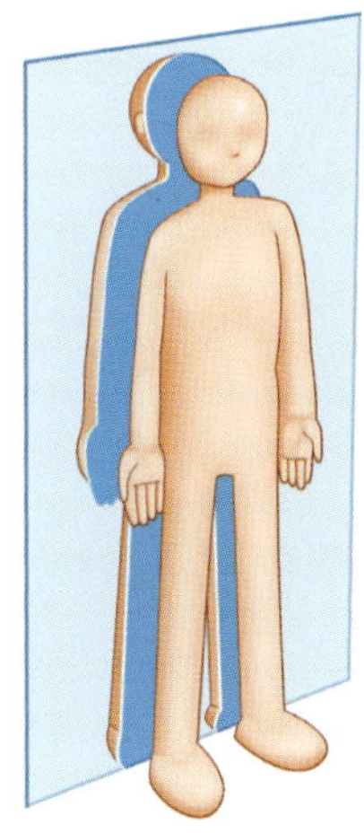

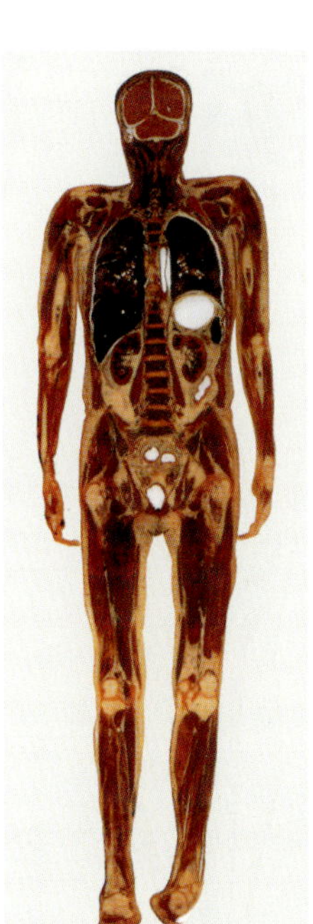

인체의 오른·왼쪽을 연결하여 앞뒤로 나누는 면

【수평면】

지면에 평행한 면

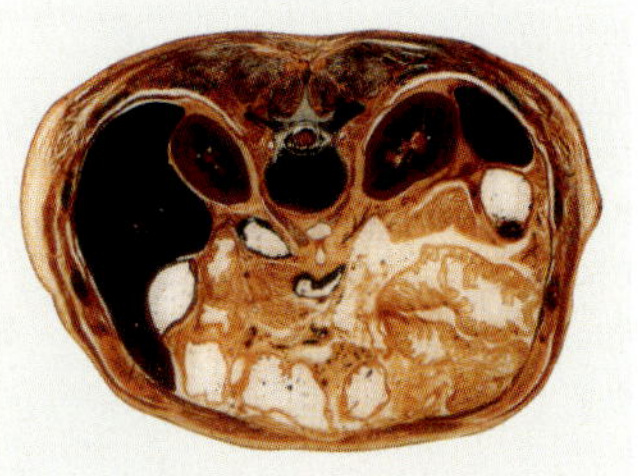

배의 수평단면

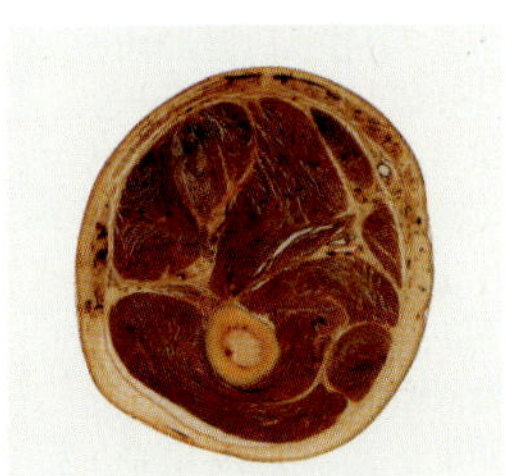

넙다리의 수평단면

2 인체 골격

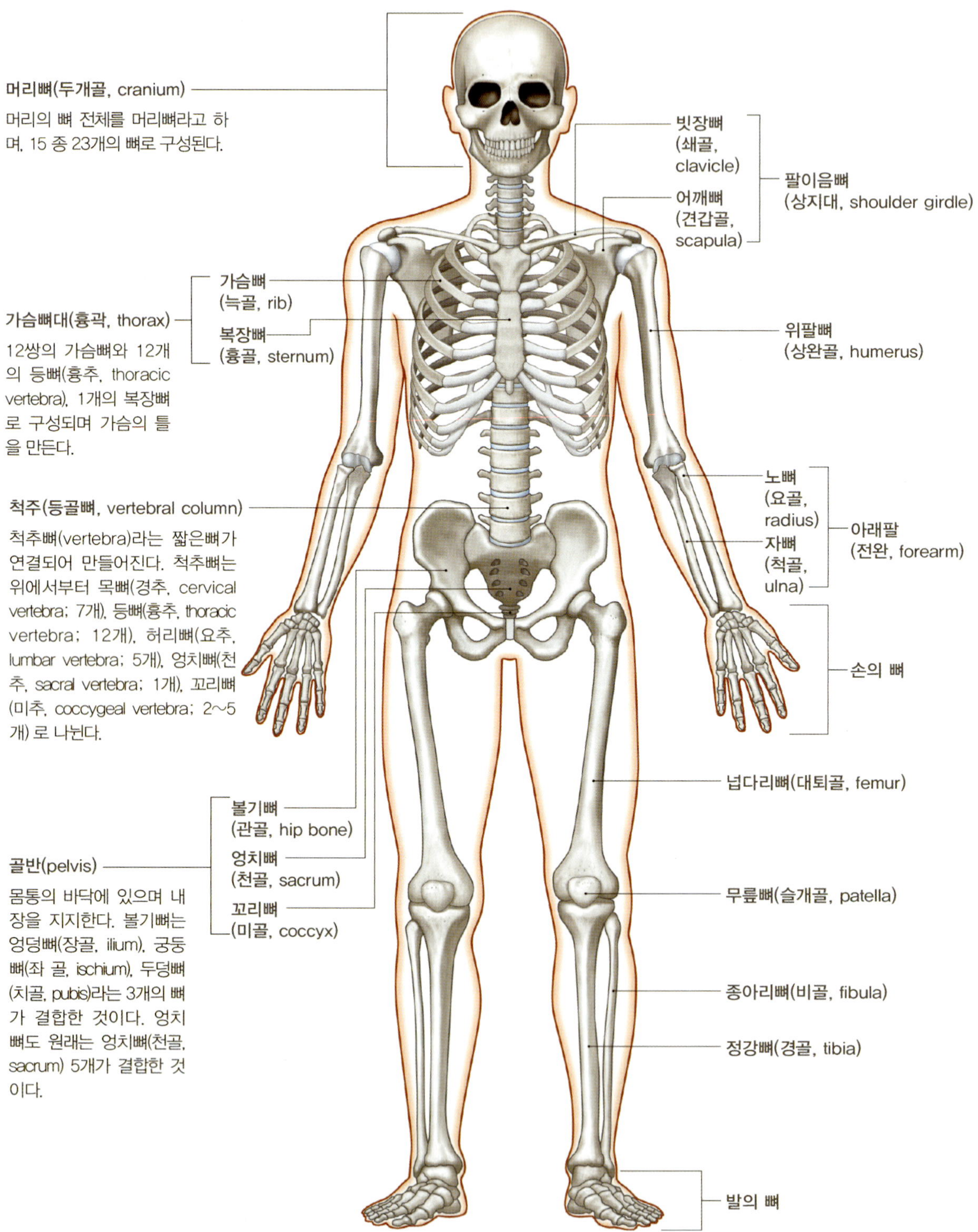
머리뼈(두개골, cranium)
머리의 뼈 전체를 머리뼈라고 하며, 15 종 23개의 뼈로 구성된다.
빗장뼈 (쇄골, clavicle)
어깨뼈 (견갑골, scapula)
팔이음뼈 (상지대, shoulder girdle)
가슴뼈 (늑골, rib)
복장뼈 (흉골, sternum)
가슴뼈대(흉곽, thorax)
12쌍의 가슴뼈와 12개의 등뼈(흉추, thoracic vertebra), 1개의 복장뼈로 구성되며 가슴의 틀을 만든다.
위팔뼈 (상완골, humerus)
척주(등골뼈, vertebral column)
척추뼈(vertebra)라는 짧은뼈가 연결되어 만들어진다. 척추뼈는 위에서부터 목뼈(경추, cervical vertebra; 7개), 등뼈(흉추, thoracic vertebra; 12개), 허리뼈(요추, lumbar vertebra; 5개), 엉치뼈(천추, sacral vertebra; 1개), 꼬리뼈(미추, coccygeal vertebra; 2~5개) 로 나뉜다.
노뼈 (요골, radius)
자뼈 (척골, ulna)
아래팔 (전완, forearm)
손의 뼈
넙다리뼈(대퇴골, femur)
볼기뼈 (관골, hip bone)
엉치뼈 (천골, sacrum)
꼬리뼈 (미골, coccyx)
골반(pelvis)
몸통의 바닥에 있으며 내장을 지지한다. 볼기뼈는 엉덩뼈(장골, ilium), 궁둥뼈(좌 골, ischium), 두덩뼈(치골, pubis)라는 3개의 뼈가 결합한 것이다. 엉치뼈도 원래는 엉치뼈(천골, sacrum) 5개가 결합한 것이다.
무릎뼈(슬개골, patella)
종아리뼈(비골, fibula)
정강뼈(경골, tibia)
발의 뼈

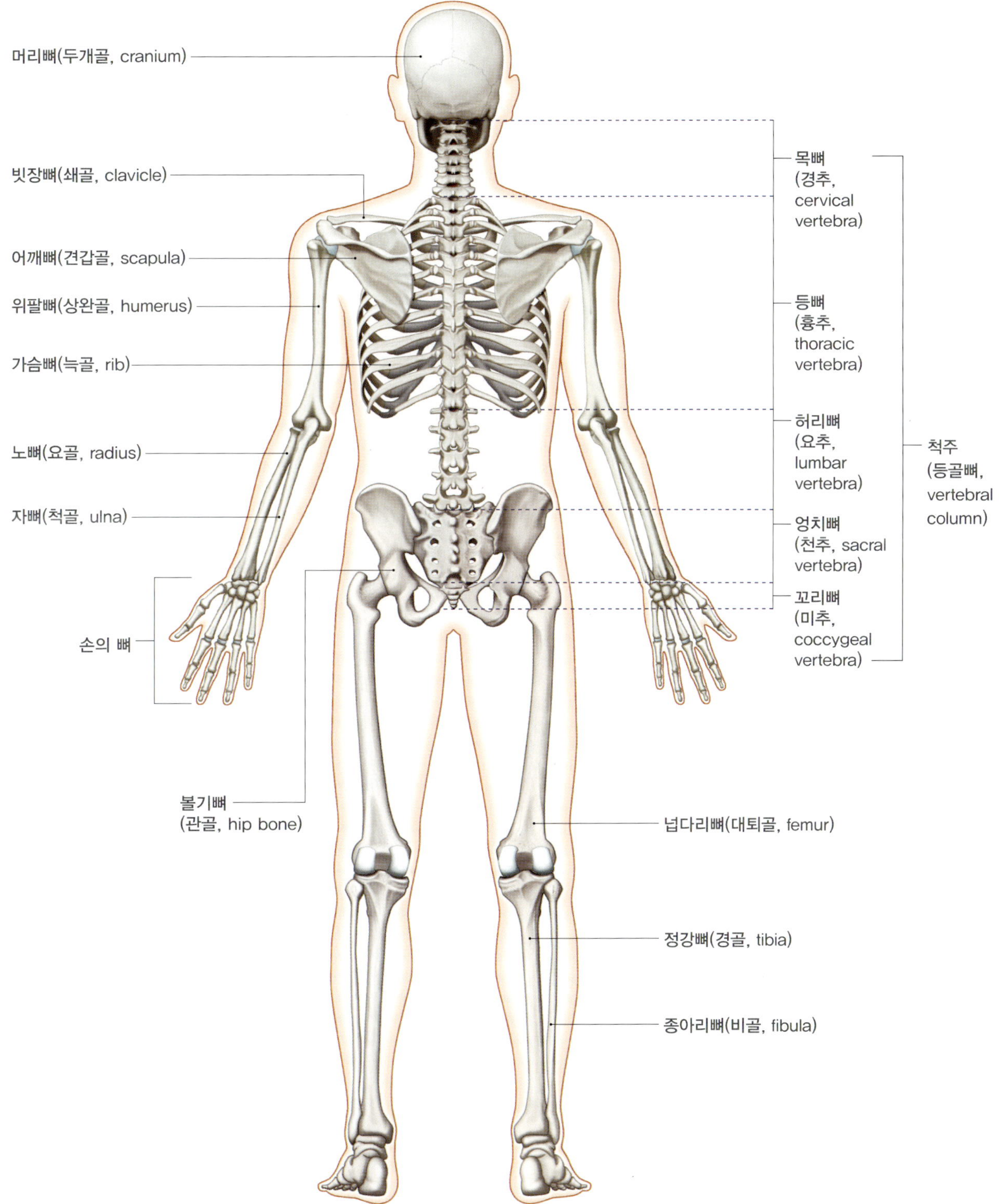
머리뼈(두개골, cranium)
빗장뼈(쇄골, clavicle)
어깨뼈(견갑골, scapula)
위팔뼈(상완골, humerus)
가슴뼈(늑골, rib)
노뼈(요골, radius)
자뼈(척골, ulna)
손의 뼈
볼기뼈
(관골, hip bone)
목뼈
(경추,
cervical
vertebra)
등뼈
(흉추,
thoracic
vertebra)
허리뼈
(요추,
lumbar
vertebra)
엉치뼈
(천추, sacral
vertebra)
꼬리뼈
(미추,
coccygeal
vertebra)
척주
(등골뼈,
vertebral
column)
넙다리뼈(대퇴골, femur)
정강뼈(경골, tibia)
종아리뼈(비골, fibula)

3 복부 장기

1. 복부의 분할

복부(abdomen)는 사분역 혹은 9구역 분할하여 구분할 수 있으며, 임상에서 사분역을 자주 사용한다.

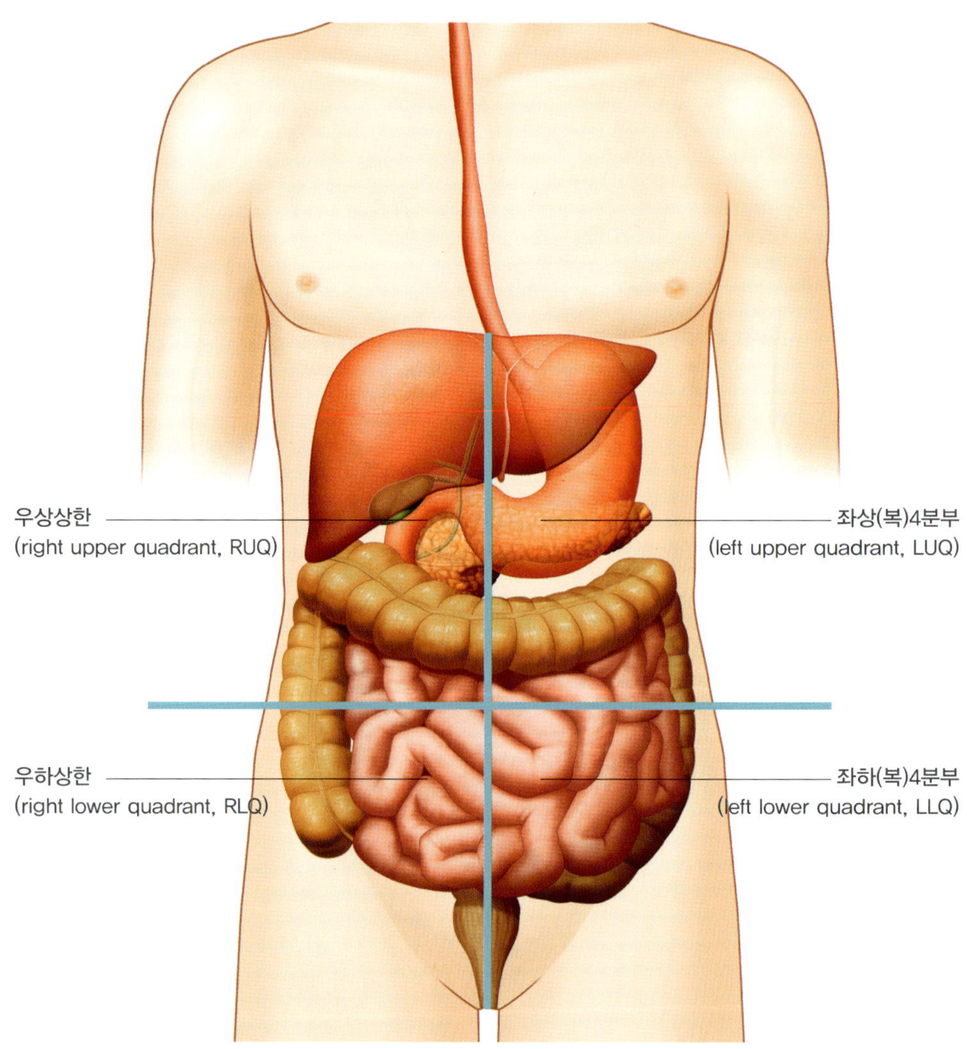

2. 복부의 장기

(1) 배안의 내장

배안(복강, abdominal cavity)에는 소화계나 비뇨계의 장기 대부분이 들어 있다. 배안의 천장은 가로막(횡격막, diaphragma)이기 때문에 배안 위쪽에 있는 장기는 갈비뼈(늑골, costa)에 덮여 있다. 또, 아래쪽은 골반안(골반강, pelvic cavity)으로 퍼지기 때문에 작은골반(소골반, lesser pelvis) 안에 위치한다.

이들 내장 대부분은 배막(복막, peritoneum)에 싸여 있다. 배막은 연속해 있는데, 배벽 내면을 덮는 벽쪽배막(벽측복막, parietal peritoneum)과 장기 표면을 덮는 내장쪽배막(내장측복막, visceral peritoneum)으로 나뉜다. 내장쪽배막과 벽쪽배막 사이의 막을 사이막(간막)이라고 하며, 위사이막(위간막, mesogastrium), 창자사이막(장간막, mesentery) 등이 있다.

1) 앞 배벽을 연 모습

앞 배벽을 제거하고 배안을 열면 간은 대부분 갈비뼈에 덮여 있고 갈비활보다 아래에서 간 일부와 위 일부가 관찰된다. 또, 위 아래쪽에는 큰그물막이라는 많은 지방 덩어리가 붙은 얇은 막이 앞치마처럼 늘어져 있다.

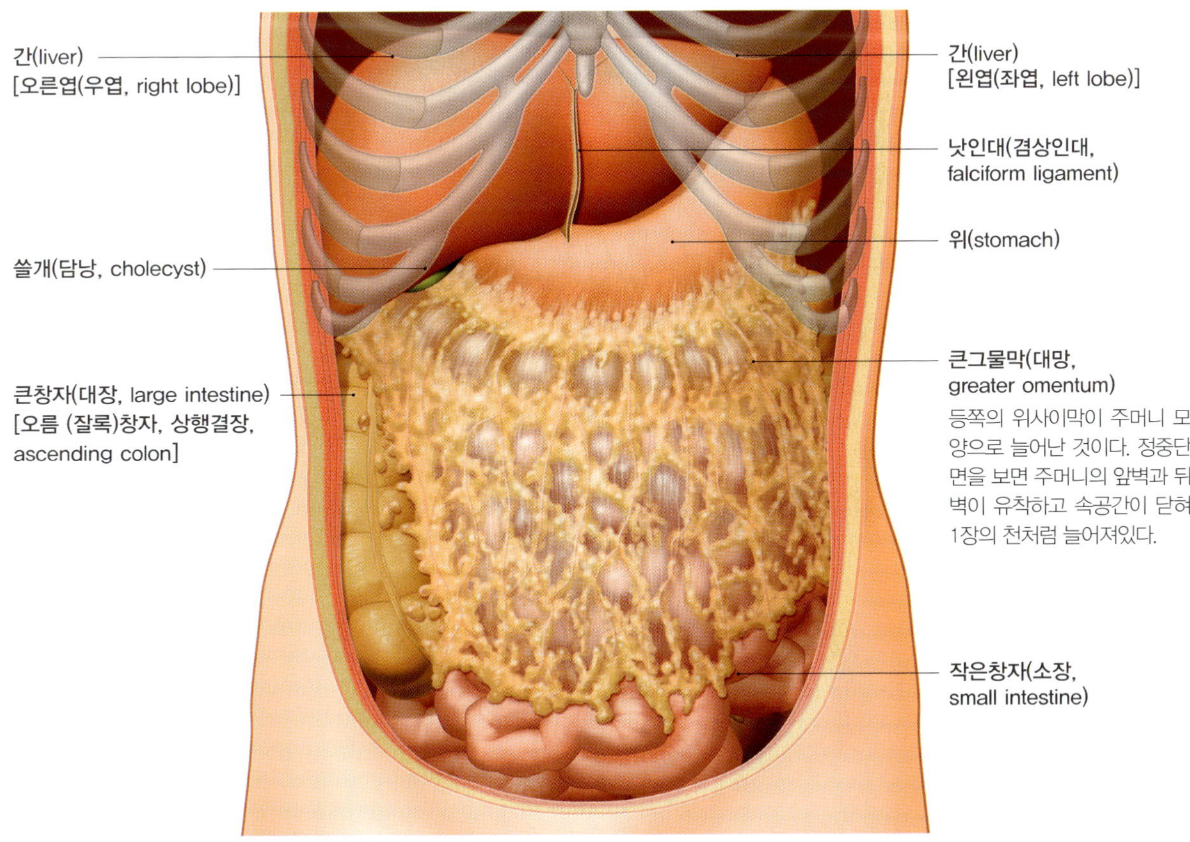

(2) 배막에 싸인 장기

소화관 대부분[위(stomach), 빈창자(공장, jejunum), 돌창자(회장, ileum), 막창자꼬리(충수, vermiform appendix), 가로(잘록)창자(횡행결장, transverse colon), 구불(잘록)창자(S상결장, sigmoid colon)]은 거의 전체 둘레가 배막에 싸이고 사이막으로 뒤배벽과 연결된다. 이들 장기는 위치가 고정되어 있지 않기 때문에 비교적 운동이 쉽다. 또, 간(liver)은 일부가 가로막에 붙어 있지만, 그 이외의 부분은 배막에 싸여 있다. 소화계는 아니지만 지라(비장, spleen)도 거의 전체가 배막에 싸여 있다.

그에 비해 오름(잘록)창자(상행결장, ascending colon), 내림잘록창자(하행결장, descending colon)는 한쪽이 뒤배벽에 붙고 앞면만 배막에 덮여 있다. 또, 샘창자(십이지장, duodenum)나 이자(췌장, pancreas)는 배막 뒤의 아래에 있다.

1) 큰그물막을 제거한 모습

큰그물막을 제거하면 배의 내장이 보인다. 위쪽에 간과 위가 있고 위 바로 아래를 가로(잘록)창자가 가로질러 있으며, 가로(잘록)창자 아래쪽에는 작은창자가 감겨 있다.

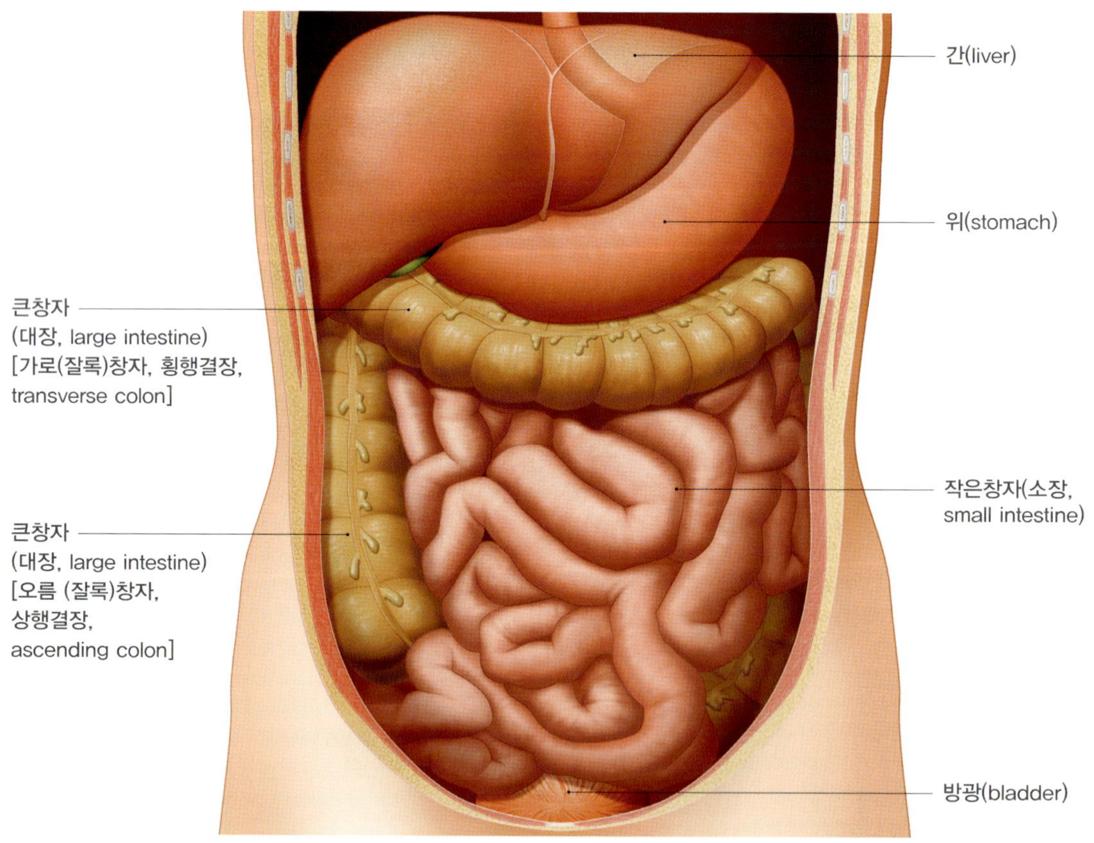

2) 배막 아래에서 발생하는 장기

배막 아래에는 대혈관이나 비뇨기계의 장기, 콩팥위샘 등이 있다. 이들은 원래 배막 아래에서 발생하는 장기이다.

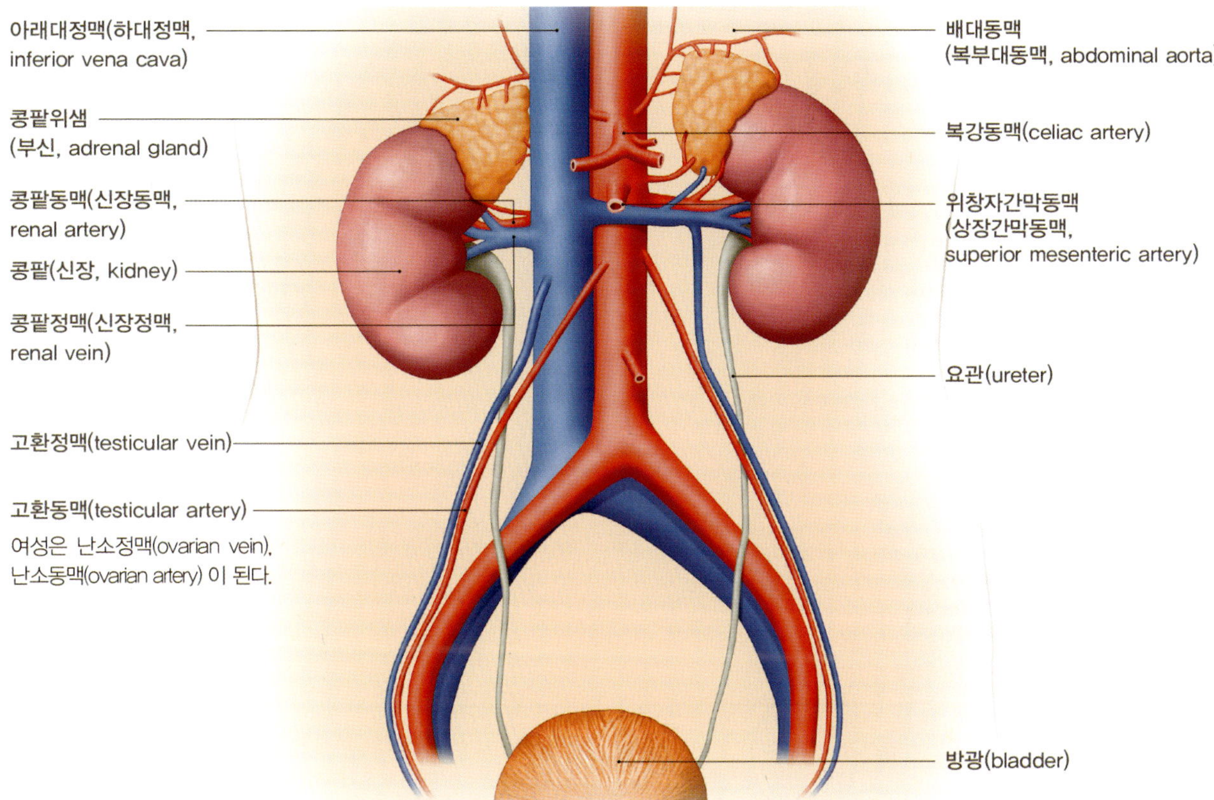

4 영상을 활용한 간호사례

사례 1.

38세 남성환자가 7일동안 대변을 보지 못하였으며 극심한 복통 및 복부팽만감을 호소하며 응급실에 방문하였으며 하제가 처방되었으나 하제 복용 후에도 대변은 배출되지 않으며 환자의 불편감은 더욱 악화되었다.

- **방사선 영상 :** 복부 X-선 촬영
- **방사선 영상 결과 :** S상결장에서 직장으로 이어지는 영역에 대변이 가득 차 있는 것이 확인되었다.
- **치료적 중재 :** finger-enema(직장내의 숙변을 손가락 등을 이용하여 빼 내는 것)를 통해 숙변을 제거하였고 복통과 복부팽만감이 해결되었다.

사례 1
설사약을
사용해도
좀처럼
변이 나오지
않을 때

상태가
어떠십니까?
배가 아파요.
A씨는 아직 변을 못 보셨대요.
3일 전부터 설사약을 먹고 있는데…
그래?
X선은 보았어?
이걸 보면 뭔가
알 수 있을지도 몰라.
변이 쌓여있는 것이
S상 결장에서
직장…
항문에 가까운 부위여서
관장을 하거나 긁어내면
변이 잘 나올거야.

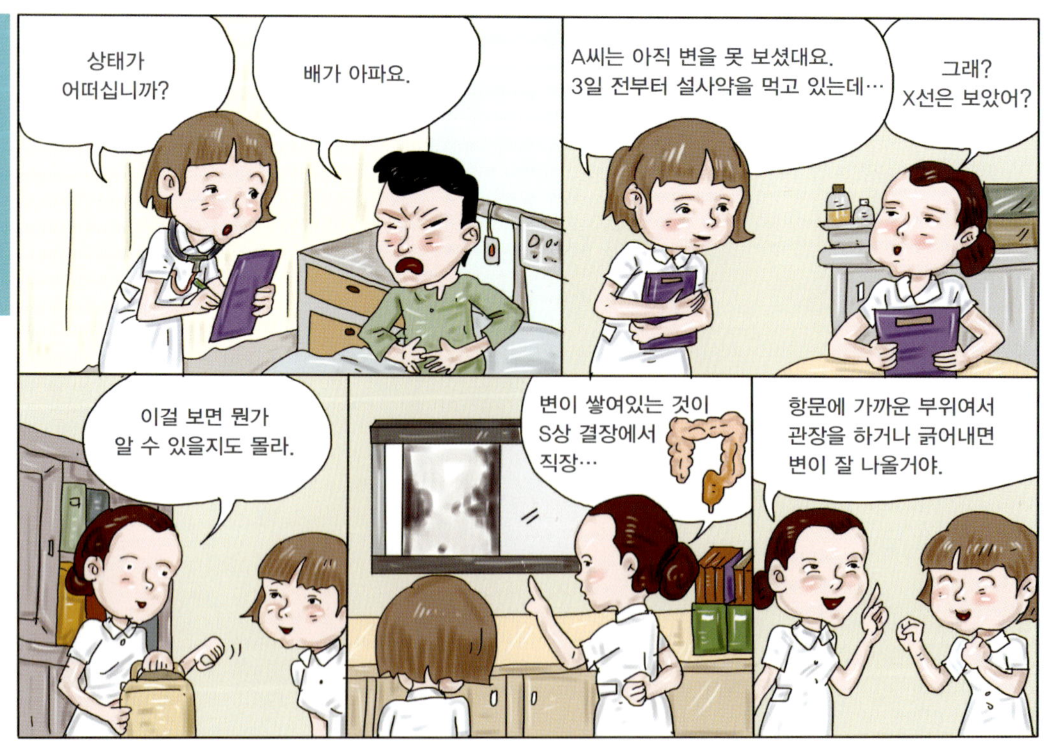

사례 2.

50세 남자환자가 두부손상으로 인한 혼수상태로 인공호흡기를 적용하고 있으며 중환자실에 입원중이다. 침윤성폐렴과 욕창예방을 위해 계획된 체위변경을 실시하였으며 우측위에서 좌측위로 변경하였다. 그런데 체위변경 후 갑작스럽게 산소포화도가 낮아지는 것이 확인되었으며 청진 시 좌폐영역의 호흡음이 소실되었다. 흡인을 실시하였지만 포말형 가래가 소량 흡인되었으며 산소포화도도 개선되지 않았다.

- **방사선 영상 :** 흉부 X-선 촬영
- **방사선 영상 결과 :** 환자의 양쪽 폐에 흉수가 차 있으며 우측위에서 좌측위로 급작스럽게 체위변경이 일어나는 과정에서 좌폐로 흉수가 몰려 일과성 저산소혈증이 나타난 것으로 확인되었다.
- **치료적 중재 :** 좌측위를 금지하는 것은 일시적 대응이 될 수 있으나 오히려 좌폐영역의 산소화 능력이 저하되어 폐 합병증이 악화될 수 있으므로 체위 변경 시 앙와위를 거쳐 5~10분 정도의 시간을 소요하며 단계적으로 적용하도록 한다.

사례 2
좌측와위
금지,
정말
옳은가?

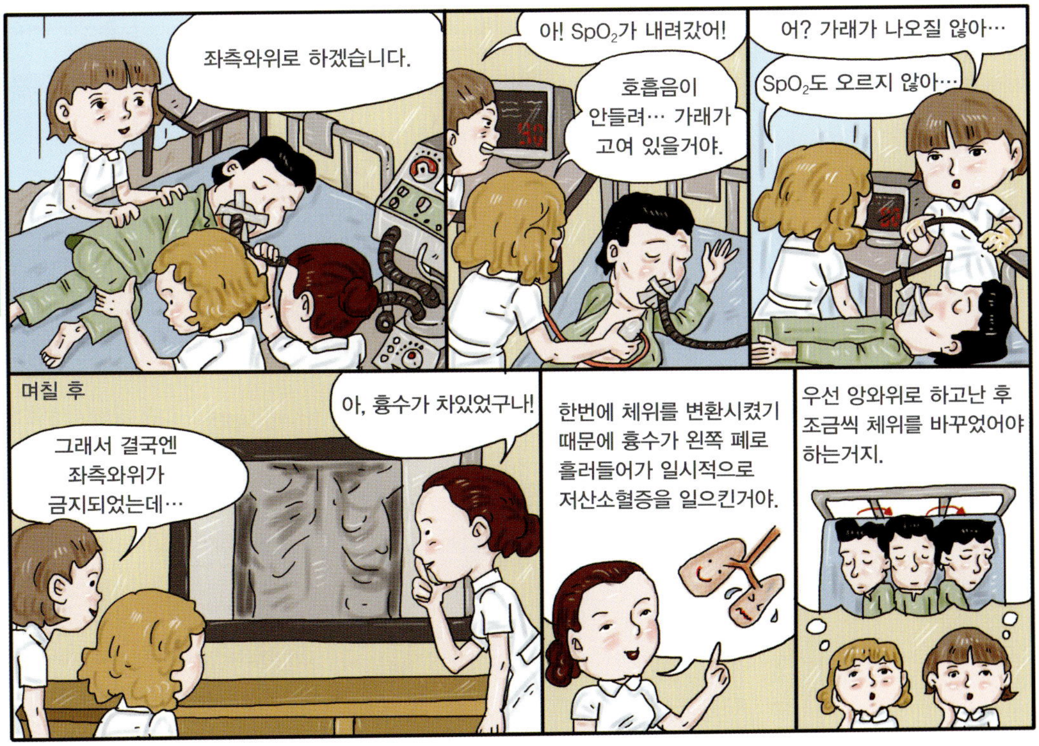

사례 3.

45세 남자환자가 극심한 복통으로 병원을 방문하였으며 장폐색이 의심되어 비위관을 삽입하였으나 오히려 통증이 심해지고 있다.

- **방사선 영상 :** 복부 X-선 촬영 (환자의 복통이 매우 심해 방사선실로 이동하지 못하고 이동용 방사선 촬영기를 사용하여 누운 상태로 촬영하였다.)
- **방사선 영상 결과 :** 복부에 가스가 차 있음을 나타내는 소견은 없으나 소장에 켈크링 형태가 관찰되었으며, 또한 비위관의 위치가 적절하지 않음이 확인되었다.
- **치료적 중재 :** 복부에 가스가 차 있는 경우 서있는 자세로 촬영을 하면 공기액체층(air-fluid level)이 쉽게 관찰되지만 누운 자세로 촬영할 경우 잘 보이지 않을 수 있다. 이런 경우 소장의 상태도 면밀히 확인하는 것이 좋다. 위관의 위치를 조정하거나 재삽입하고 다시 방사선 촬영을 통해 확인하도록 한다.

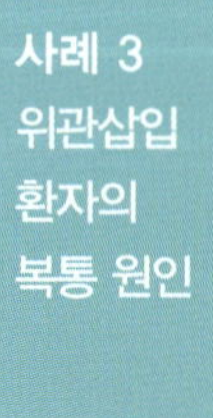

사례 3
위관삽입
환자의
복통 원인

으... 으으...
C씨가 복통을 호소해요!
X선은 어때? 한 번 봅시다.
부위도 안 보이니 가스도 차 있지 않을 텐데요.
어떻게 된거지?
여기에 켈크링(Kerckring)이 보이지요. 이것도 소장가스 소견입니다.
C씨, 오늘 아침에 와위촬영을 했지요. 와위에서는 부위가 잘 안 보이지요.
입위와 와위에서 보이는 것이 다르군요.

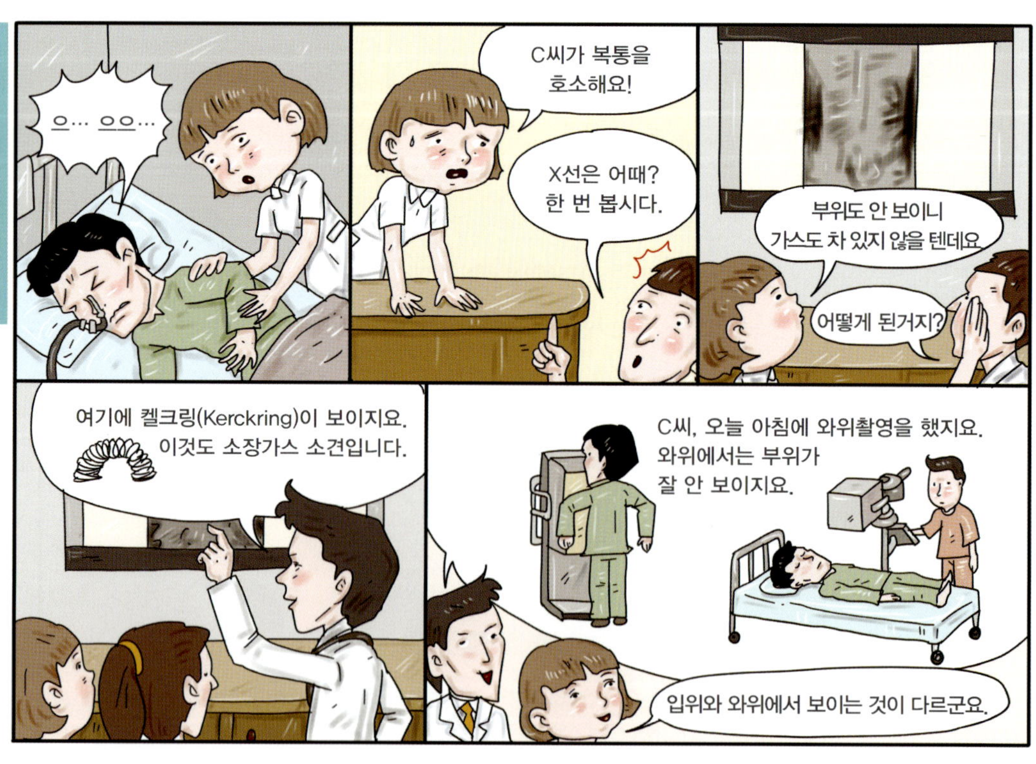

사례 4.

70세 남자환자가 고혈압으로 입원하였으며 화장실을 가기 위해 움직이다가 침대에서 떨어지는 낙상사고가 발생하였고 왼쪽 머리 부분이 병실 바닥에 닿는 충격이 있었다. 외상은 없었으나 두부 CT를 실시하였으며 좌측두부에 경막외출혈(EDH)이 확인되었다. 다행히 통증이나 의식수준의 변화가 없고 활력징후도 안정적이며 환자는 안정을 취하며 수면중이었다. 그러나 약 2시간 후 환자의 동공이 확대되며 동공부동이 발견되었다.

- **방사선 영상 :** 두부 CT 재촬영
- **방사선 영상 결과 :** 우측 경막하출혈(SDH) 발견 - 급성 경막외혈종의 경우 간혹 반대쪽에서 경막하혈종이 발견되기도 하는데 이는 내출혈이 발생하기 때문이다.
- **치료적 중재 :** 응급수술을 시행하여 혈종을 제거하였다. 경막외혈종의 경우 의식수준의 변화가 없거나 오히려 의식수준이 상승될 수 있는데 이렇게 가벼운 증세를 보이다가 갑작스럽게 반대쪽 출혈이 발생할 수 있음을 인식하고 활력징후와 함께 동공반사 및 신경학적검사를 자주 확인하도록 한다.

사례 4
CT영상의 혈종에서 의식수준의 저하를 예측한다

심부전으로 입원 중인 D씨 (73세)가 실수로 침대에서 떨어졌습니다.
쿵!
두부CT검사 결과…
좌두부에 경막외혈종이 있군.
심전도와 바이탈도 안정되었고
잠도 잘 주무시고, 이젠 된 거 같은데.
쿨~ 쿨~
2시간 후
어! 동공이 열려있어!
다시 두부CT검사를 실시한 결과
오른쪽에 경막하혈종도 있어.
그렇게 중증이었다니…
아프지 않다고 했는데.
경막외혈종으로 출혈이 많을 때에는 반대쪽 경막하혈종을 예상하고 간호를 해야 돼.
알겠습니다.

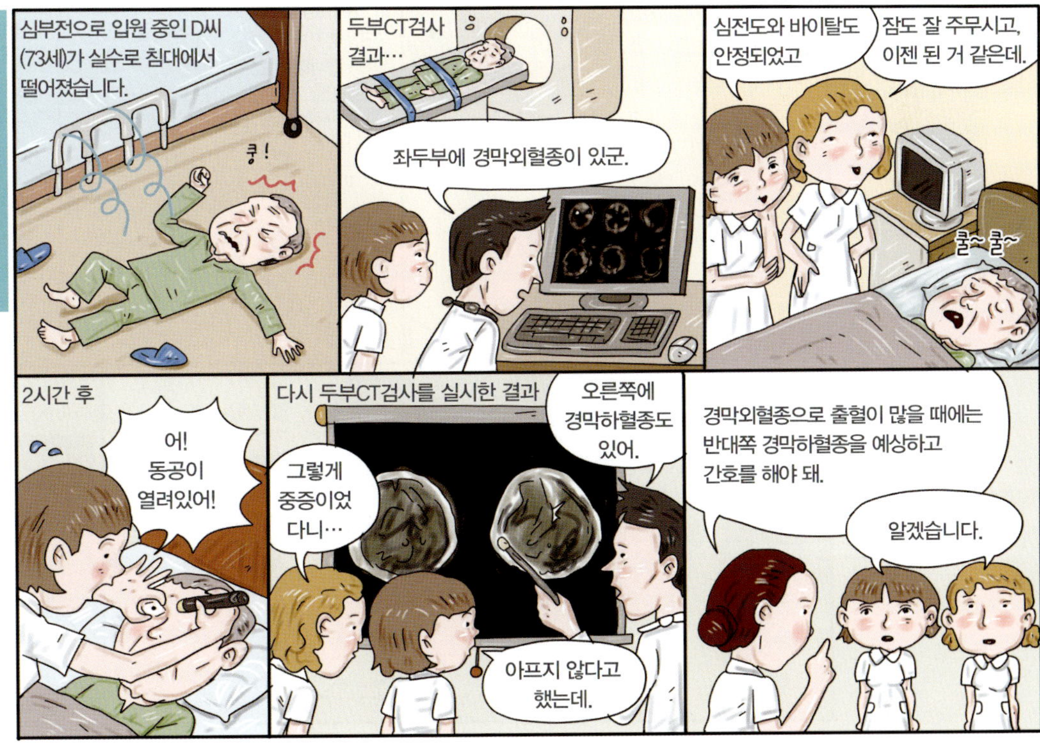

사례 5.

40세 여자환자가 교통사고로 오른쪽 대퇴골 골절과 허리에 타박상을 입고 응급실에 방문하였으며 8kg의 골격견인을 시행하였다. 견인 유지 후 지속적인 대퇴부의 통증을 호소하고 있으며 진통제를 투여하였지만 통증이 지속되고 있다.

- **방사선 영상 :** 견인부위 X-선 촬영
- **방사선 영상 결과 :** 견인을 시작했을 때와 현재의 영상에 차이가 있음을 확인되었다.
- **치료적 중재 :** 환자가 허리 통증 때문에 조금씩 체위를 변경하면서 견인장치가 비틀어져 충분한 견인을 감당하지 못하고 통증이 유발된 것으로 견인 장치의 위치를 교정하였다. 견인을 적용하는 환자의 경우 주기적 혹은 필요 시 견인 적용을 시작할 때의 영상과 현재의 영상을 비교하여 '어긋남' 이나 '각도의 차이' 등을 확인해야 한다.

사례 5
골절 시
통증의
이유를
영상으로
파악한다

교통사고로
좌대퇴부 골절과
허리 타박상으로
입원한 E씨(43세)
강선견인을 실시한 후
동통을 호소했다.
골절로 인한
통증입니다.
진통제를 사용한
후 상태를 지켜
봅시다.
너무 너무 아파요.
통증을
호소할 때는
볼타렌
좌약을
쓰세요.
7시간 후
아파요~
아무래도
골절로 인한
통증만은 아닌
것 같아요.
골절부위와
발가락을 한 번
더 어세스먼트
해보는 게 어때?
허벅지가 부었네!
열도 있는 것 같아요.
발 끝에
마비증상도
있어.
영상으로 확인해 보니
견인실시 당시
현재
각도가 어긋나 있어!
그러고 보니 E씨가 허리가
아프다고 옆으로
누워있는 일이
많았어.
견인이 충분하지
않았던 것 같아.

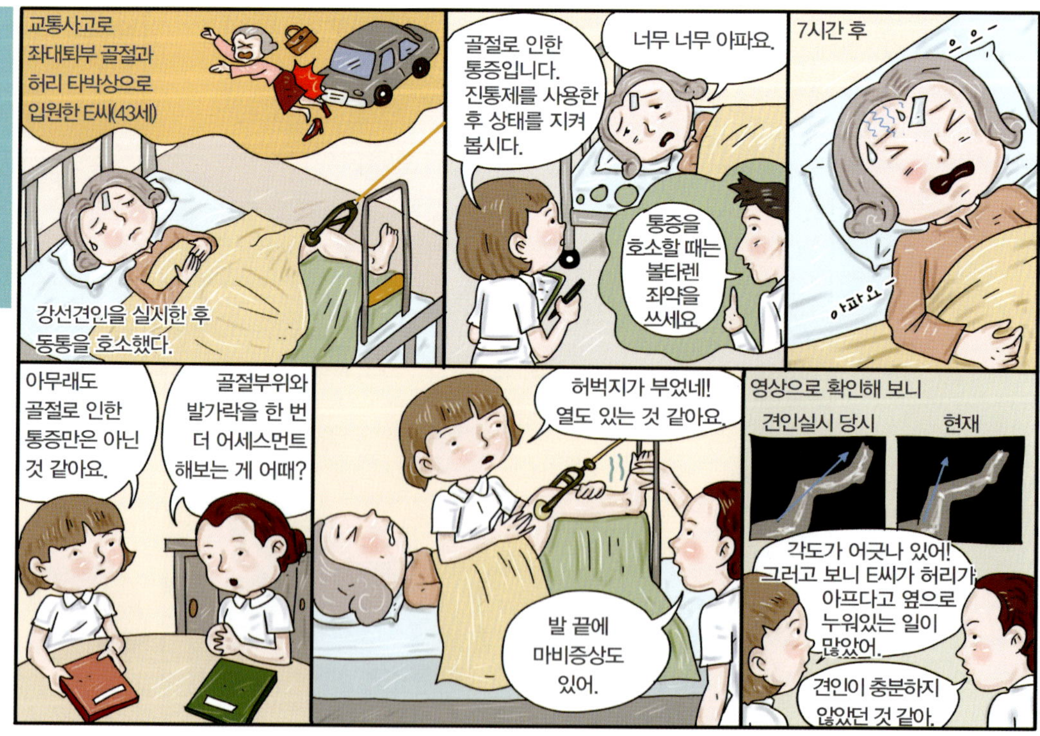

사례 6.

50대 남자 환자가 뇌경색으로 응급실에 방문하였으며 의식수준은 혼수(coma) 상태이다. 기도삽관을 통해 인공호흡기가 적용되었으며 폐렴발생으로 객담의 양이 증가하고 가래의 양상이 농성가래로 변화되었다. 호흡음을 청진한 결과 우측폐에서 나음(rale.악설음)이 들리며 심한 기침을 반복하고 있다. 흡인을 실시하여 다량의 농성객담을 배출하였으나 청진 시 흡기성 나음이 계속 청진된다.

- **방사선 영상 :** 흉부 X-선 촬영
- **방사선 영상 결과 :** A 영상 - 우상엽의 무기폐 상태이다.
  B 영상 - 좌측폐의 간질성 폐렴 상태이다.
- **치료적 중재 :** A의 경우 호흡음을 청진하는 것만으로는 무기폐를 확인하기 어렵다. X선 촬영을 통해 무기폐와 환부를 확인한다면 체위배액이나 흡인 시 도움이 될 것이다. 이 경우 객담의 양이 많아 1회의 흡인으로는 호흡음의 개선이 일어나지 않았던 것이다. 기관흡인을 반복하면 호흡음의 개선을 기대할 수 있을 것이다. 그러나 B 영상의 경우 좌측폐에 구름이 낀 듯한 영상을 통해 간질성 폐렴을 확인할 수 있으며 이 경우 단순히 흡인만으로는 호흡음의 개선을 기대할 수 없고 염증에 대한 치료 등이 병행되어야 할 것이다.

사례 6
흡인을 해도 가래소리가 계속 난다

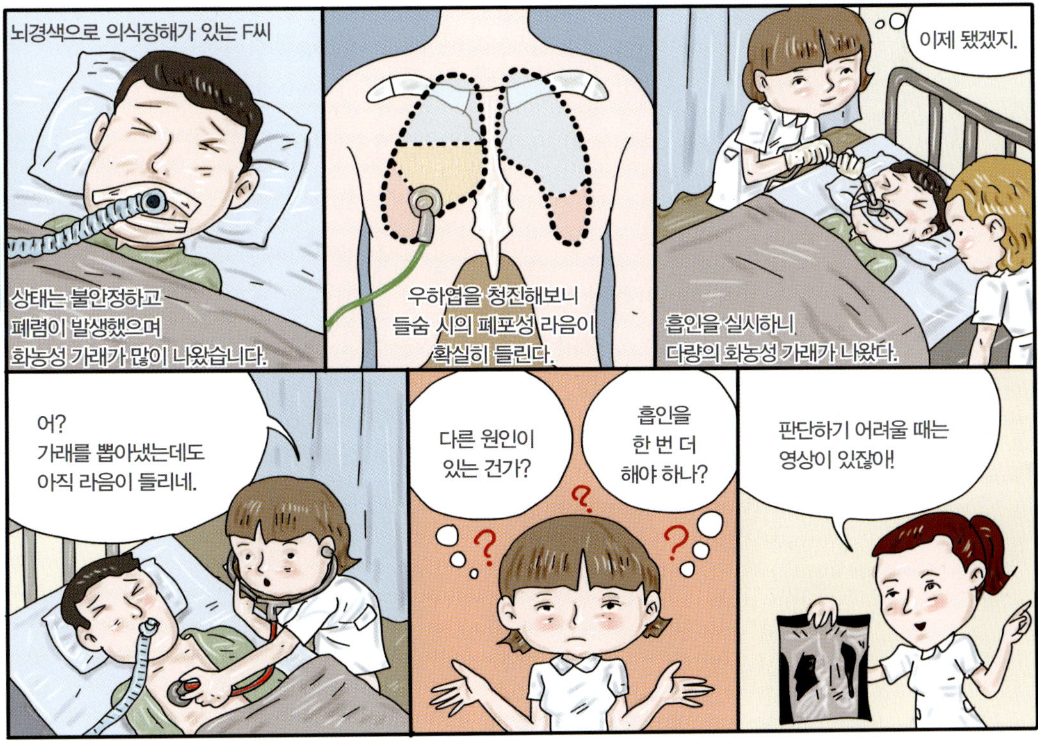

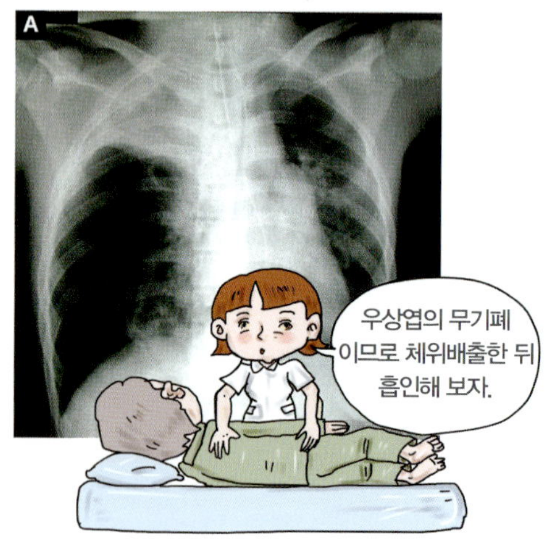

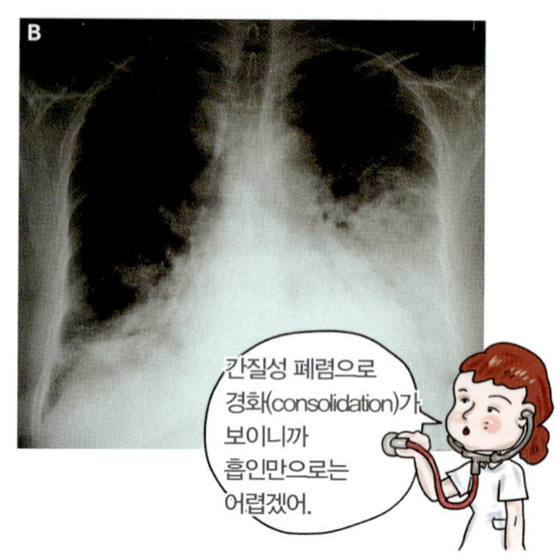

• 영상을 호흡간호에 어떻게 활용할 것인가?

예를 들면 무기폐에서 호흡음을 청취하기 어렵다, 혹은 전혀 청취하지 못하는 경우, 가래의 유무뿐만 아니라 폐의 병태도 제대로 파악하지 못한 상태에서는 흡인 타이밍(timing)을 판단하기가 어려워집니다. 이럴 때 도움이 되는 것이 흉부 단순X선 사진에 의한 호흡 평가입니다.

영상 A는, 우상엽의 무기폐를 띠고 있는 상태입니다. 호흡음을 들어보아도 우상엽에서는 청취할 수 없거나 어렵습니다. 그러나 X선 사진에서 무기폐와 그 장소를 알 수 있으면 환부를 위로 한 좌측와위를 취하면 체위배출(posturaldrainage)에 의해 가래는 환부에서 기도로 이동할 것으로 기대됩니다.

그런 다음 주기관지 청진에서 날숨 시에 확실한 염발성라음이 청취되면 기관흡인을 시행합니다. 그 후에도 라음이 그치지 않는다면 단순히 객담의 양이 많아 1회로는 충분한 흡인효과를 기대할 수 없었을 뿐이라고 평가할 수 있습니다. 기관흡인을 한 번 더 시행해도 좋을 것입니다.

한편, 영상 B는 좌중엽에서 하엽에 걸쳐 간질성 폐렴을 나타내고 있습니다. 간질성폐렴(pneumonitis)은 영상에서 콘솔리데이션(경화, consolidation)이라는 구름이 낀 듯한 음영상이 두드러집니다. 이 병태에서는 가래의 양은 늘어나지만 그 가래는 폐포 등의 염증(inflammation)에 의한 결과이며 한 번의 기관흡인으로 폐의 이상음이 소실되는 것은 드문 일입니다. 이 경우 다시 흡인을 고려하기보다 기관흡인을 시행하여 어떻게 호흡음이 변화했는가 평가하는 것이 중요합니다.

이와 같이 환자의 병태를 영상진단 등을 통해 이해한 뒤 청진과 함께 호흡관리를 진행해 가는 것은 영상을 간호에 활용하는 수단의 하나입니다.

사례 7.

50대 남성환자가 자동차접촉사고로 앞가슴이 압박되었으며 오른쪽 6,7번 늑골골절과 좌하퇴개방골절로 응급수술을 시행하였다. 수술 후 절대안정상태(ABR)에서 환자가 체위변경을 요청하였으며 이 때 간호사는 늑골골절 부위를 감안하여 체위변경을 수행하였다. 그런데 며칠 후 가슴과 옆구리에 압박이 가해지지 않도록 주의하며 등에 손을 대고 체위변경을 시도할 때 환자가 격심한 통증을 호소하였다.

- **방사선 영상 :** 기촬영된 흉부 X-선 영상 확인
- **방사선 영상 결과 :** 늑골골절의 양상이 옆쪽에서 등으로 연결된 부위에 손상이 있음을 확인하였다.
- **치료적 중재 :** 체위변경 등으로 힘이 가해질 때 손상부위에 주의하도록 한다.

사례 7
앞가슴을
건드렸는데
등이
아픈 이유

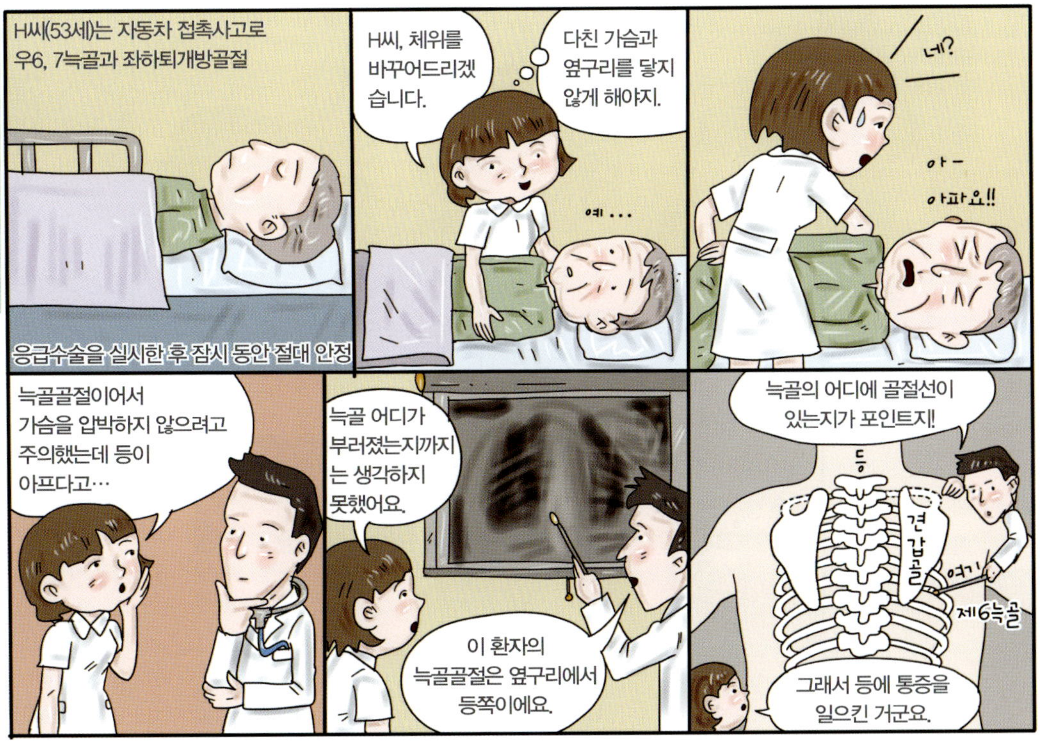

사례 8.

56세 여자 환자가 뇌졸중으로 입원하였으며 금일 오전부터 말을 하고 싶어하나 말이 잘 안 나온다고 하며, 몸의 움직임도 불편해 보인다. 의식수준이나 소뇌운동검사 등을 진행하고 싶으나 의사소통이 원활하지 않아 정확한 상태를 인지하기 어려운 상황이다.

- **방사선 영상 :** 두부 CT 촬영하여 기촬영 영상과 비교
- **방사선 영상 결과 :** 기촬영한 두부 CT와 비교한 결과 왼쪽 측두엽 부위에 출혈 소견이 나타나고 있다.
- **치료적 중재 :** 출혈 부위의 혈종 제거 수술을 실시하였다.

사례 8
두부CT로 현재 발생한 상황의 병태를 파악한다

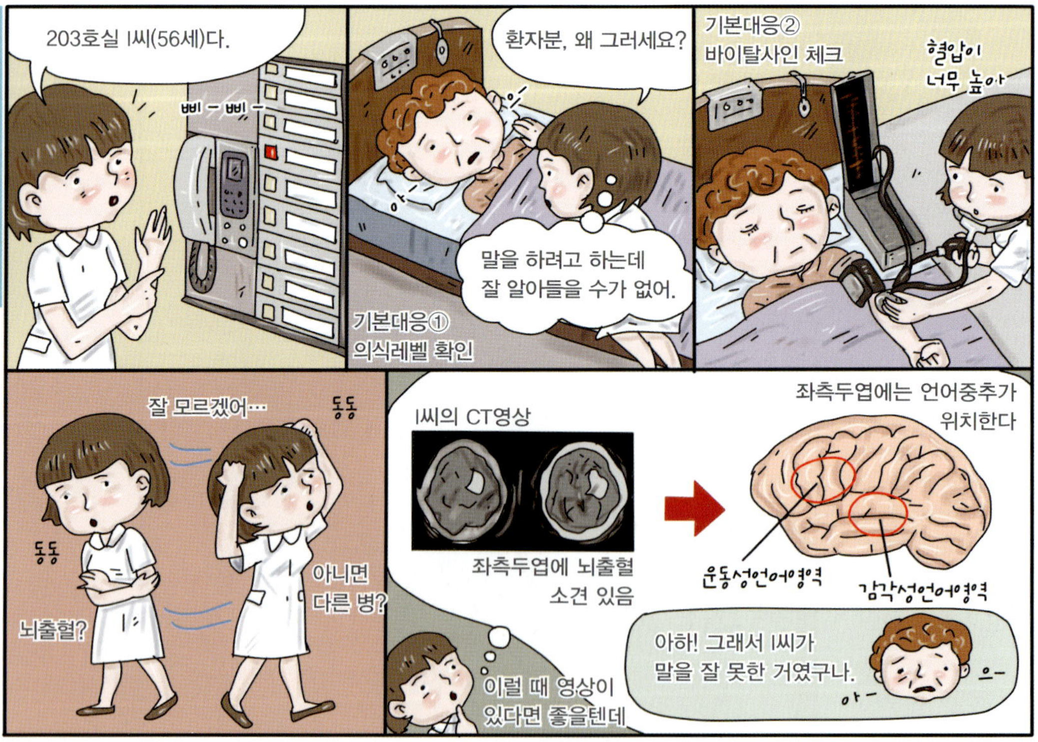

사례 9.

12세 남자 아동이 정글짐에서 뛰어내리다가 넘어져 오른쪽 발 통증을 호소하며 응급실에 방문하였다. 오른쪽 종골골절로 입원치료를 결정하고 3시간마다 통증과 부종을 사정하였다. 환아가 통증을 호소하여 처방된 진통제를 투여하였으며 손상 부위 부종 완화를 위해 손상부위를 거상하였다. 족저부에 일반적인 멍과는 다른 양상의 푸른 반점 같은 것이 관찰되었으며 다음날 4,5번 발가락 움직임이 둔하고 마비 증상이 나타나기 시작하였다.

- **방사선 영상 :** 기촬영 된 X-선 영상 확인
- **방사선 영상 결과 :** 골절부위 뵐러각이 좁아져 직선에 가깝게 보인다.
- **치료적 중재 :** 손상부위의 푸른 반점이 일반적인 타박상에 의한 멍이 아님과 중증 골절 상태임을 확인하고 부종이 완화된 후 수술을 진행하기로 하였다.

사례 10
종골골절의
상처부위가
순환장애?

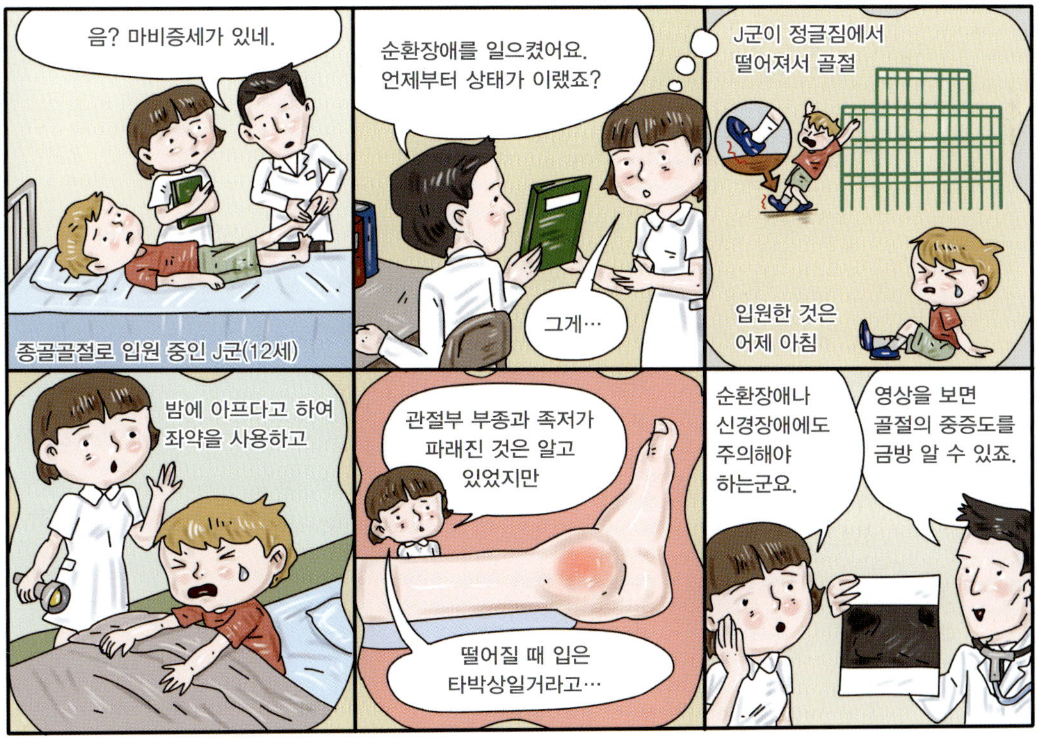

※ 종골골절(calcaneus fracture)의 정도는 뵐러각(Boehler's angle)으로 확인

【종골 측면촬영】

뵐러각(Boehler's angle)이 정상인 영상

뵐러각

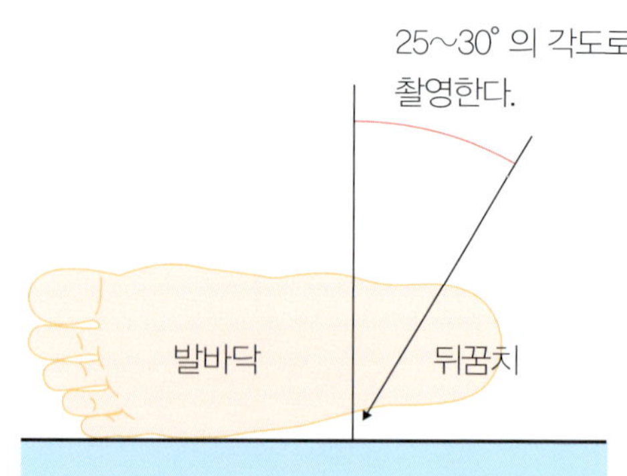

보통 거종관절은
각도가 있어
꺾인 듯 보이지만
이 영상에서는 뵐러각이
작아져서 직선에
가깝게 보인다.

뵐러각이 좁혀진 영상

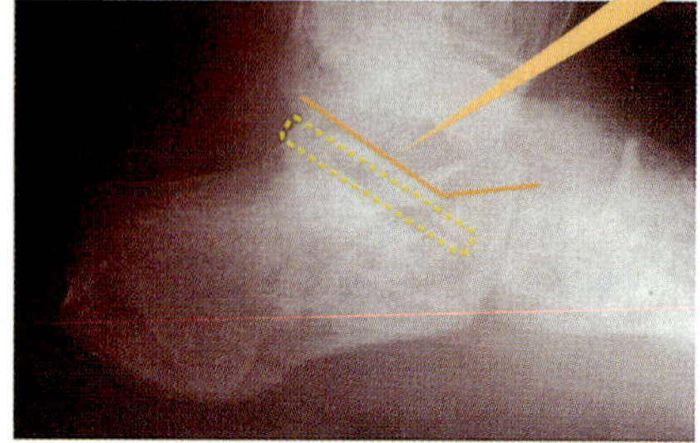

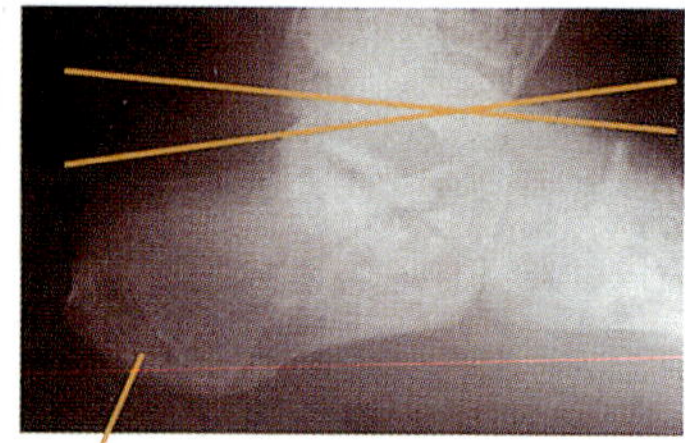

골절선이 거종관절까지 닿아 있어
뵐러각이 작아졌다.

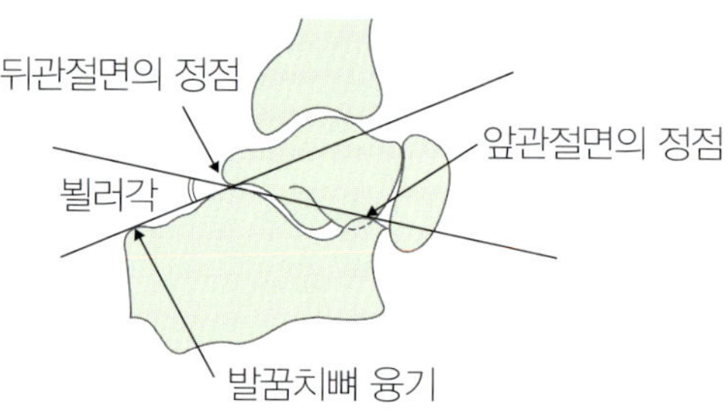

• 영상을 어떻게 배우면 좋은가?

영상 보는 법, 간호에 활용하는 법을 배우려면 영상이 무엇을 의미하는지, 어디에 어떤 장기가 있는지 라는 해부학적인 기초를 생각하면서 되풀이하여 보십시오.

다만 임상에서는 영상을 볼 기회가 있다 해도 비정상적인 영상인 경우가 많을 것입니다. 그래서 정상영상을 의식하는 습관을 익혀두는 것이 좋습니다.

환자들의 지금까지의 영상을 나열하여, 과거의 것과 비교함으로써 어디가 어떻게 변화를 일으켰는지를 보는 것이 지름길입니다. “좀 이상하다” “이것이 원인일지도 몰라” 라고 생각할 수 있으면 됩니다.

5 흉부 단순 X선 영상은 무엇을 의미할까요?

X선은 공기를 그대로 투과하여 필름을 감광시키므로 검게 보이고 근육이나 뼈, 물 등은 X선의 투과성을 저하시키므로 하얗게 보이게 된다. 폐암(lung cancer), 폐결핵(pulmonary tuberculosis), 폐렴(pneumonia), 폐기종 (emphysema), 기관지염(bronchitis), 흉막염(pleurisy), 기흉(pneumothorax), 늑막삼출(pleural effusion fluid) 등 호흡기질환을 진단할 수 있고 심비대(cardiomegaly)와 같은 심장질환, 종격질환도 판정할 수 있다.

뢴트겐 박사의 발명품

X선은 1895년에 독일의 물리학자인 뢴트겐(Röntgen) 박사에 의해 발견된 후 100여년의 역사를 가지고 있다. 박사는 물체를 투과하는 힘이 있는 '불가사의한 선' 이라는 뜻으로 'X선' 이라고 명명하였으며, 그 후에 독일 의학회는 박사의 공적을 기려 '뢴트겐선' 이라 개칭하여 일반적 호칭으로 널리 사용하게 되었다.

당시에 박사부인의 손을 촬영하여 발표한 것이 인체 X선 사진의 시초로 오늘날의 X선 영상 진단의 기초가 되었으며 그 후 X선은 여러 분야에서 활용되어 왔다. 가장 일반적으로 알려진 흉부나 복부 등의 단순X선 사진에서는 X선 조사장치와 필름 사이에 환자를 두고 찍어 영상화한다. 감광판인 필름은 본래 하얗고 X선은 감광판을 검게 변색시키므로 몸이 X선을 통과시킨 부분에서는 검게 찍히고, 몸이 X선을 많이 흡수한 경우에는 그 부분이 하얗게 찍힌다. X선의 투과도가 높은 것 중 대표적인 것이 공기다.

반대로 X선의 투과도가 낮은 것 중 대표적인 것이 뼈(bone)나 조영제(contrast media)다. 수분을 많이 함유한 장기나, 수분이 내강(lumen)을 채우고 있는 장기의 투과도(penetrance)는 그 중간이다. X선의 투과도는 높은 순서대로, 공기 > 지방 > 수분(간이나 비장 등의 실질장기와 심장, 액체를 저장한 소화관) > 뼈이며, 이것이 X선 필름상의 검은 정도의 순서다. 즉 '공기' 가 있는 부분이 가장 '검게' 찍히고 '뼈' 부분이 가장 하얗게 찍힌다. 수분에는 간이나 비장 등의 실질장기와 심장, 액체가 고여 있는 소화관이 포함된다.

공기, 수분, 뼈를 통과한 X선의 영상형성 원리

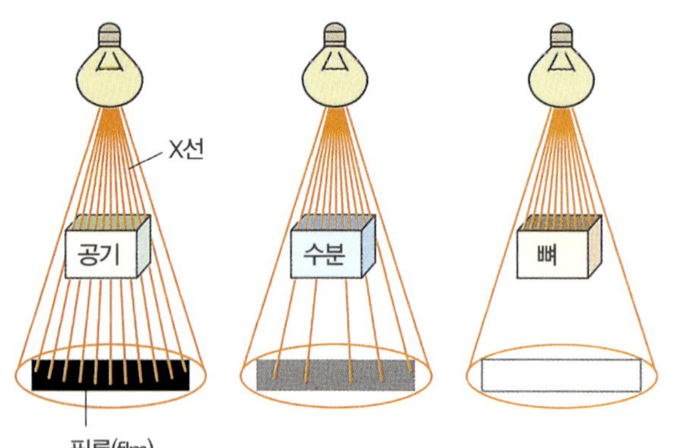

- 감광판인 X선 필름은 원래 하얀색이며 X선이 닿음으로써 검게 변색된다.
- X선은 공기를 거의 통과하기 때문에 폐나 장관의 가스를 통과한 X선은 필름을 검게 변색시킨다.
- 뼈는 X선을 잘 통과시키지 않기 때문에 필름이 검게 변색하지 않아 하얀 상태 그대로 남게 된다.

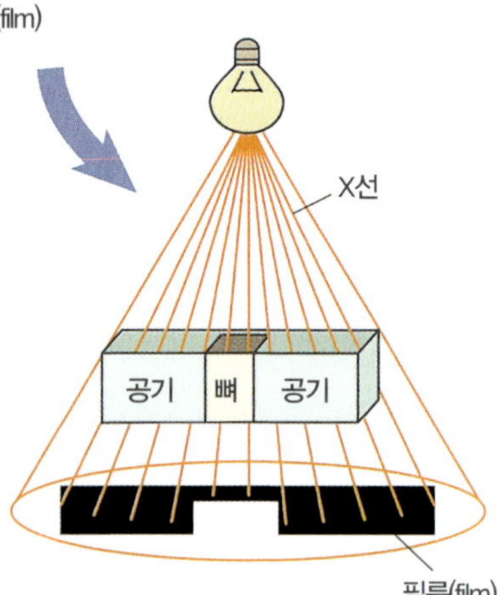

- 왼쪽 그림과 같이 X선 투과도가 다른 조직이 서로 나란히 있거나 겹쳐 있는 것이 생체이며, 이것을 한 장의 필름 위에 그림으로 투영한 것이 X선 사진이다.
- 흉부에는 뼈, 폐의 공기, 근육과 혈관·심장 등이 복합적으로 존재하는데, 등에서 가슴까지의 두께는 20cm이상이다. 이 위에서 X선을 쏘여 한 장의 평면에 투영한 것이 흉부X선 사진이 된다.
- 실제로는 왜 여기가 하얗고, 여기가 검게 찍히는지 그런 것을 생각하면서 X선 사진을 보지는 않는다. 뼈는 흰색, 공기는 검은색, 수분은 그 중간이라고 감각적으로 본다. 익숙해지는 것이 가장 좋다.

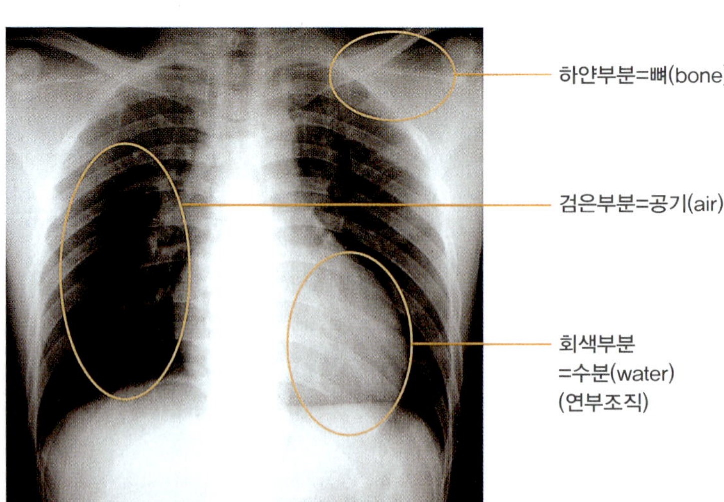

흉부 단순 X선검사는 호흡기 질환 진단을 위한 기본적인 검사방법일 뿐만 아니라 심질환과 종격질환진단에도 유용한 검사법이다. 흉부 단순 X선 촬영 방법은 여러 가지가 있는데, 보통 처음에는 정면상과 측면상의 두 방향에서 촬영한다. 필요에 따라 사위촬영, 폐첨촬영, 단층촬영 등을 추가해 실시하는 경우도 있으며, 이상 음영을 보이는 경우에는 이상 음영의 크기, 퍼진 형태, 부위 등을 좌우대칭으로 주의 깊게 관찰함으로써 적절한 호흡기질환 진단을 할 수 있다.

흉부 단순 X선검사

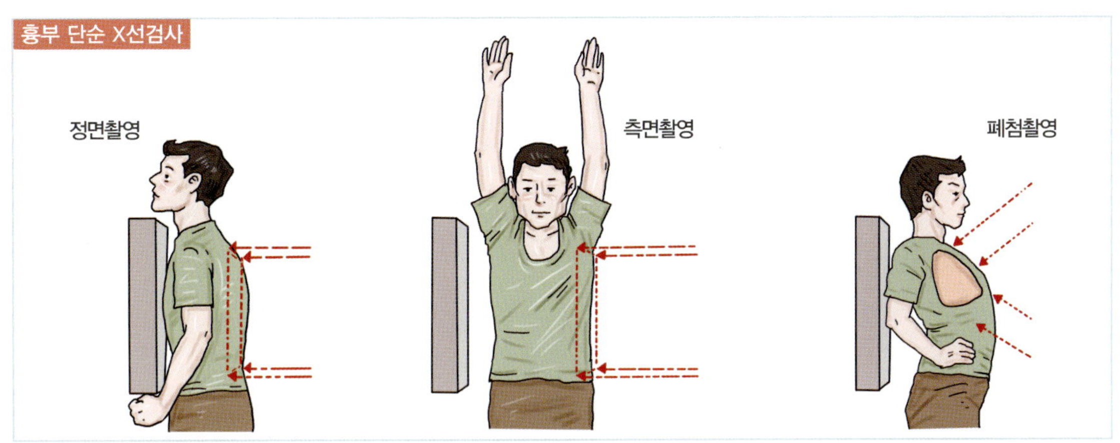

이상 음영의 종류와 주요 호흡기 질환

①결절성 음영 (nodular density, 원형의 독립성 음영 : 전형음영[코인리존])	②침윤 음영 (infiltrative shadow, 경계가 희미한 옅은 음영)
폐암, 폐결핵, 폐진균증 등	폐렴, 폐화농증, 폐결핵, 폐진균증, 폐경색 등

폐암의 흉부X선 영상

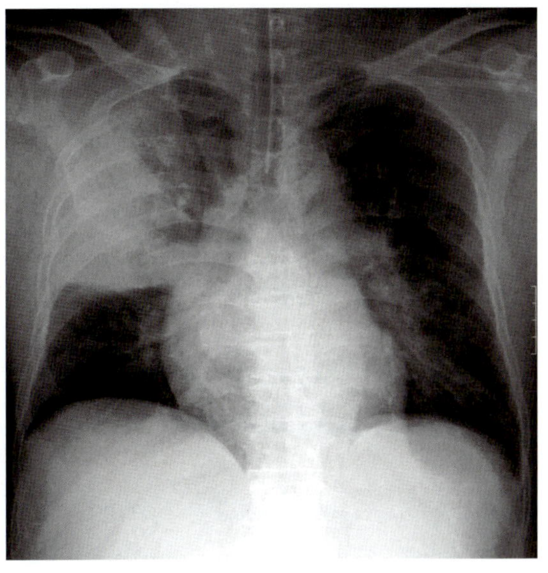

폐렴의 흉부X선 영상

③확산성 결절성 음영 (양 폐실질에 결절성 음영이 확산되고 있는 음영)

좁쌀결핵, 전이성 폐종양, 사르코이드증(sarcoidosis), 진폐 등

④확산성선상 · 망상음영
(선상음영이 복잡하게 교차한 그물눈 모양의 음영)

폐선유증, 간질성폐렴, 진폐, 사르코이드증 등

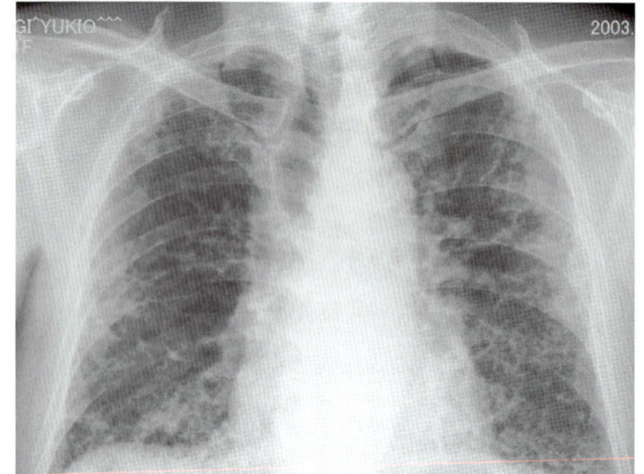

특발성 폐선유증의 흉부X선 영상

⑥투과성 항진
(정상에 비해 폐실질이 비정상적으로 밝은 상태)

원발성기흉, 폐기종, 기관지천식 등

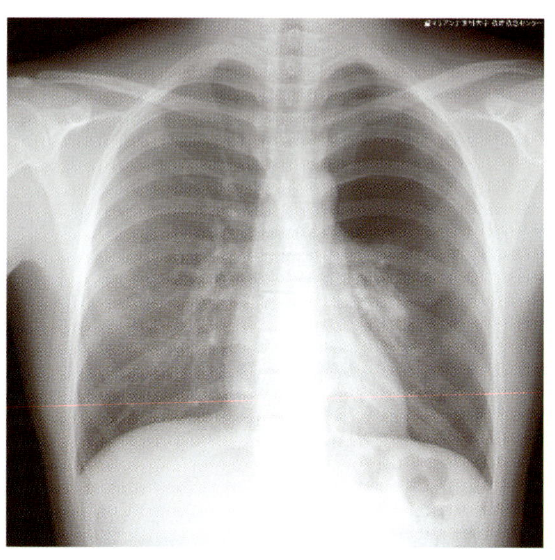

원발성기흉의 흉부X선 영상

⑤공동음영
(폐실질의 병적변화에 의한 결손부위에 공기를 포함한 것)

폐결핵, 폐낭포, 아스페르길루스증(aspergillosis), 기생충증 등

⑦흉수양음영
(늑골횡격막각이 둔화를 보이는 것)

폐결핵, 폐암, 흉막염, 폐렴, 심부전 등

정상 흉부X선 사진과 해부도

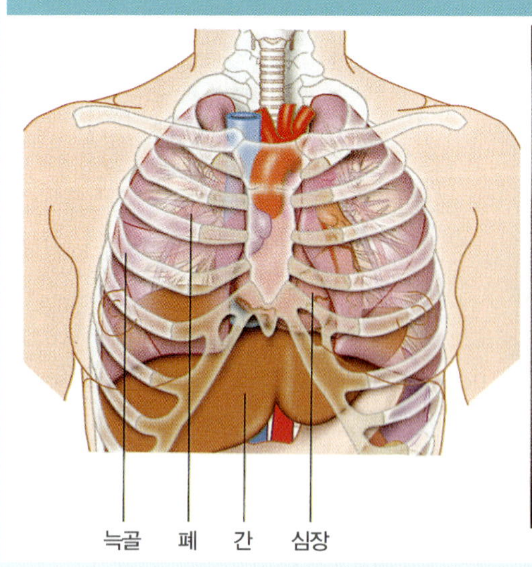

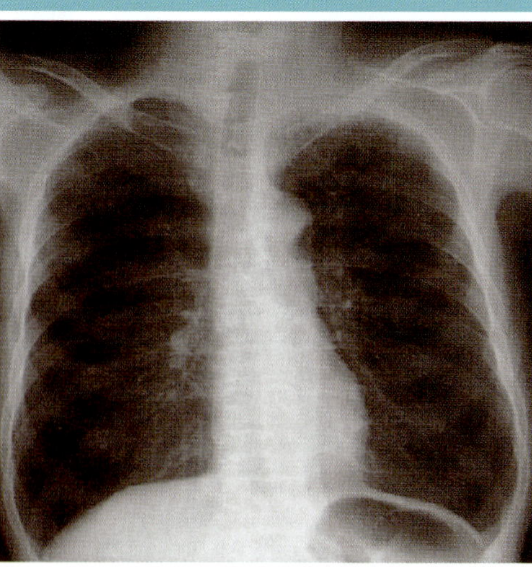

- 정상영상과 해부도를 서로 비교해 본다. 대략의 기본 형태를 파악해두는 것이 요령이다.

정상 흉부X선 사진(좌)과 이상이 있는 흉부X선 사진(우)

정상 흉부

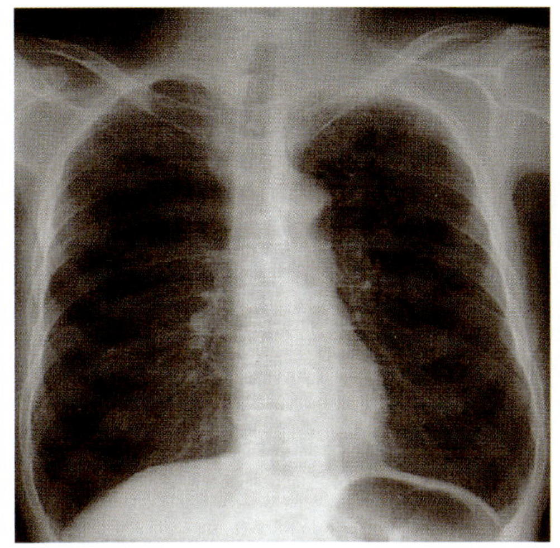

좌우 흉곽과 폐가 대상이 되며 중앙 아래쪽에 심장이 하얗게 보인다. 뼈는 희고 정상 폐는 공기를 포함하고 있기 때문에 검다.

이상이 있는 흉부

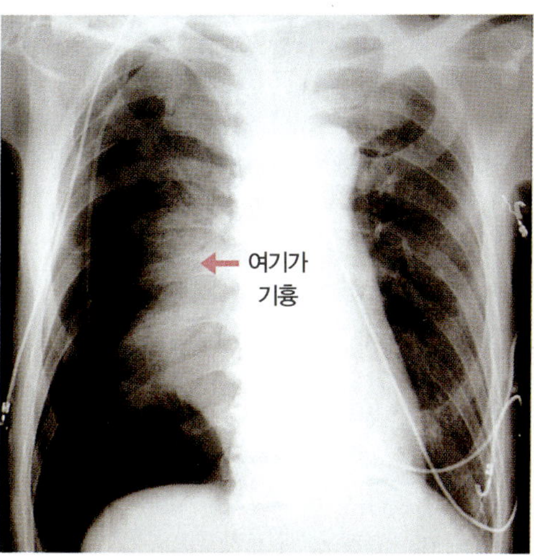

우기흉이다. 긴장성기흉도 의심된다.

- '좌우의 흉곽과 폐는 대칭을 이루어야 하는데 대칭이 아니다!' '오른쪽 폐영역이 하얗다! '이상하다!' 이것을 깨달을 수 있다면 신속한 대응을 할 수 있다. 이상하다고 깨닫는 것이 중요하다.

정상영상의 포인트

A ,B는 같은 영상으로 B에서는 영상에서 나타나는 윤곽의 해부도를 제시한다.

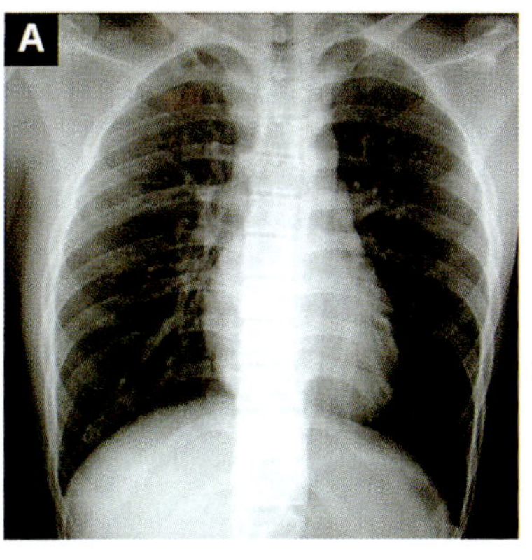

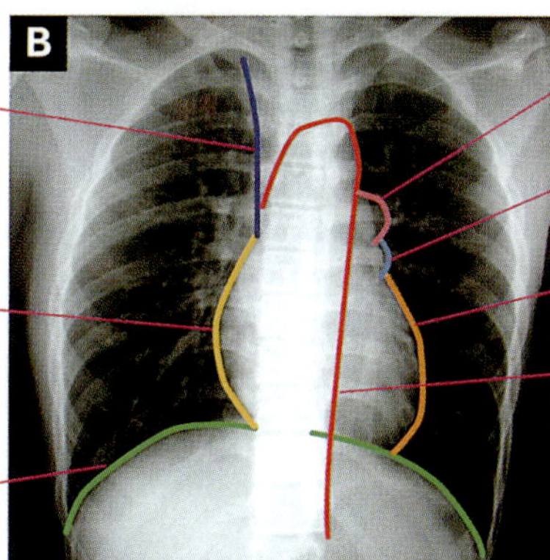

(1) 울혈성 심부전

심장의 이상을 흉부X선으로 볼 때에는 크기에 주목한다. 울혈성 심부전에서는 심장이 크고, 폐동맥이 두꺼우며 나비모양의 폐수종이 보인다. 급성동맥박리에서는 상종격의 확대를 보는 일이 많은데 심장압전(cardiac temponade)이 되어도 심비대는 확실하지 않다.

울혈성 심부전에 의한 폐수종

상·하는 같은 영상. 아래에 이상 부위의 윤곽을 제시한다.

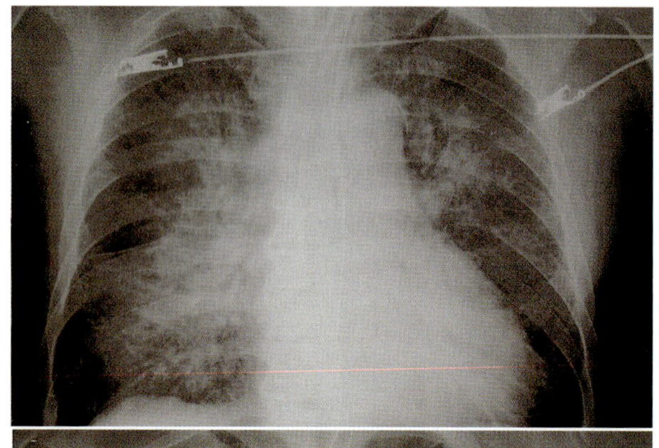

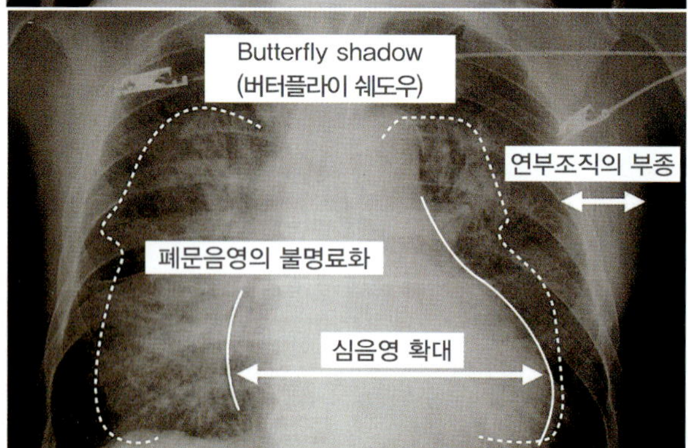

- 울혈의 결과 심음영은 확대되고 폐동맥의 확장과 그 음영이 흐려진다.
- 전형적으로는 폐문을 중심으로 한 나비모양으로 표현되는 폐영역의 투과성 저하(검은색이 하얗게 흐려진다)가 보인다.
- 심음영 확대와 폐동맥 확장은 혈관 내에 수분이 과잉저류된 결과다.
- 폐문의 불명료한 흐릿함과 Butterfly shadow는 혈관에서 수분이 스며 나오는 것을 나타낸다.

심음영의 확대와 CTR

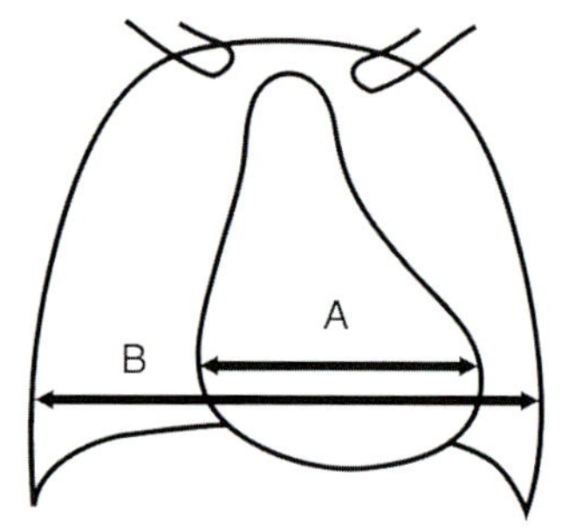

CTR(cardio–thoracic ratio, 심흉곽비)이란 위 그림의 A/B이며 심음영 확대를 정량적으로 나타낸 것입니다.

심부전에 의한 폐수종

울혈의 결과로 심음영은 확대되고 폐동맥의 확장과 그 음영이 불분명하게 흐려지며, Butterfly shadow가 있어 심부전에 의한 폐수종임을 알 수 있다.

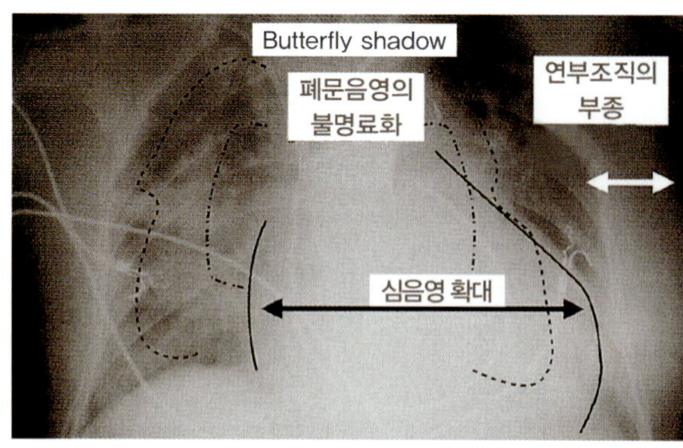

혈관확장제와 이뇨제로 인해 폐의 울혈과 심음영 확대가 개선되었다.

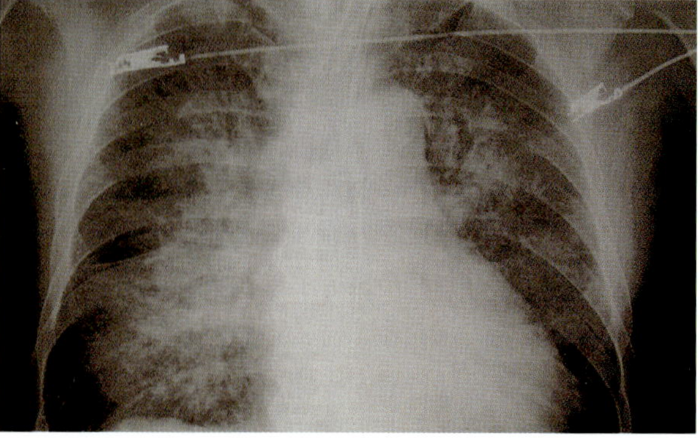

(2) 기흉

기흉을 증명하는 것은 흉강 내에서 폐가 없는 공간(기흉강)과 오그라든 폐를 발견하는 것이다. '와위' 와 '입위' 에서는 같은 기흉이라도 다르게 보이므로 주의해야 하며 공기는 가벼워서 입위에서는 머리 쪽으로 기흉을 찾아내기 쉽다. 급와위의 X선에서는 기흉 사인(deep sulcus sign)을 놓치기 쉬우므로 주의해야 한다.

입위와 와위로 본 기흉의 X선 사진

상·하는 같은 영상. 아래는 폐허탈 부위를 표시한다.

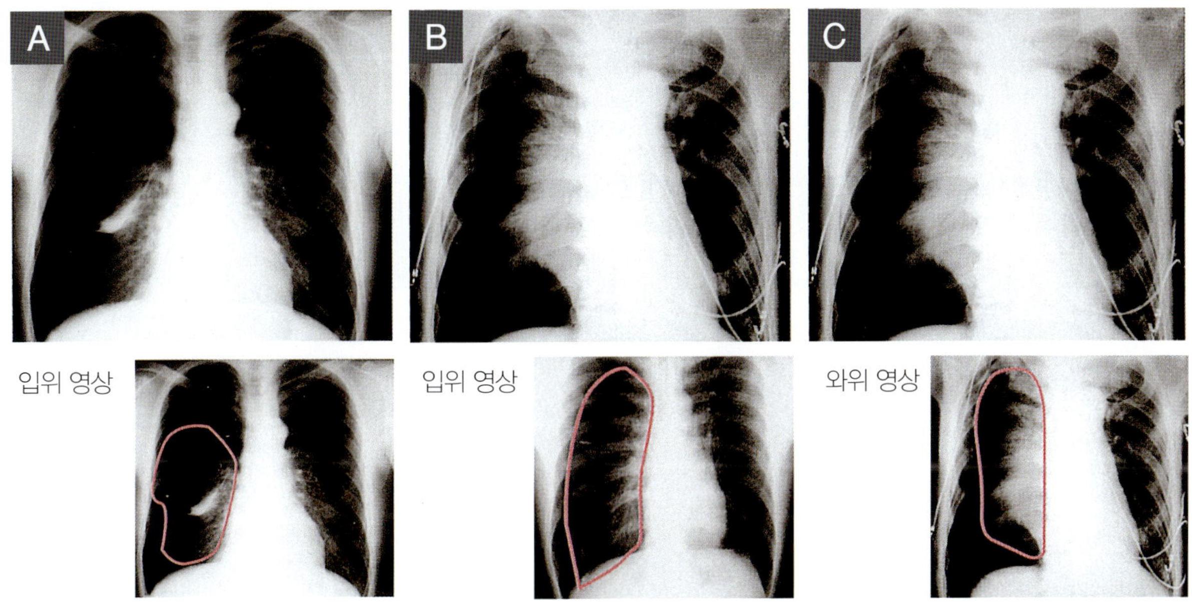

- ○로 표시했듯이 폐허탈(pulmonary collapse)이 있고 그 바깥쪽이 기흉강이다.
- 폐에는 혈류가 있어 공기보다 무겁기 때문에 입위에서는 머리 쪽으로 기흉을 알아보기 쉽다.

횡격막의 가쪽고랑(lateral sulcus)이 아래로 깊게 패여 보일 때는 기흉

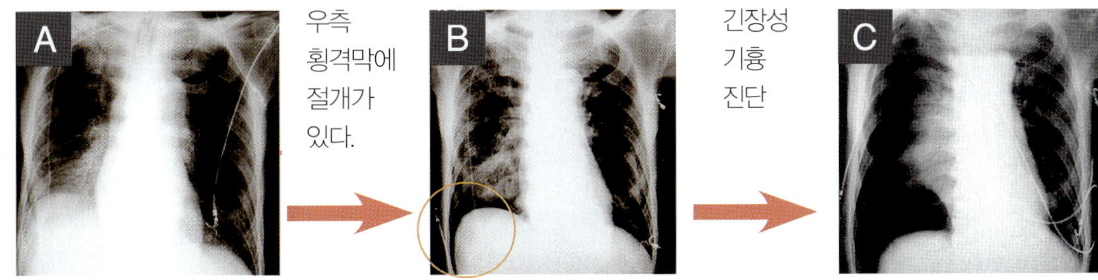

- 72세의 남성. 지주막하출혈 수술 후에 의식장해가 일어나 입원치료 중 폐렴을 일으킨 환자의 흉부X선 사진.
- 우하엽에 폐렴이 있고(A), 구토를 반복했기 때문에 우쇄골하정맥으로 중심정맥 카테터를 삽입(B)
- 휴대용으로 촬영한 앙와위 X선으로 카테터 끝의 위치를 확인하고 인공호흡관리를 실시해보니 혈압 저하와 우측 호흡음 소실이 있음.
- 다시 X선 촬영을 실시하니 우측 기흉이 있고 혈압 저하도 동반하였으므로 긴장성기흉에 빠졌다고 진단할 수 있음.(C)
- B에서 우측 횡격막의 가쪽고랑이 비정상적으로 깊어진 것(○부분)을 알아차리면 더 빨리 기흉이라고 진단할 수 있음.

(3) 무기폐 (atelectasis)

무기폐에서는 폐포가 오그라지므로 폐의 용적이 작아 보인다. 공기가 소실되어 물의 농도가 되므로 무기폐 부분은 투과성이 낮아져 흑 → 백이 된다. 어디가 무기폐인지는 '실루엣사인'이 양성인지 음성인지로 판별할 수 있다.

무기폐와 실루엣사인 ①

정상영상(입원 시)

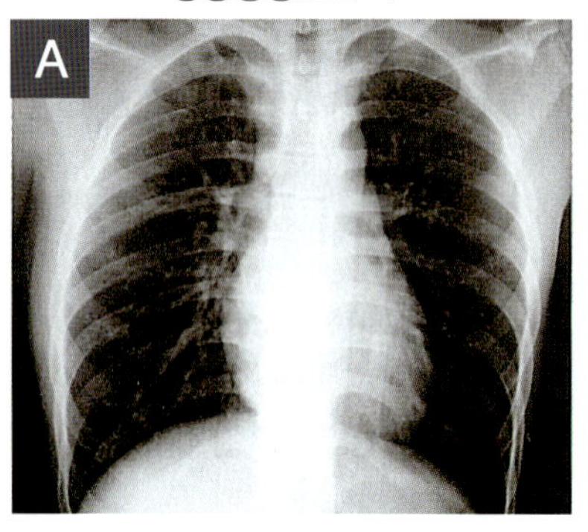

- 22세의 경수손상 환자로, 늑간근 마비로 인해 복식호흡밖에 하지 못하는 상태로 입원
- A는 입원 시의 흉부X선 사진에서 정상이었지만 입원 1주일째부터 무기폐를 반복

우상엽(오른위엽, right upper lobe)무기폐

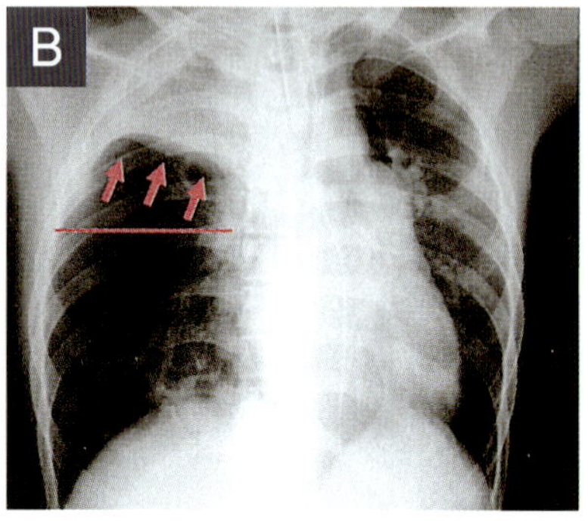

- B는 우상엽 무기폐로, 투과성 저하로 본래는 — 부분까지 있어야 할 상엽의 용적이 감소

우하엽(오른아래엽, right lower lobe)무기폐

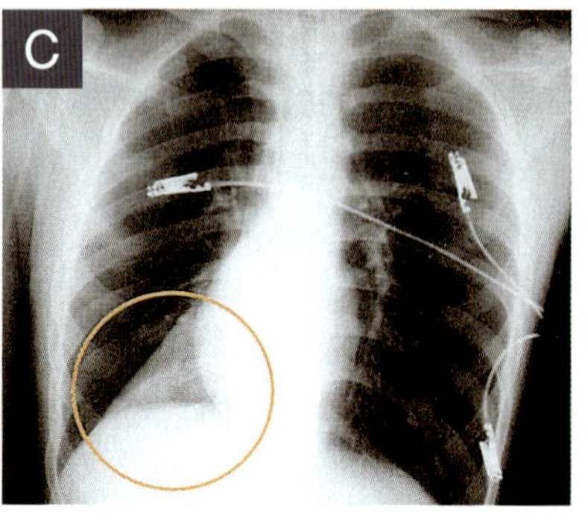

- C는 우하엽의 부분적인 무기폐. 하엽은 심장과 횡격막보다 뒤에 있기 때문에 심장도 횡격막도 무기폐부위와의 실루엣을 명확히 볼 수 있음. (○실루엣사인 음성)

무기폐와 실루엣사인 ②

아래 좌·우는 같은 영상. 오른쪽에 도움선을 표시.

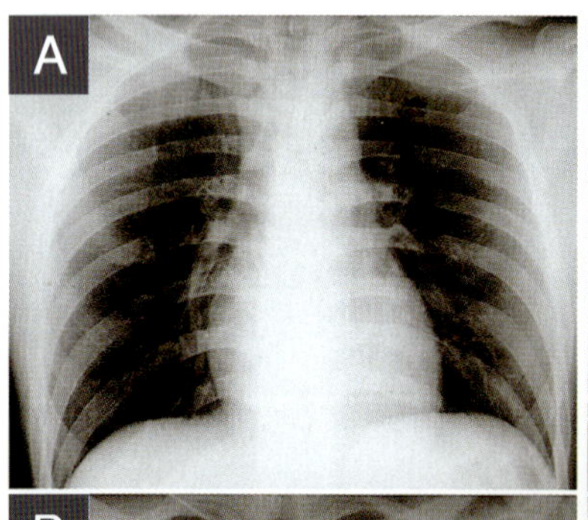

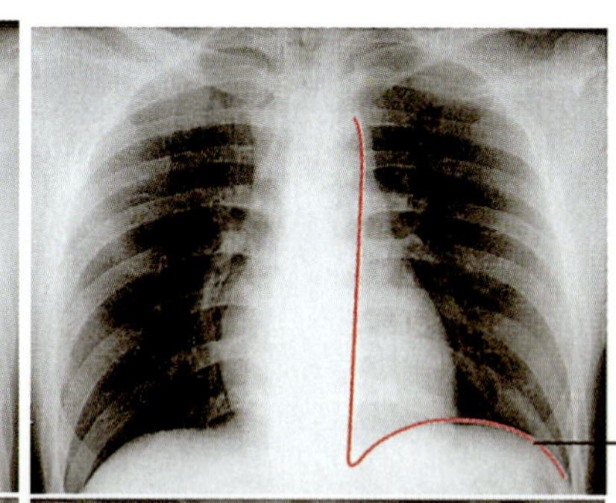

- 좌하엽 무기폐인 A에서는 하행대동맥과 좌횡격막의 윤곽이 확실하게 보임
- 잘 보면 심장 뒤에도 폐의 혈관음영이 있음 (실루엣사인 음성)

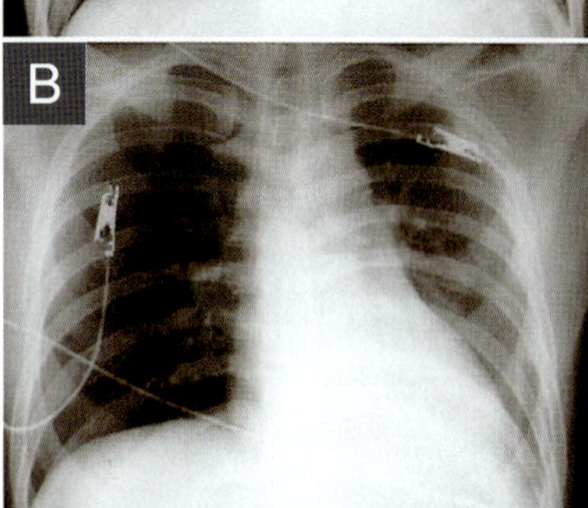

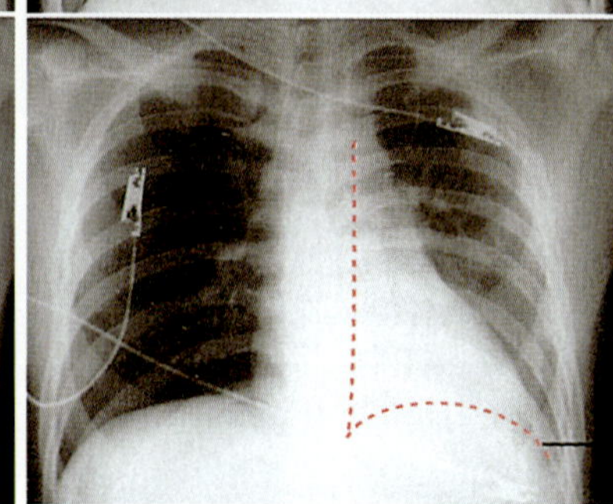

- B에서는 하행대동맥도 좌횡격막의 윤곽도 모두 불분명해짐 (실루엣사인 양성)

(4) 폐렴 (pneumonia)

폐렴에서는 폐포 속에 삼출액이 고여 수분이 증가하므로 하얗게 찍힌다. 폐포가 수분으로 채워지고 동시에 기관지 내에 공기가 있을 때 기관지 내의 공기가 두드러져 보이는 에어·브론코그램(air bronchogram)이 나타난다. 폐포가 염증의 주체가 되지 못하는 간질성 폐렴의 경우에는 불투명유리 형태가 된다.

에어 · 브론코그램

정상 폐의 상태

폐포가 액체로 가득 차 있다

- 기관지 주위의 폐포강의 공기가 소실되어 기관지가 검게 투과되어 보이는 것이 에어·브론코그램이다.

우하엽 폐렴

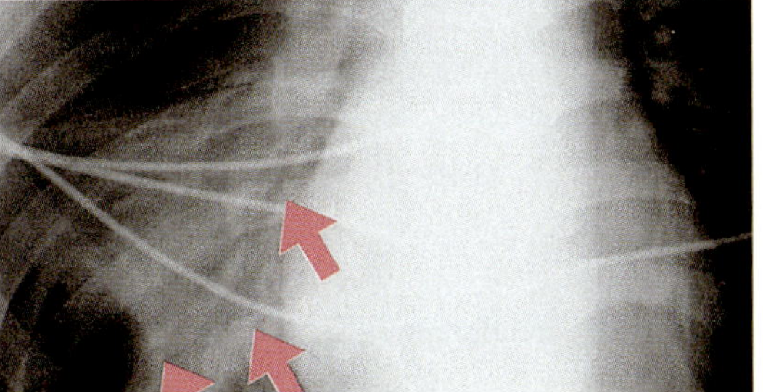

- 심장의 오른쪽 가장자리의 실루엣이 확실히 보이기 때문에(실루엣사인 음성), 심장보다는 등쪽의 병변임을 생각해 볼 수 있다.
- 폐렴은 우하엽이며 에어·브론코그램(↑)을 볼 수 있다.

양측하엽 폐렴의 흉부X선 사진

좌·우는 같은 사진. 오른쪽은 왼쪽의 ○부분을 확대한 것이다.

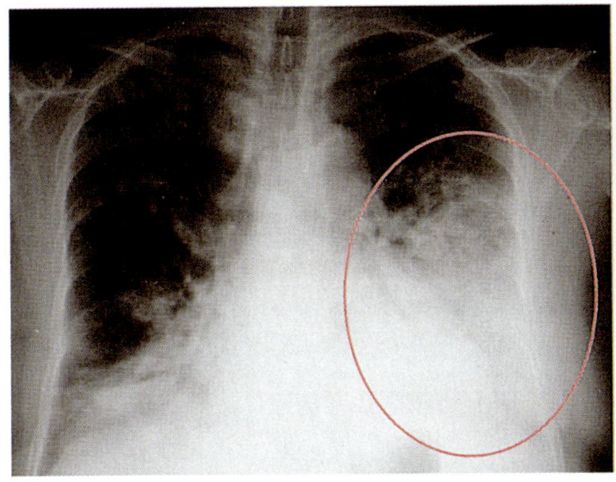

- 왼쪽 아래 폐영역에 특히 강한 침윤음영이 보인다.
- 잘 보면 나뭇가지와 같이 검은 음영이 있다. 이것이 에어·브론코그램으로 폐포성 폐렴을 의심하게 하는 소견이다.

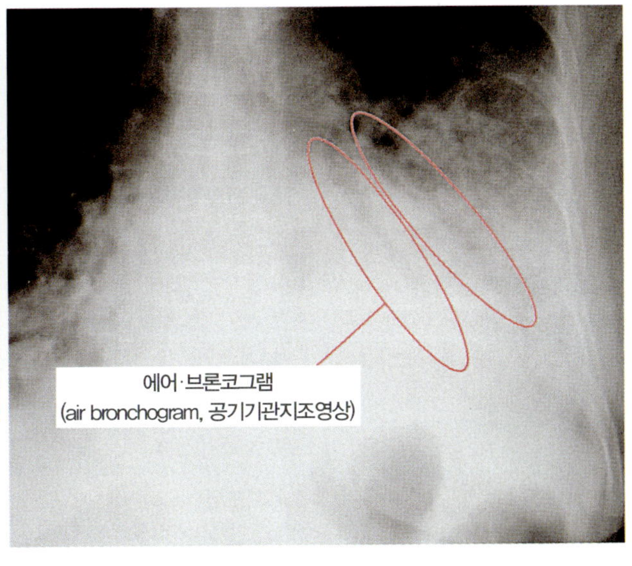

6 운동기 단순 X선 영상은 무엇을 의미할까요?

운동기에 대한 단순 X선 촬영의 중요한 목적은 뼈에 대한 정보를 얻는 일이다. 뼈에 대한 소견으로 골절, 탈구, 골막반응, 골경영상, 골융해상, 석회화, 이물질 존재 등이 있다. 소견을 확정하거나 진단을 용이하게 하기 위해 최소한 두 가지 방향, 또는 특수한 촬영방향을 이용하는 경우가 있으며, 근육 내 가스상으로 가스 생산균 감염증을 진단하는 경우도 있다. 또한, 전압을 변화시켜 뼈와 연부조직 관찰을 용이하게 한다. 최근에는 컴퓨터를 사용해 조건을 바꾸는 컴퓨터촬영술(CR : computed radiography)로 실시하는 경우도 늘어나고 있다.

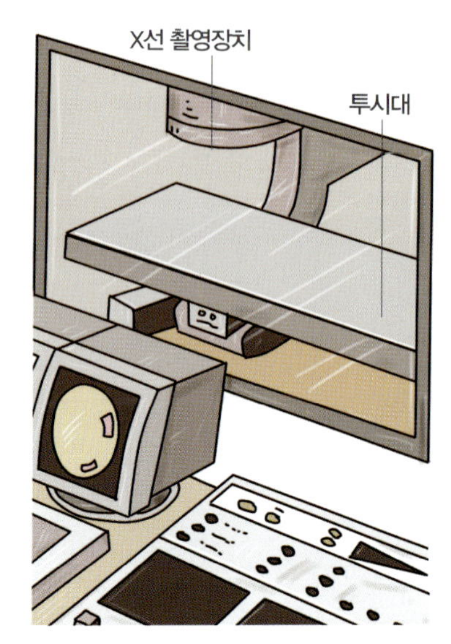

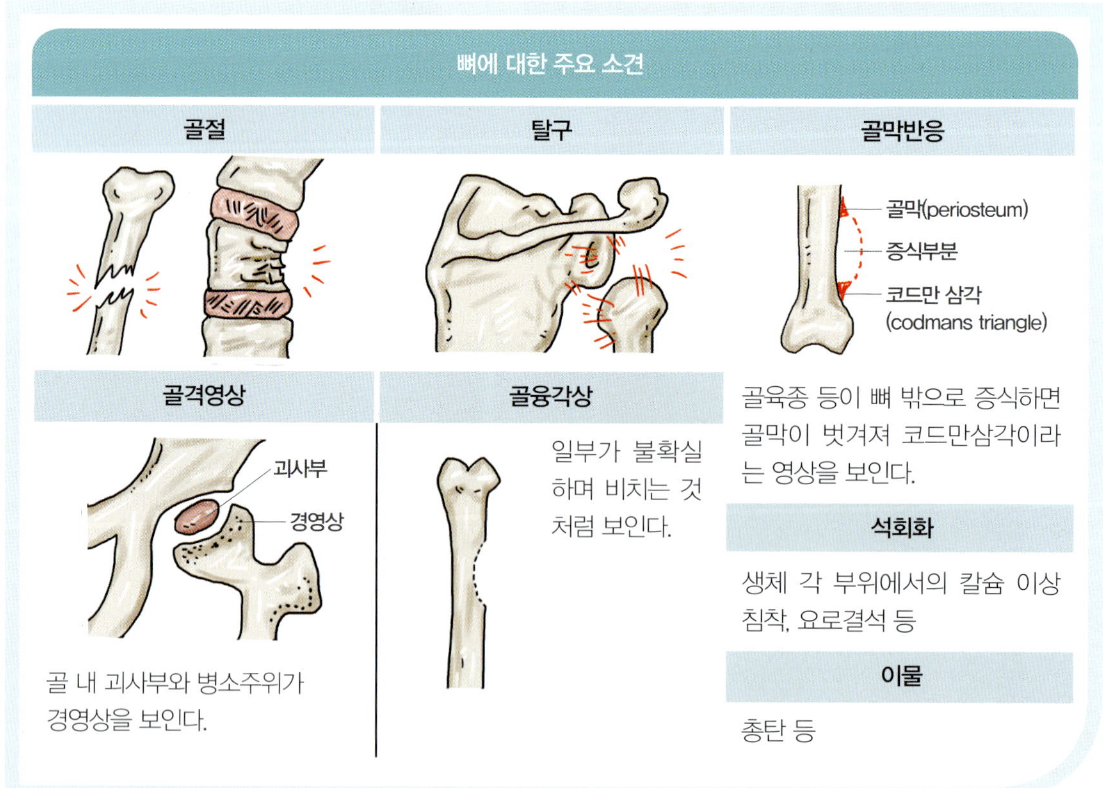

각 운동기에 대한 단순 X선 소견

① 두부

두개골 골절의 단순 X선 영상

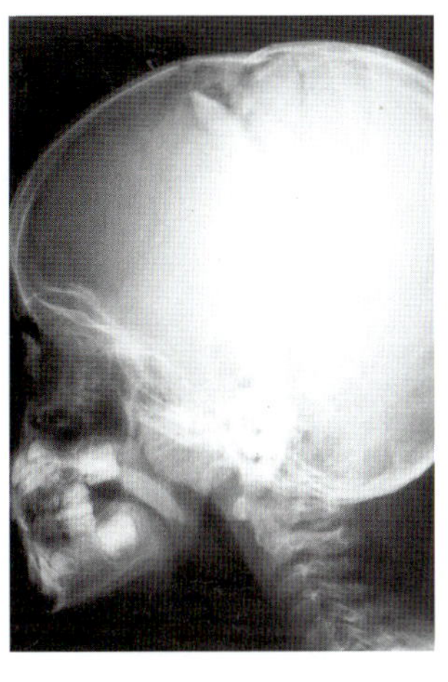

- 두개골의 상태, 부비강의 상태를 살핀다.
- 운동기로서의 관절의 소견에서는 악관절의 상태를 살핀다.

② 척추

척추 골절의 단순 X선 영상

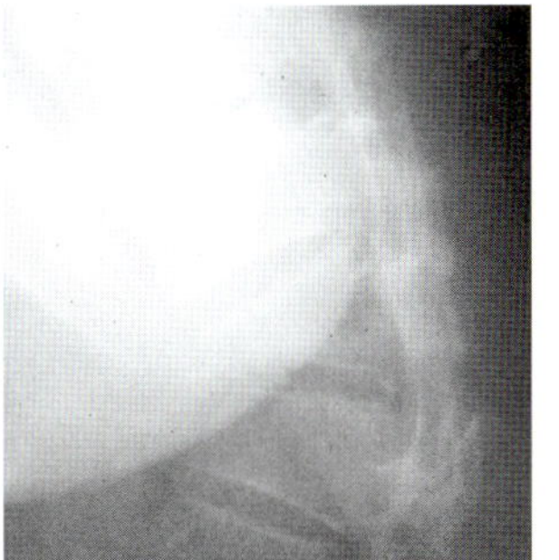

- 정면, 측면 외에 경사면을 추가해 추간공 상태를 살피거나 전굴 및 후굴로 척추의 동태를 살피기도 한다.
- 개구위 촬영에서는 환추·축추 관절을 살핀다.

③ 사지

하퇴골 골절의 단순 X선 영상

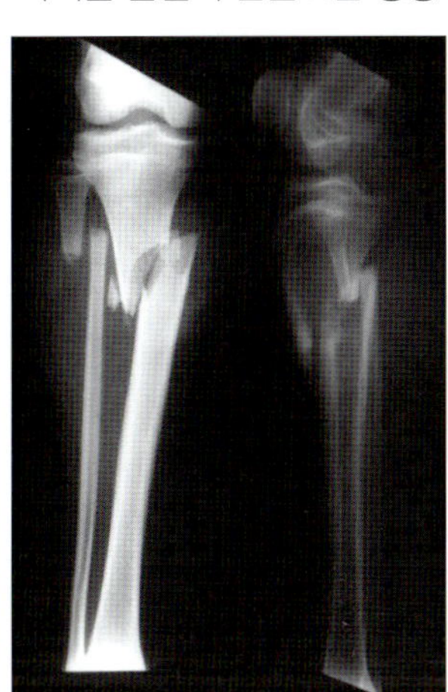

- 대부분 두 방향에서 촬영한다.
- 관절의 인대손상을 알아보기 위해 스트레스를 주어 촬영하는 경우도 있다.
- 슬관절은 sky view 촬영으로 슬개골(patella)을 잘 볼 수 있게 한다.
- 고관절에서는 Lauenstein 촬영으로 대퇴골경부를 관찰한다.

④ 골반

골반 골절의 단순 X선 영상

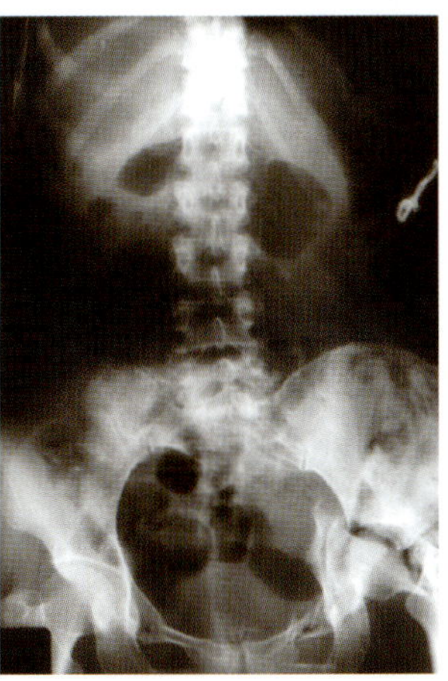

- 치골, 좌골, 장골에 의한 골반륜의 상태를 관찰한다.

⑤ 흉부

- 늑골, 골화한 늑연골, 흉골 등의 소견을 살핀다.

⑥ 복부

- 척추 측만, 척추 탈구 및 골절, 장요근 이상, 골반 일부의 소견을 관찰한다.

⑦ 기타

- 관절과 손가락, 발가락 촬영

7 상부위장관 X선 영상은 무엇을 의미할까요?

상부위장관(식도, 위, 십이지장) X선검사에서는 조영제(바륨)와 발포제(공기, vesicant)를 따로 마신 후 생기는 흑백의 농염 차이를 이용하여 소화관 점막의 변화를 알아낸다. 주로 ① 대변잠혈 반응이 양성인 경우, ② 복통, 복부팽만감, 오심·구토 등의 소화기증상이 있는 경우, ③ 그 밖에 식욕부진, 체중감소, 빈혈 등이 나타난 경우에 실시한다.

본 검사는 검사자체가 쉽고 환자가 검사에 대한 불안감이 없다는 장점이 있으며, 검사를 위해 전날부터 식사제한을 해야 하므로 미리 환자에게 충분히 설명한다.

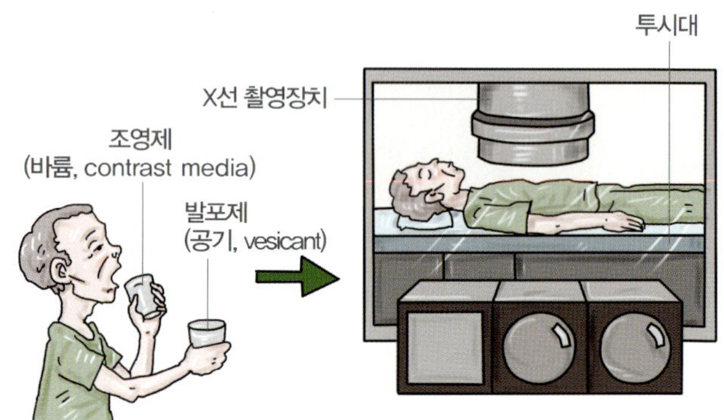

상부위장관(식도, 위, 십이지장) X선검사	
적용	• 대변잠혈 양성 반응 • 복통, 복부팽만감, 오심·구토 등이 있는 경우 • 식욕부진, 체중감소, 빈혈 등
금기	• 체위 변환이 불가능 • 장폐색(ileus), 궤양천공, 복막자극증상을 보이는 급성복증, 식도파열, 식도기관지루 • 토혈 병력(토혈이 지속적으로 늘어나는 경우는 본 검사가 아닌 상부위장관 내시경 검사에 해당된다)
검사 전 처치	• 검사 전날은 가볍게 먹고, 21시 이후는 금식한다. • 검사 전에 화장실을 다녀온다. • 검사 5분~10분 전에 항콜린제(anticholinergic agent, 브롬화 부틸스코폴라민[부스코판])을 근육에 주사한다.
검사 후	• 완하제를 투여하고 수분을 많이 섭취하도록 한다. • 활력징후가 불안정한 환자, 상부 위장관 천공이 의심되는 환자에게는 검사 중 관찰이 필요하다. • 검사 후 잠재적 합병증으로는 바륨의 흡인과 대장과 소장에 농축된 바륨으로 인한 부분적 변비나 장폐색이 있으며, 조영제로 바륨을 사용한 경우에는 하제를 사용해야 하는데 하제를 사용하지 않으면, 수분흡수로 인해 바륨이 굳어져 분변매복을 일으킬 수 있으며 대변이 정상적인 색깔로 돌아오기까지는 하루 반이 걸린다. 또한 삼투성 하제 가스트로그라핀(Gastrografin)을 사용한 경우 설사를 할 수 있다.

검사의 소요시간으로 약 30분 정도가 소요되며 환자에게 45ml의 조영제를 마시도록 하고 앙와위, 복와위, 측위 등 체위를 변경하는데 이는 상부 위장관계를 충분히 채우도록 하기 위한 방법이다. 또한 공기-조영상부위장관조영술에서는 탄산염분말을 빨리 삼키도록 하는데, 위안에 이산화탄소 생성과 위안에서 바륨과 대조가 되는 공기를 생성시켜 위 점막이 자세하게 보이게 함이다.

진단 가능한 주요 질환과 소견

부위	질환	소견		
식도	식도궤양	음영결손		
	식도 열공 탈장	횡격막상으로 이탈한 탈장(hernia) 내용을 관찰한다.		
	식도정맥류	연속된 구불구불한 상, 염주모양의 음영 결손		
	식도암	부정상, 협착상		
위	위궤양	직접 소견	궤양 자체를 본다.	니치(niche), 추벽집중상
		간접 소견	궤양에 의한 주위의 변형을 본다.	소만단축, 낭상위, 모래시계위, 위각 변형 등
	위폴립	음영결손을 보이는 융기성 병변		
	점막하종양	완만한 융기 거의 원형에 가까운 음영결손		
	위암	벽경화, 신전성불량, 변형, 점막히더의 주행이상과 점막의 요철 변화 등		
십이지장	궤양	니치, 구부변형 등		

식도암 X선 영상

8 하부위장관 X선 영상은 무엇을 의미할까요?

하부위장관(대장)X선검사(주장검사)는 항문으로 흰색의 조영제(바륨)와 공기를 주입해 대장 벽에 도포되는 조영제의 상태를 X-ray 를 이용하여 촬영하여 대장질환의 유무를 검사하는 방법으로 대장 전체의 형태를 한 눈에 볼 수 있으며 병이 있는 부위가 대장의 어느 부위에 있는지, 또는 대장 게실이나 대장과 소장 사이 통로가 생기는 장루 등 비교적 드문 질환을 정확히 진단해 낼 수 있다.

그러나 조영술의 단점은 특이한 몇몇 질환을 제외하고는 대부분의 병을 진단하는 데 있어서 대장 내시경검사(colonoscopy)보다 정확도가 많이 떨어진다는 것과 경도의 대장염 등 점막에 미세한 변화만 초래되는 병은 진단할 수 없으므로 질병이 의심되는 경우엔 반드시 추가로 내시경검사를 다시 하여 의심되는 부위에서 조직검사를 해야 한다.

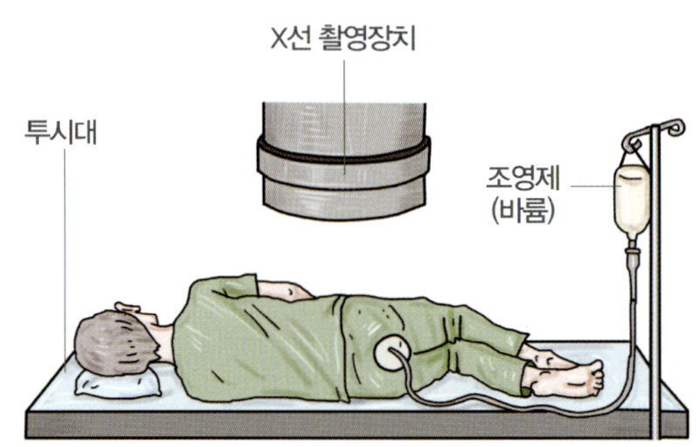

하부위장관 X선검사	
적용	• 대변잠혈 양성 반응 • 복통 혹은 복부 팽만감이 있는 경우 • 배변에 이상이 있는 경우 • 기타(식욕부진, 체중감소, 빈혈 등)
금기	• 체위변환이 불가능한 경우 • 장폐색증(ileus), 궤양천공, 복막자극을 암시하는 경우 등 • 하혈 병력이 있는 경우(하혈이 지속적으로 늘고 있으면 본 검사가 아닌 하부위장관 내시경 검사를 한다) • 검사 전날부터 식사제한이 필요하므로 사전에 환자에게 충분히 설명한다.
검사 전 처치	• 검사 전날은 가볍게 먹고 수분을 많이 섭취하며 21시 이후는 금식한다. • 검사 당일 아침 배변지시를 한다(전날 배변을 촉진하기 위해 완하제를 복용하고 당일 장을 세척한다). • 검사 전에 다시 한 번 배변을 지시한다. • 검사 5~10분 전에 항콜린제(anticholinergic agent, 브롬화 부틸스코폴라민[부스코판])을 근육에 주사한다.
검사 후	• 수분을 충분히 섭취하도록 한다.

진단 가능한 주요 질환과 소견

구분	질환	소견
염증성 병변	허혈성 대장염	모지압흔상, 종주궤양
	크론병	회맹부변형, 고리모양 궤양
	장결핵	비연속적인 다발성 궤양, 포석상, 루공
	궤양성 대장염	연속성 궤양, 미란, 연관상
	아메바성 장염	광범위한 궤양
종양성 병변	대장암	• 조기암 : 편측성 벽변형 • 진행암 : apple core sign (사과 심 모양 음영)
	가족성 대장선종증(다발성 폴립)	
기타	· 직장평활근육종 · 카로티노이드(carotenoid) · 융모선종 등	

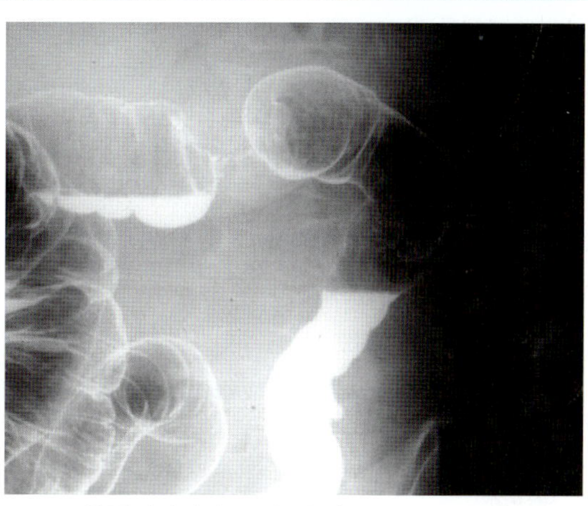

횡행결장암의 주장 영상(apple core sign)

정상 복부X선 사진과 해부도

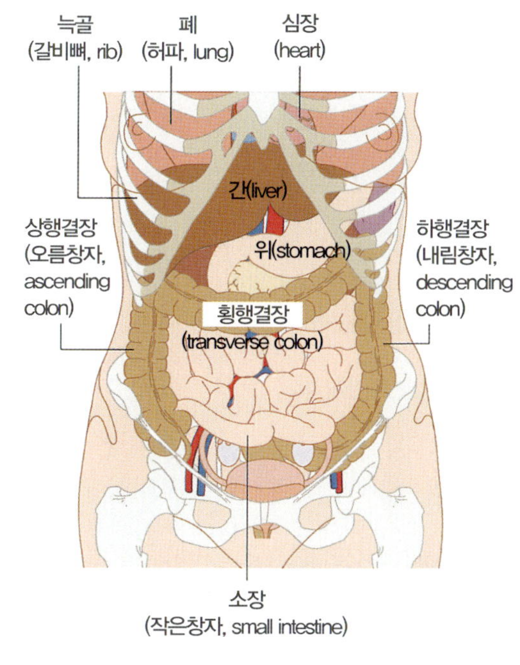

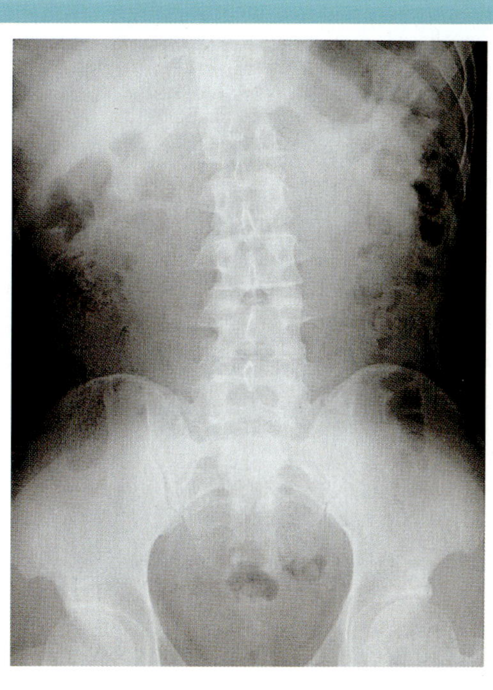

• 정상영상과 해부도를 서로 비교해 본다. 대략의 기본형태를 파악해두는 것이 요령이다.
• 복부의 장기는 수분을 다량 포함하기 때문에 하얀 부분이 많다. 가스는 공기와 마찬가지로 검게 보인다.

(1) 복부팽만

복부팽만(abdominal distention)이 심한 환자가 있는데 '아무래도 가스가 찬 것 같은데 잘 모르겠어' 라고 했을 때 X선 사진은 가스가 많은지, 장관이 팽창했는지, 대장의 가스인지, 아니면 소장의 가스인지 등의 정보를 바로 알려준다.

복부 단순X선 사진

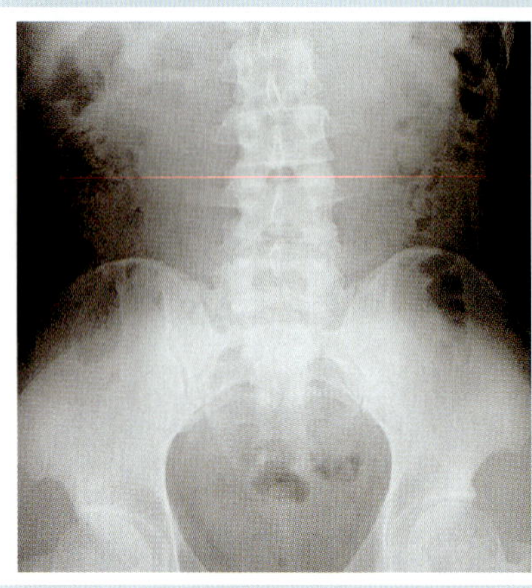

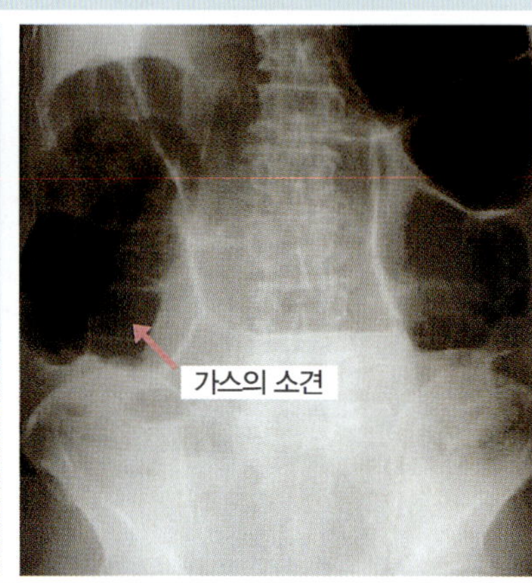

복부의 장기에는 수분을 다량 함유한 것이 많기(하얀 부분이 많아진다) 때문에(왼쪽 그림), 복부 단순X선 사진에서는 가스의 소견(검은 부분)을 읽기가 쉬워진다. (오른쪽 그림)

복부팽만이 강한 환자의 복부X선 사진

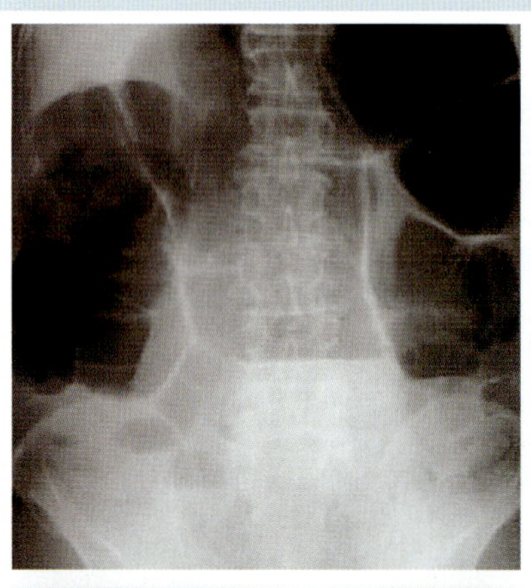

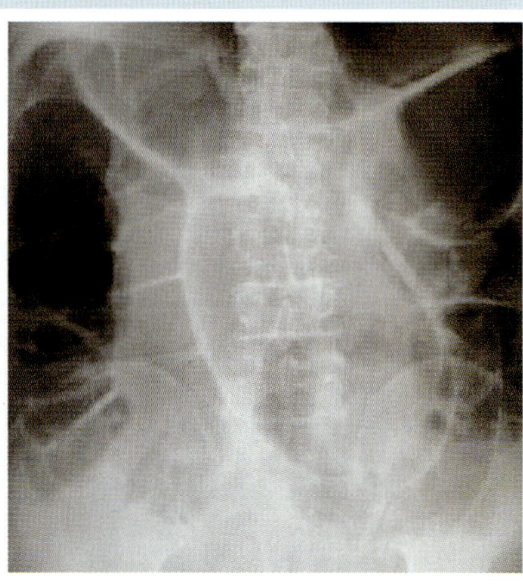

- 장관 내에 대량으로 가스가 차 있음을 알 수 있다. 위인가? 소장인가? 대장인가? 이 정도의 가스는 정상인가?
- 이 두 명의 환자는 대장에 대량의 가스가 차 있어 팽창해 있다.

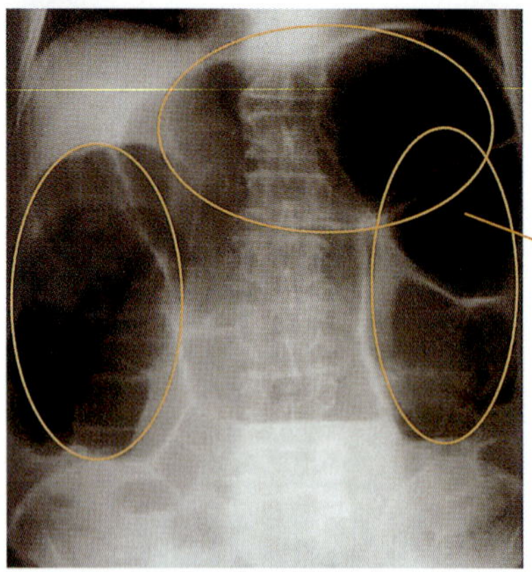

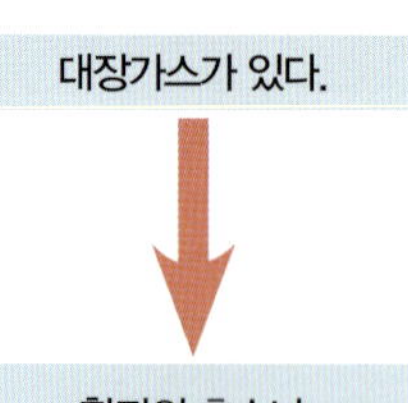

- 영상을 통해 다음에 시행할 간호방법을 알 수 있다.

(2) 위, 소장, 대장의 차이

위내의 가스는 존재하는 위치로 짐작을 할 수 있는데 소장과 대장에서는 장축에 수직방향으로 주름이 있는 데 비하여, 위에서는 장축방향으로 많은 주름을 볼 수 있는 것이 다른 점이다. 위는 확장이 진행되면 주름이 사라져 흔히 볼 수 있는 위의 모델처럼 보인다. 가스상이 볼록하게 부풀어 올라있지 않으면 정상범위다.

정상 앙와위 복부X선 사진

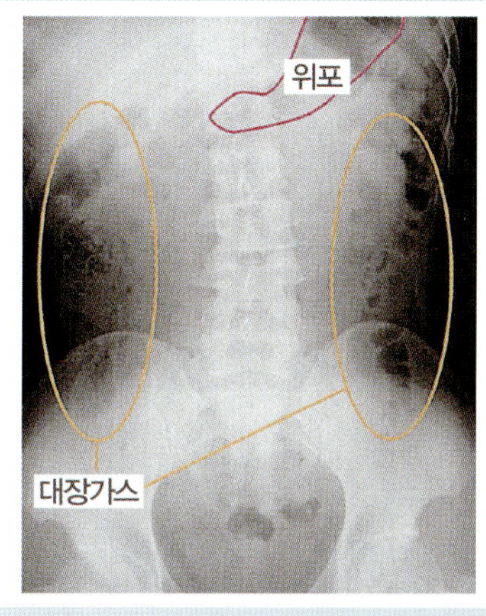

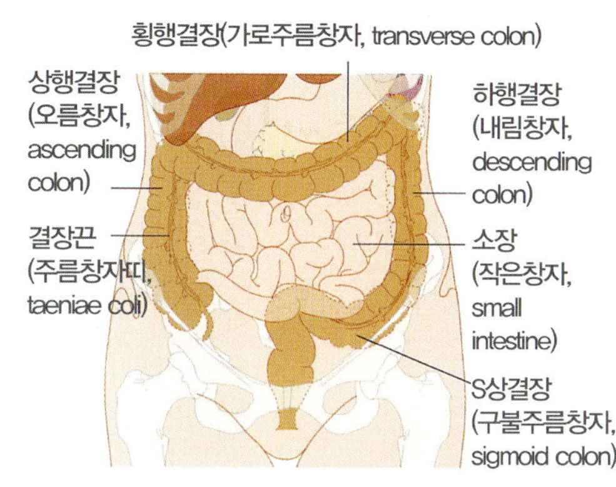

- 복부는 정상이지만 확장이 없는 위장가스와 대장가스를 보인다.
- 위 점막은 장축을 따라 주름이 있다.
- 대장에는 결장끈이 있어서 세로 방향으로 늘어나는데 제한이 있어 작은 주머니가 이어져 있듯이 부풀어 있다. 이것을 결장팽기(주름창자팽대, Haustra of colon)라고 하며, X선에서도 공기가 들어간 작은 주머니가 여러 개 연결된 것처럼 보인다.

정상 위포와 확장된 위포

좌·우는 같은 영상. 오른쪽은 위장의 윤곽을 제시한다.

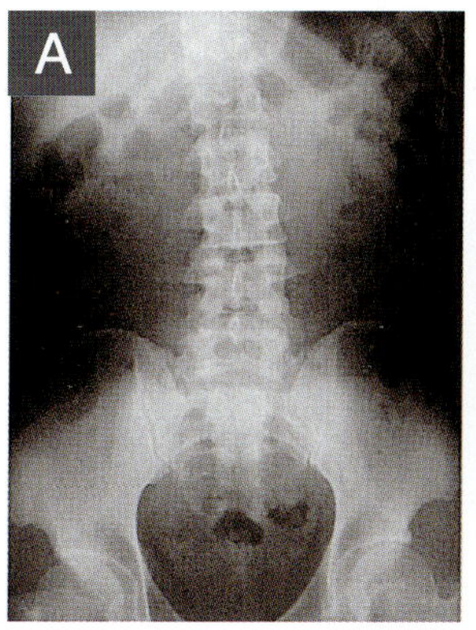

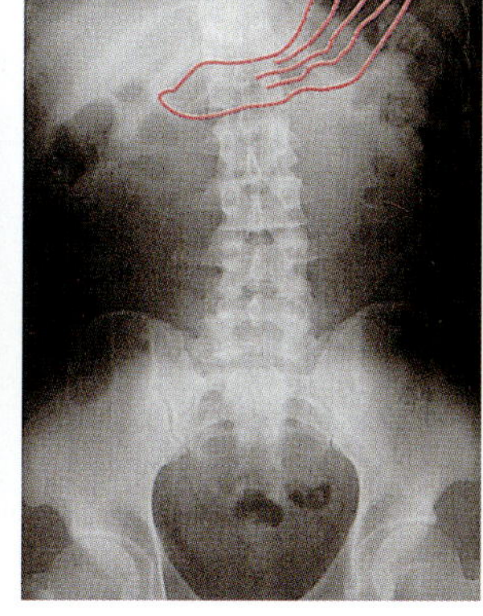

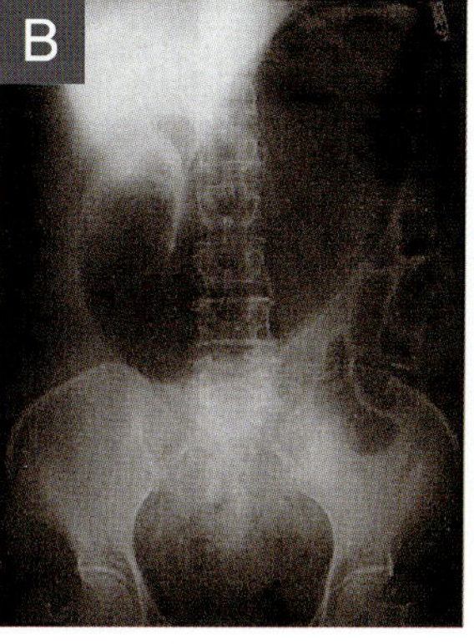

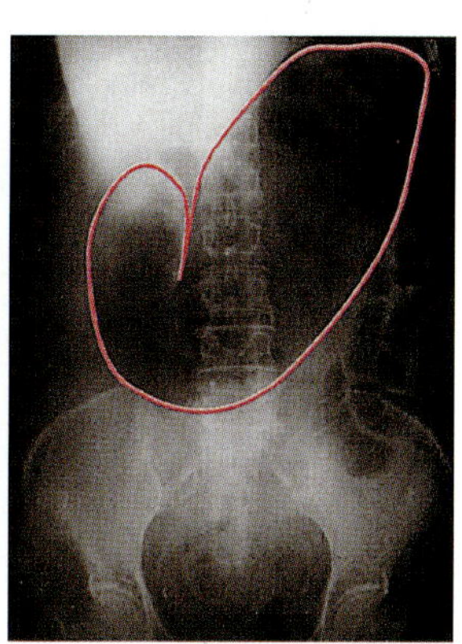

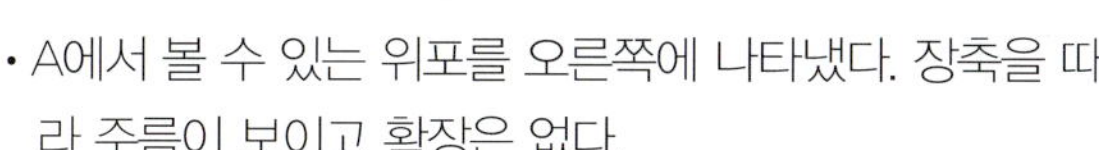

- A에서 볼 수 있는 위포를 오른쪽에 나타냈다. 장축을 따라 주름이 보이고 확장은 없다.

- B에서는 위포가 확장되어 장축방향의 주름은 사라지고 위의 형태를 선명하게 알 수 있다.

정상 소장의 구조를 떠올려 보면, 소장의 내강에는 가느다란 켈크링 주름이 장축과 나란히 있다. 바깥쪽 장막은 밋밋하여 확장을 방해하는 것이 없어서 내강에 있는 켈크링 주름(소장점막 주름)만이 눈에 띈다. 이에 비해 대장의 내강에서는 점막주름(mucosal fold)이 눈에 띄지 않는다. 오히려 확장되지 않은 대장을 밖에서 보면 경단모양의 작은 공기주머니가 이어져 있는 형태를 하고 있다.

소장가스상	대장가스상
상·하는 같은 영상. 아래는 켈크링부분을 확대한 것입니다.	상·하는 같은 영상. 아래에 대장가스 윤곽을 제시합니다.

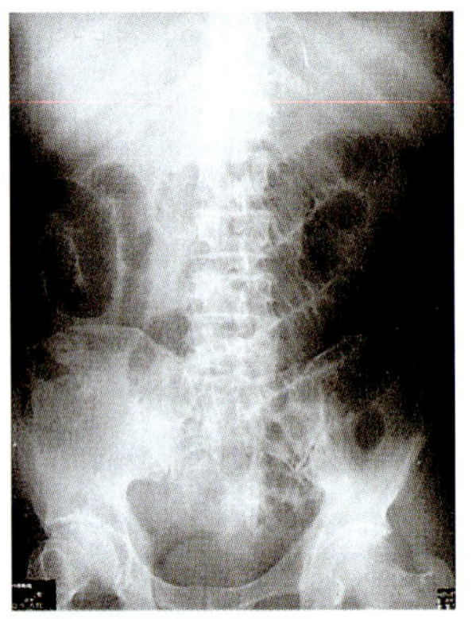

소장의 구조

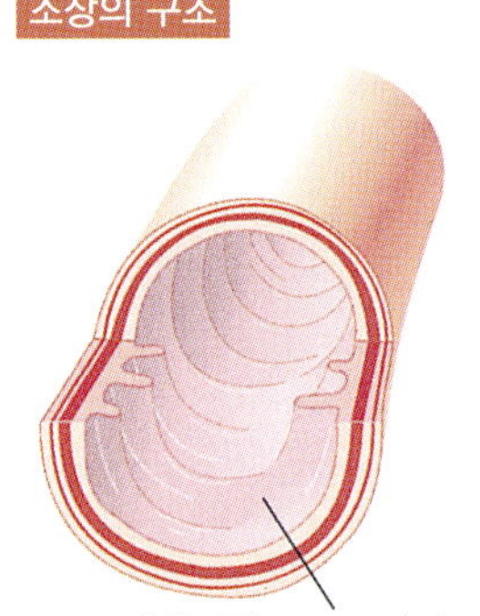

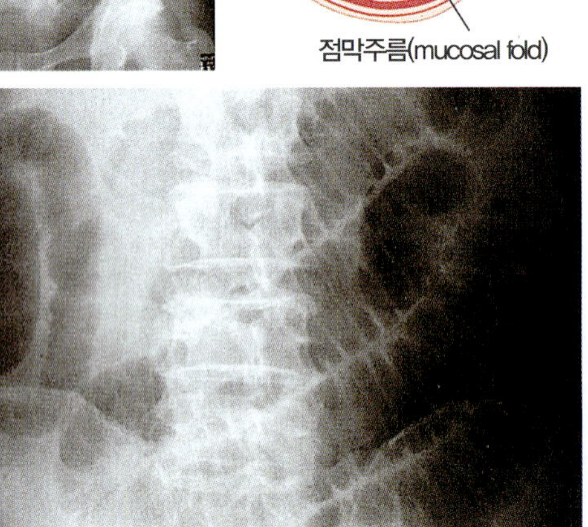

- 소장은 대장과는 다르며 단순한 원통모양을 하고 있어 결장끈과 같은 확장을 제한하는 것은 없습니다.
- 외형적으로는 울퉁불퉁하지 않고 내강에 소장의 점막주름(켈크링 주름)이 보입니다.

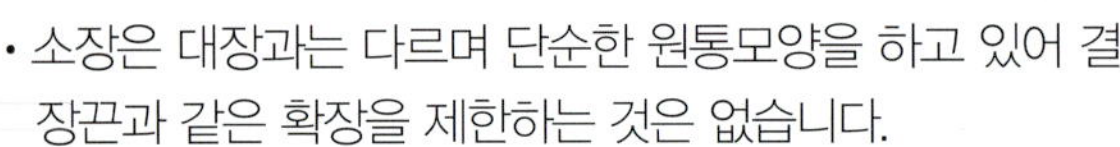

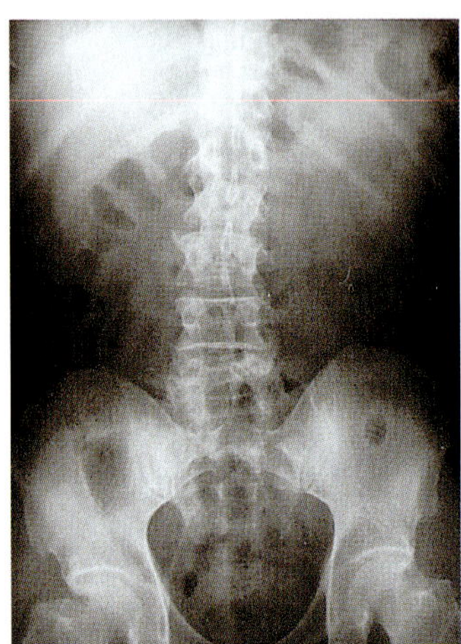

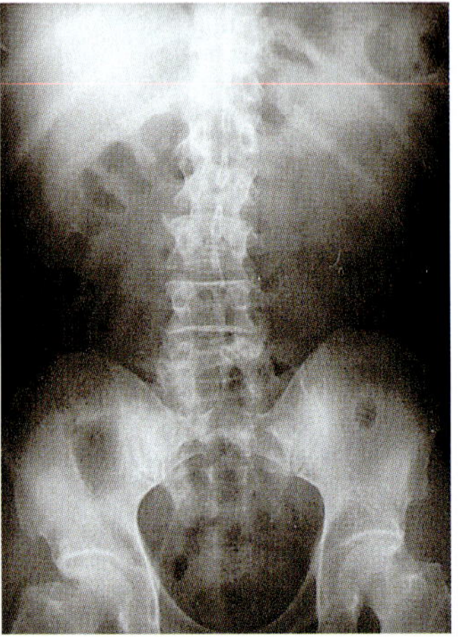

대장의 내강

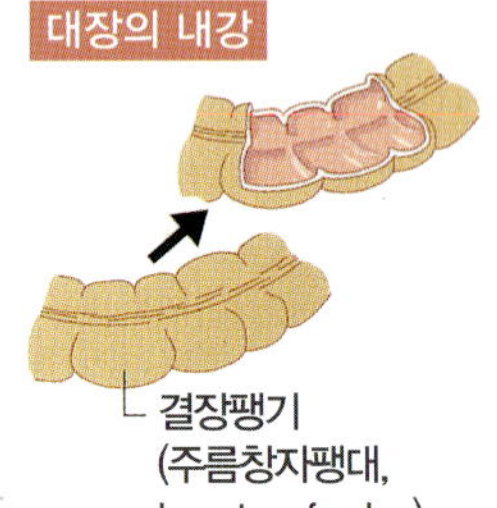

- 대장은 작은 주머니가 연결된 것처럼 부풀어 있다. 이것을 결장팽기(하우스트라)라고 한다.

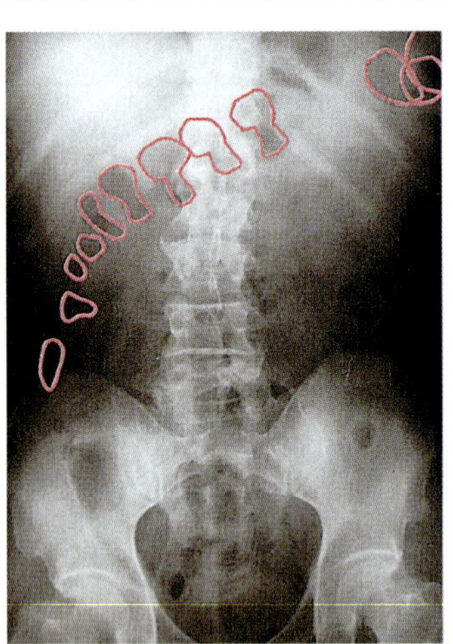

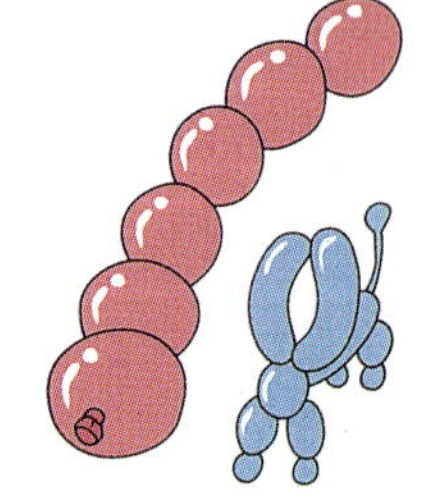

- X선에서도 공기가 들어간 작은 주머니가 몇 개 이어져 있는 것처럼, 또는 '울퉁불퉁한 풍선' 처럼 보인다.

소장, 대장 크기의 기준

소장에 관해서는 통칭 "3의 법칙"이 있다. 벽의 두께는 3mm이하, 점막 주름의 두께는 3mm이하, 직경은 3cm이하가 정상 기준이다. 대장에서 맹장 지름은 9cm이하, 그 밖의 대장에서는 6cm이하의 지름이 정상으로 생각한다. 특히 소장 지름 3cm, 대장 지름 6cm는 이상 확장 기준이 되므로 잘 기억해 두면 쓸모가 있다.

대장가스의 정상과 확장상

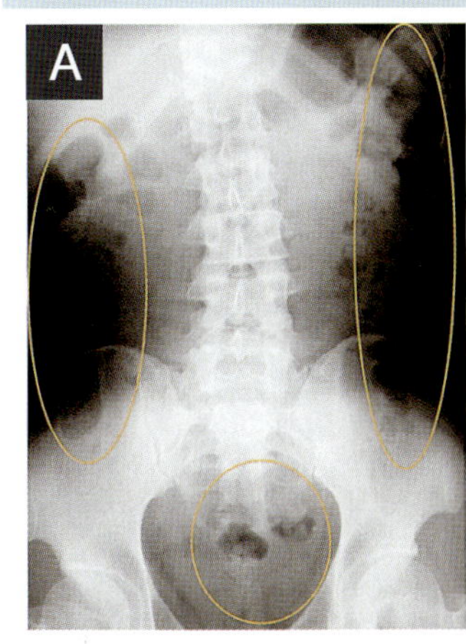

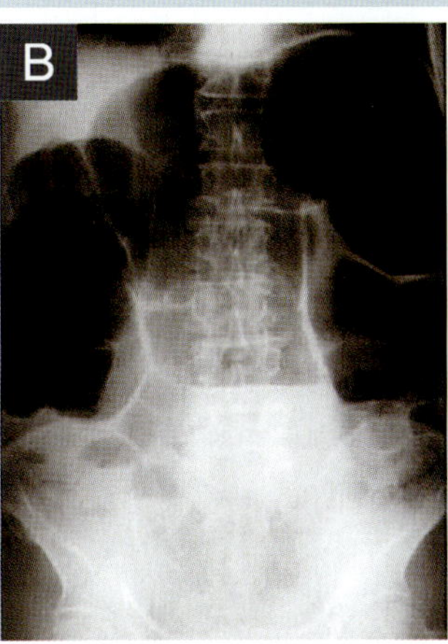

A: 정상적인 대장 가스의 양상
B: 하행결장에서 S상결장까지가 직경 9cm이상이 되어 이상확장 소견. 결장팽기(주름창자팽대, Haustra of colon)가 매우 눈에 띄는 것을 알 수 있다.

공기액체층

공기액체층(air-fluid level)이란? 용기 안에 물을 넣었을 때 생기는 수평면을 가리킨다. 컵에 물을 부었을 때 옆에서 보면 공기액체층을 볼 수 있는데 위에서 내려다보아서는 보이지 않는다. 옆에서 보는 것이 입위 사진이고 위에서 보는 것이 와위 사진이다. 보통 대장 안에는 유형변(formed stool)이 있으므로 공기액체층은 형성되지 않는다. 확장된 소장 안에는 공기와 액체가 있어 입위로 촬영했을 때 보인다. 많은 공기액체층이 있으면 대장에 가까운 소장의 통과장애가, 공기액체층이 적으면 비교적 십이지장(샘창자, duodenum)에 가까운 소장에서의 통과장애가 예상된다.

일레우스에 의한 소장의 공기액체층 형성

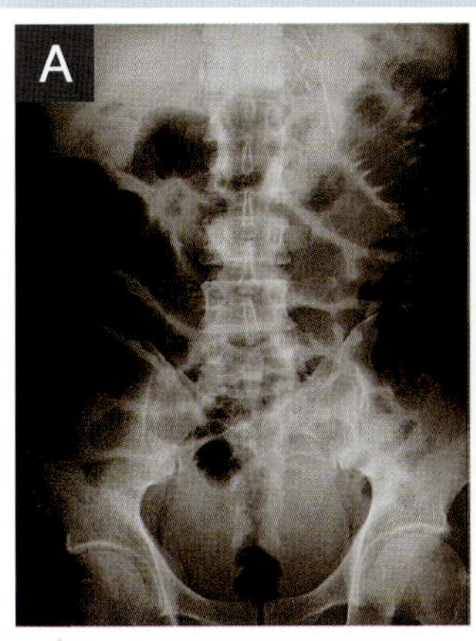

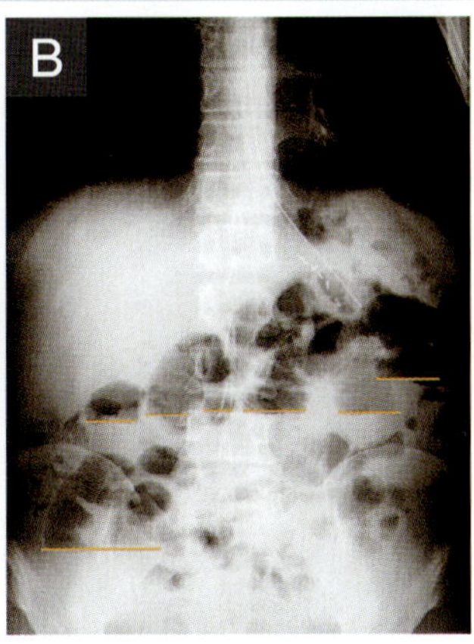

- 개복술(laparotomy) 후 유착성 일레우스 증세의 예로 같은 시기에 촬영한 앙와위(A)와 입위(B)의 복부사진.
- 소장의 내강에 물을 넣고 앙와위 상태와 입위의 상태를 상상해 보았을 때, B에서는 공기액체층(노란색 선 —)이 다수 보이므로 비교적 원위부의 소장 폐색이라 할 수 있다.

9 신우조영검사는 무엇을 의미할까요?

신우조영술(pyelography)은 투여한 조영제의 배설동태를 X선으로 촬영하여 시간 경과에 따른 신장의 형태와 요로이상을 알아보는 검사이다. 신우조영에는 ①조영제를 정맥에 주사하는 정맥신우조영술(IVP), ②점적신우조영술(DIP), ③방광경을 이용해 요관구로 요관 카테터를 삽입해 카테터에 조영제를 주입한 후 X선 촬영을 실시하는 역행성신우조영술(RP) 등이 있는데 중복 신우요관에서는 요관의 기능부전으로 IVP에서는 조영되지 않기 때문에 RP가 유용하다.

정맥신우조영술(IVP: intravenous pyelography)
점적신우조영술(DIP: drip infusion pyelography)

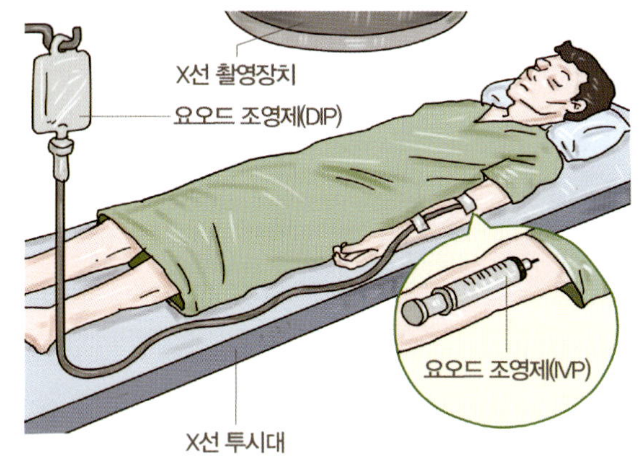

방법

- 장 내용물을 배설하여 선명한 영상을 얻기 위해 검사 전날 완하제를 투여한다.
- 검사 전에 배뇨하여 방광을 비운다.
- 복부 단순X선 촬영 후 요오드조영제를 정맥에 주사(IVP)하거나 점적(DIP)하여 조영제 투여로부터 5분 후, 10분 후, 15분 후, 20분 후에 X선 촬영을 한다.

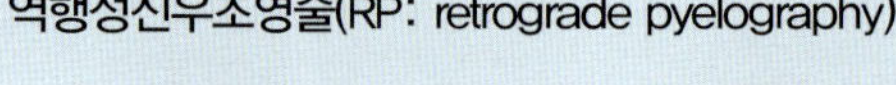

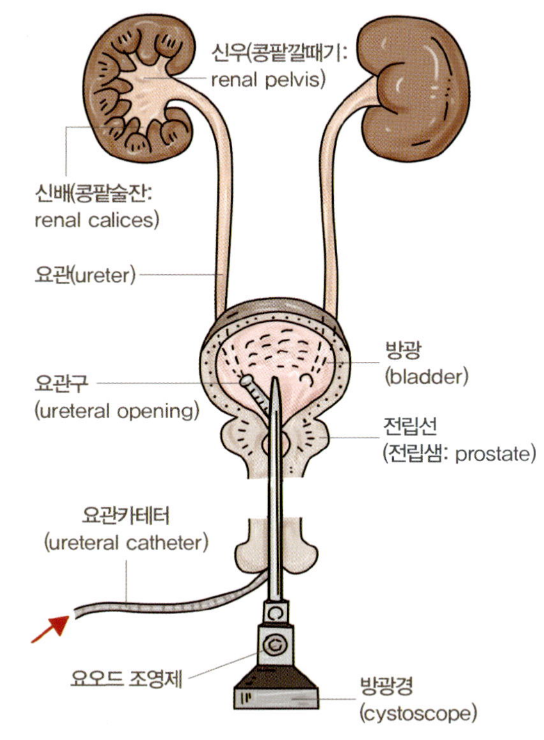

금기

신우조영술은 조영제 알레르기, 약물 알레르기가 있거나 임신한 경우에는 금한다. 또한 고도의 신장기능저하(신부전)인 경우에는 조영제 투여로 인해 신장장애가 심해지므로 적절하지 않다.

- 조영제 알레르기가 있는 경우
- 약물 알레르기가 있는 경우
- 임신한 경우
- 고도의 신장 기능저하(신부전)가 있는 경우

주요 대상질환과 신우조영술 소견

만성신우신염

신우신배의 변형,
반흔형성

수신증

신우신배 확장

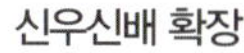

요관결석

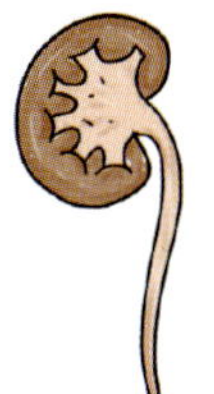

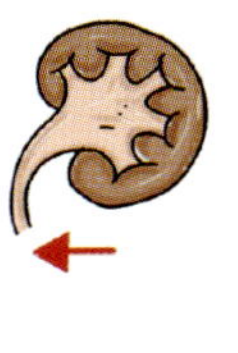

조영제 통과 장애

신장세포암

신우신배의 변형, 압배

※ 급성 신우신염에서는 요로결석, 요로협착 등의 부정을 목적으로 실시하는데, 일반적으로 신우조영술에서 특이 소견은 보이지 않는다.

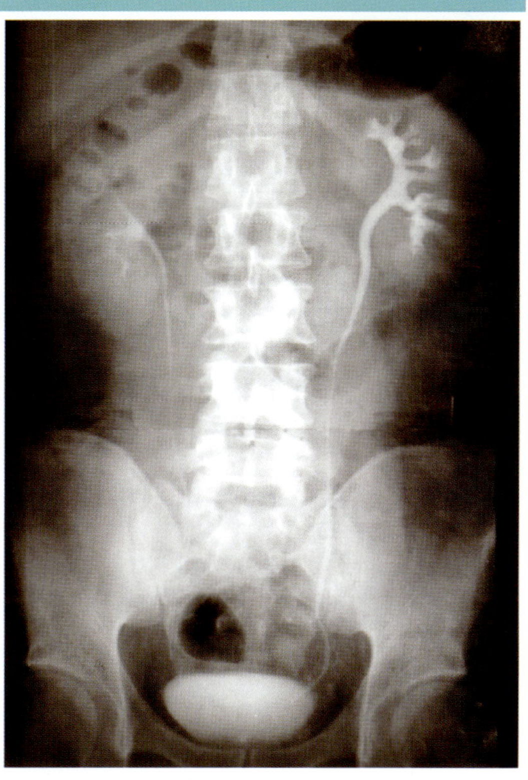

좌뇨관결석에 의한
경증의 수신증(좌측) IVP 영상

10 유방조영술검사로 무엇을 알 수 있을까요?

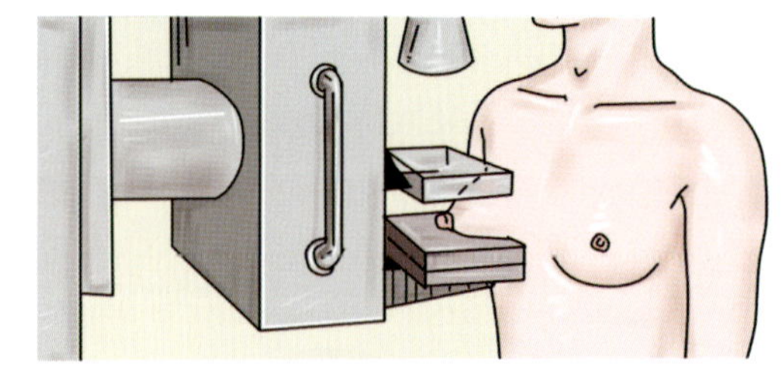

유방조영술(mammography)이란 유방을 상하·좌우로 집어 수평과 수직 두 방향에서 낮은 전압의 X선 단순 촬영을 하는 검사로, 유선 내의 종류(腫瘤)음영과 석회화(calcification) 등을 볼 수 있으며 유방암 등의 진단에 이용한다.

농후종류음영, 방사상음영, 미세한 사립상 석회화 등은 악성(유방암)을 의심하게 하는 소견이며(석회 영상에서 비교적 크고 단일한 것은 정상이라고 볼 수 있다) 균일하지 못한 농도 상승에서는 유선증(mastopathy)을 고려한다. 종류음영이 의심될 때에는 초음파검사와 천자에 의한 흡인세포진, 바이오루푸시 등을 함께 실시해 확정 진단한다. 40세 이상의 여성에서는 촉진에 의한 유방암 검진뿐만 아니라 적어도 2년에 한 번은 유방조영술을 함께 실시할 것을 권하고 있다.

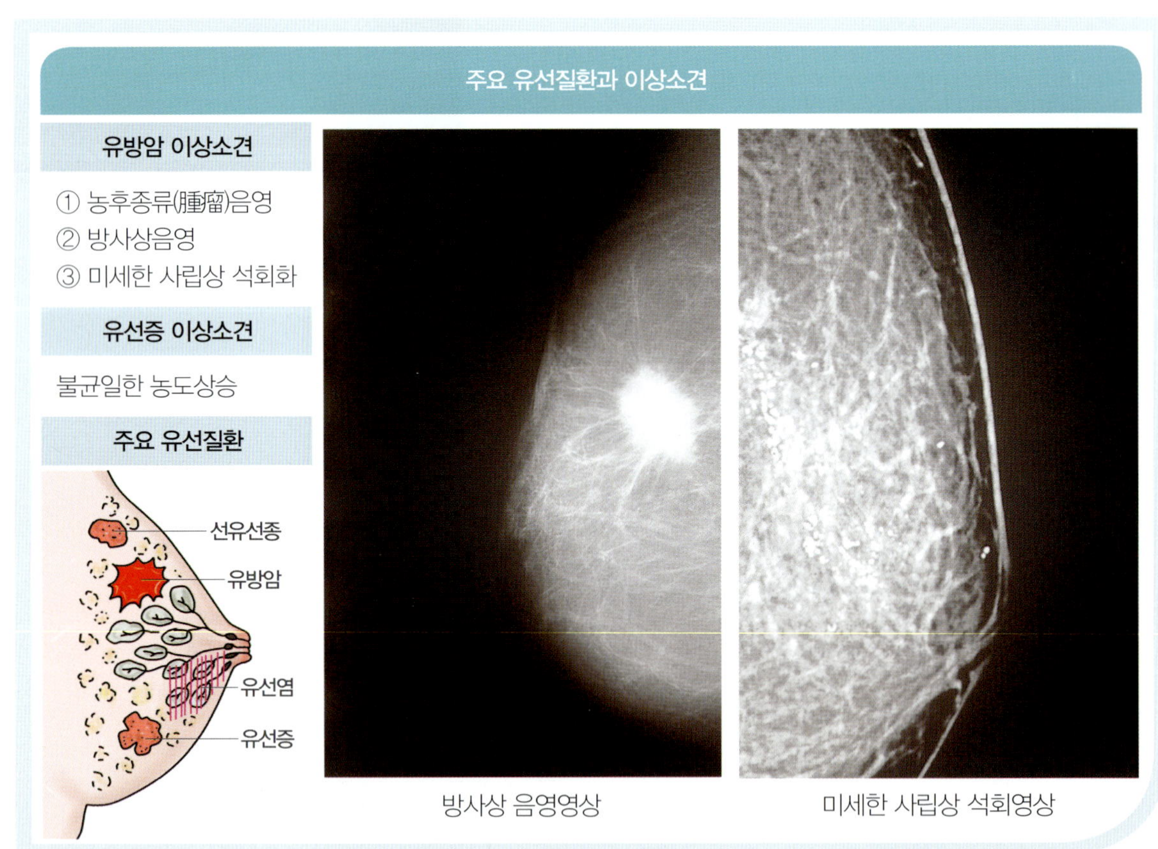

방사상 음영영상　　미세한 사립상 석회영상

11 컴퓨터 단층 촬영술로 무엇을 알 수 있을까요?

CT(컴퓨터단층촬영술, computed tomography)는 가느다란 빔 형태의 X선을 피검자(subject)에게 투과시켜 대응하는 검출기로 X선 흡수량을 측정하고(X선 흡수량은 물을 기준인 0으로 하고 뼈 1,000, 공기 −1,000 사이에서 측정한다), 컴퓨터로 이 수치를 계산하여 영상으로 재구축한다. 영상에서는 저 흡수역은 검게, 고 흡수역이 하얗게 표시된다. 즉 지방(fat)은 검고 출혈이나 석회영상은 하얗게 표시되며, X선 CT는 병변의 질적 진단에 한계가 있기 때문에 조영제(contrast media)를 투여하여 촬영함으로써 혈류가 풍부한 부위를 강조하는 등의 방법으로 진단 정밀도를 높인다.

종래의 CT장치로는 1슬라이스마다 측정하는데, 헤리칼CT로는 나선형으로 연속해 측정함으로써 보다 빠르게 많은 정보를 얻을 수 있어 3D(입체) 영상 재구축이 용이하다. 일반적으로 아래에서 본 슬라이스 면으로 평가한다. 슬라이스의 폭을 좁히면 보다 정밀한 영상을 얻을 수 있는데 너무 좁으면 정보량이 많아져 처리시간만 소요될 뿐 각 슬라이스마다 변화는 거의 없다. 임상에서는 얇게 자른 상태의 영상을 프린터로 필름이나 종이에 인쇄해 읽는다.

여러 병소의 진단에 유효하며, 작은 악성종양의 확진이 가능하다.

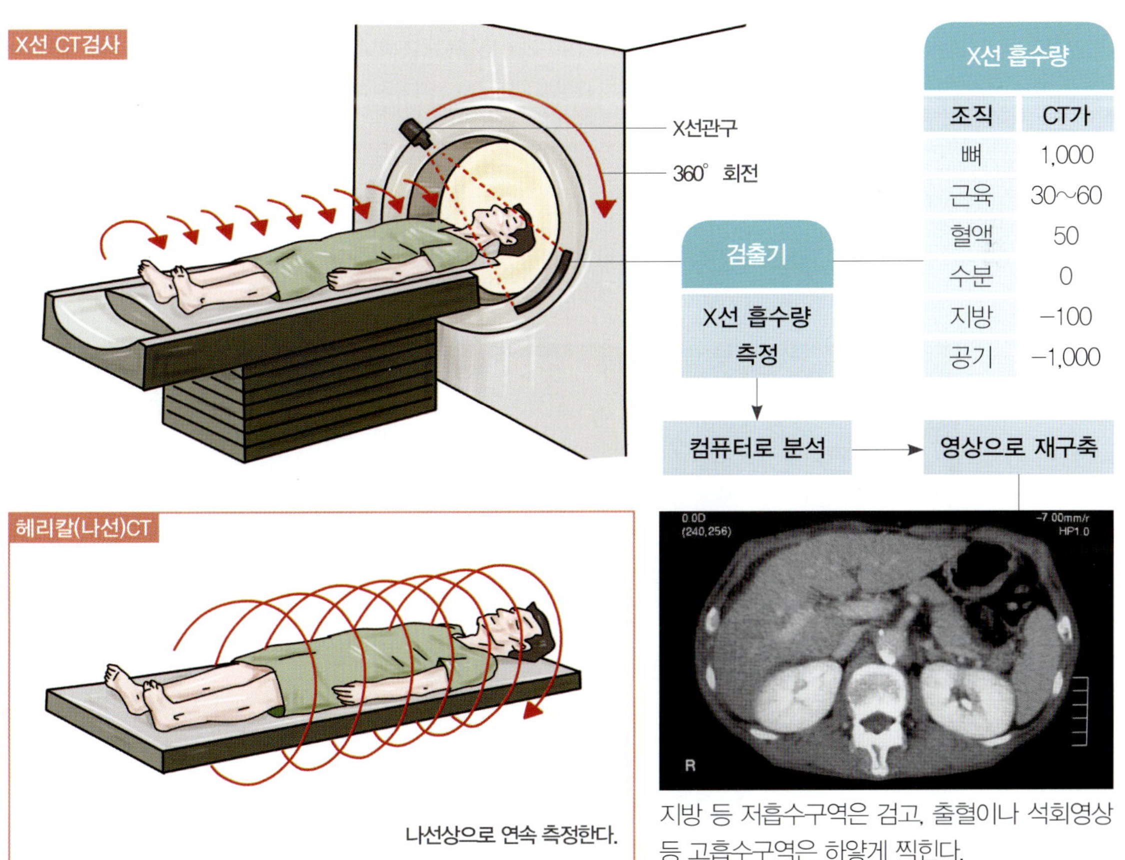

조직	CT가
뼈	1,000
근육	30~60
혈액	50
수분	0
지방	−100
공기	−1,000

지방 등 저흡수구역은 검고, 출혈이나 석회영상 등 고흡수구역은 하얗게 찍힌다.

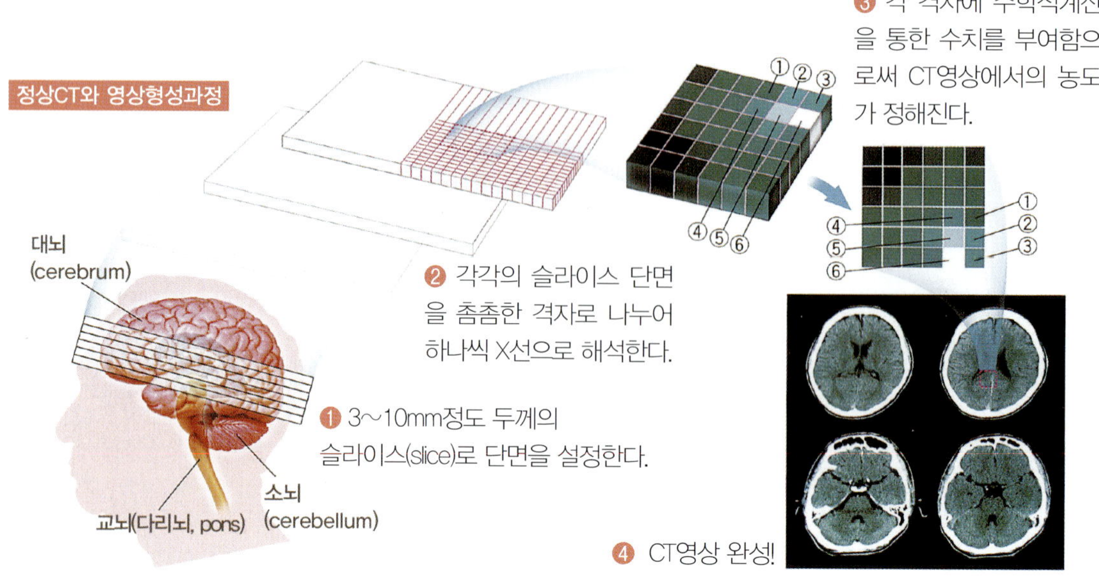

(1) 두부CT

영상을 읽는 것에 관해 “조금 읽을 수 있을 것 같다” 라거나 “이 소견은 알고 있다” 라는 수준에 도달하기 쉬운 것이 ‘두부CT영상’ 이다. 깊이 있고 정확하게 영상을 읽기는 쉽지 않지만, 좌우가 거의 대칭을 이루는 정상뇌를 알아 볼 수 있다면, 만성경막하혈종(chronic subdural hematoma)과 같은 예외적 경우도 있지만, 많은 두부CT에서 “하얀 부분의 출혈” 과 “검게 보이는 경색” 을 찾아 낼 수 있다. 이해하기 쉬운 영상이다.

정상 뇌CT영상의 예

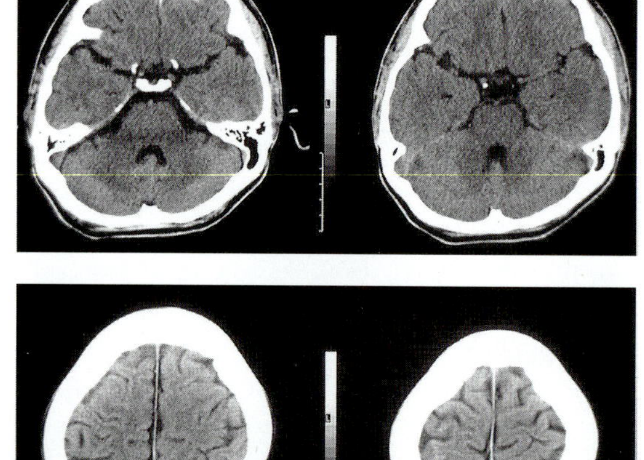

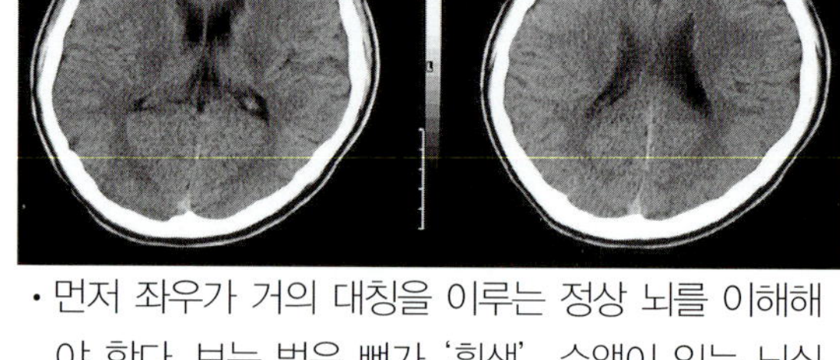

• 먼저 좌우가 거의 대칭을 이루는 정상 뇌를 이해해야 한다. 보는 법은 뼈가 ‘흰색’, 수액이 있는 뇌실이 ‘검은색’ 이다. 또한 출혈은 ‘흰색’, 경색이나 부종은 ‘검은색’ 이 된다.

두부CT영상

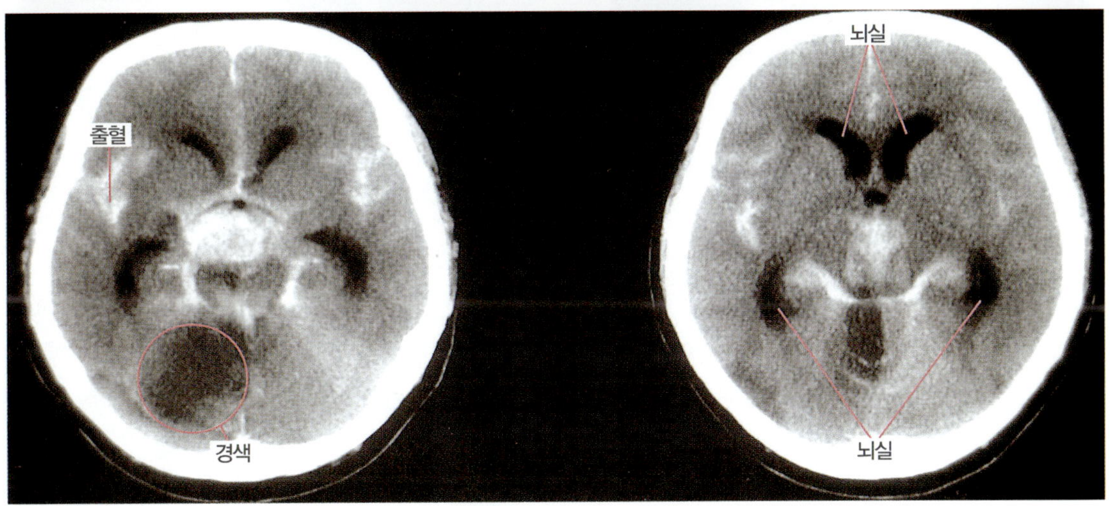

• 두부CT에서는 뼈(bone)가 '흰색', 수액이 있는 뇌실(cerebral ventricle)이 '검은색'이 된다. 또한 출혈(hemorrhage)은 '흰색', 경색(infarction)이나 부종(edema)은 '검은색'이 된다.

MRI

MRI의 필요성은 질환과 병태에 따라 다르다. 실제로 MRI를 시행해야 할지, 아니면 필요 없는지를 명확하게 나누기란 어려우므로 아래의 대표적인 병태로 나누어 생각해 볼 수 있다.

• 뇌내출혈(intracerebral hemorrhage)

새로운 출혈과 석회화를 판단하기에는 CT가 뛰어나다. 단순히 급성 뇌내출혈이라면 머릿속 상태를 판단하고 치료법을 결정하는 데에 MRI가 필요하지는 않다. 지주막하출혈에서는 CT가 최우선의 방법이다.

• 뇌경색(brain infarct)

혈전용해술(thrombolytic treatment)로 신경학적 예후 개선을 기대하는 치료를 시행한다면 MRI가 필수다. CT에서 누가 봐도 분명히 알 수 있는 소견이 나타난다면 이미 혈전용해술을 시행하기에 너무 늦다. 급성 뇌경색의 진단에 MRI는 빼놓을 수 없다.

• 두부 외상

뇌내출혈이나 지주막하출혈과 마찬가지로 CT가 최우선의 방법이다. 그러나 CT로는 설명하지 못하는 의식장해가 있고 미만성 뇌손상, 미만성 축색손상이 의심될 때에 MRI를 시행하면 더 많은 정보를 얻을 수 있다.

뇌내출혈이나 지주막하출혈은 CT로

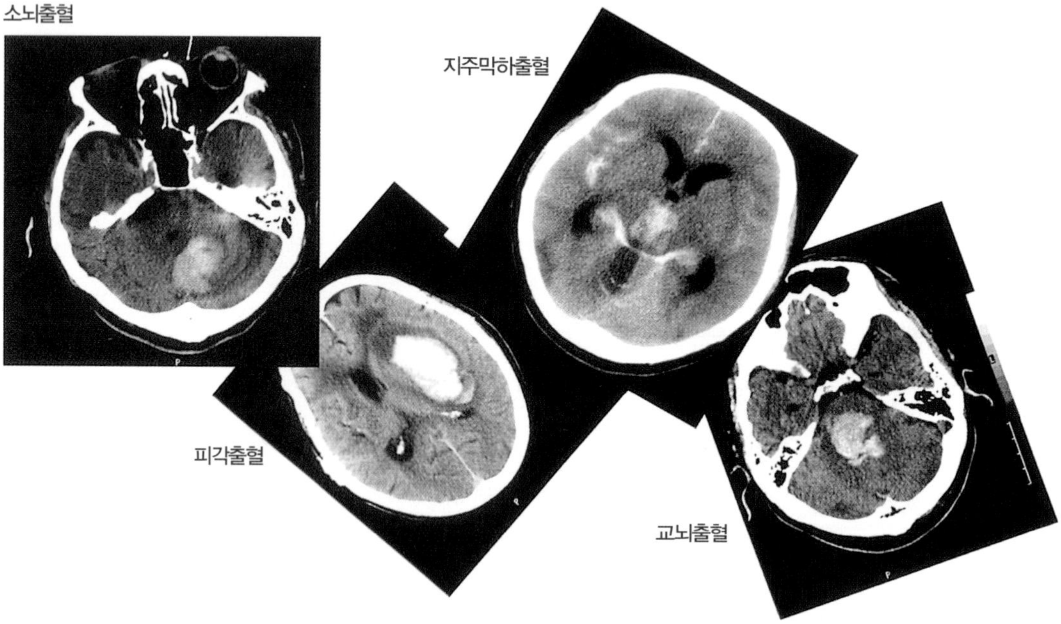

소뇌출혈

지주막하출혈

피각출혈

교뇌출혈

• 뇌내출혈과 지주막하출혈의 병태를 진단하여 치료법을 결정하는 대부분의 경우 CT만으로도 충분하다.

(2) 조영 CT

CT에서는 장기와 조직별로 방사선의 흡수 정도가 정해져 있다. 예를 들어, 흉부 CT에서 종격 혈관을 보기 위한 사진이나 폐를 잘 보기 위한 사진은 한번 촬영한 영상을 어느 쪽이 보기 쉽도록 조건을 바꾸어 출력한 차이다. 조영 CT는 조영제를 주입한 다음 동맥, 정맥, 실질이 가장 잘 염색되는 조영 타이밍에 각각 촬영하여 시간 경과에 따라 차이가 나는 CT 영상을 얻게 된다.

종격 조건의 흉부 조영 CT(좌)와 폐영역 조건의 흉부 조영 CT(우)

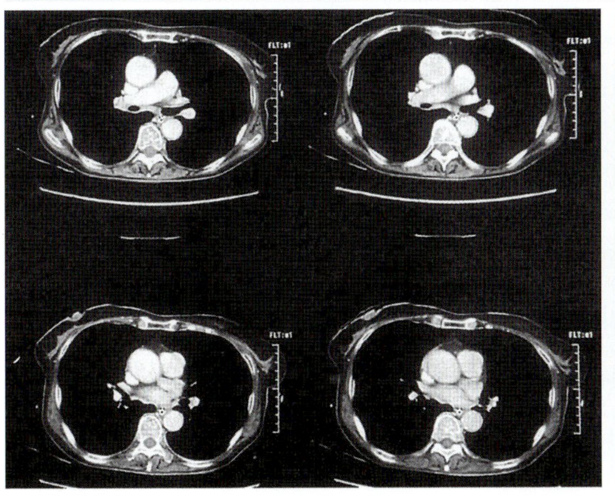

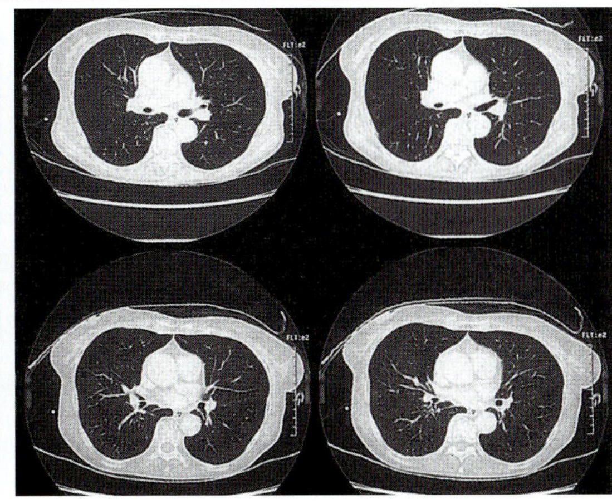

- 흉부 조영 CT의 종격 조건(좌)과 폐영역 조건(우)영상이다.
- 두 번의 다른 촬영을 한 것이 아니라 단 한 번의 촬영으로 종격 혈관이나 심장 혹은 폐를 보기 쉽도록 조건을 바꾸어 출력한 것이다.
- MRI에서는 T1이나 T2 등 촬영방법이 다르므로 각각 별도로 촬영을 시행한다.

시간 경과에 따라 차이가 나는 CT 영상

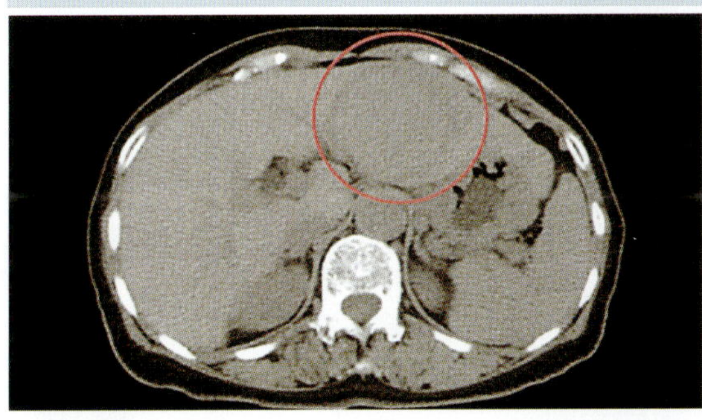

① 조영제 주입 전(단순촬영)

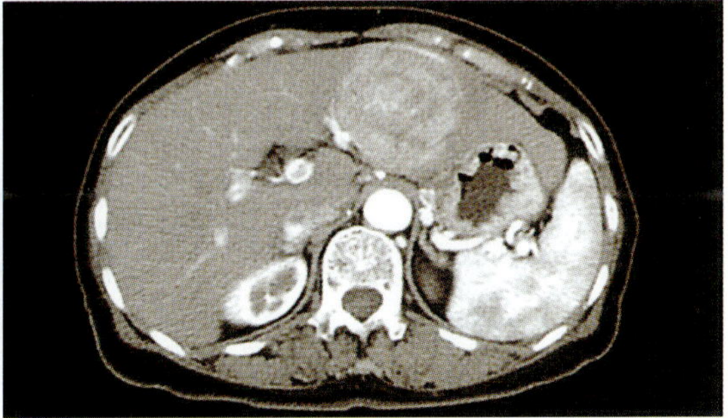

② 조영제를 주입하면서(조기 혹은 동맥기)

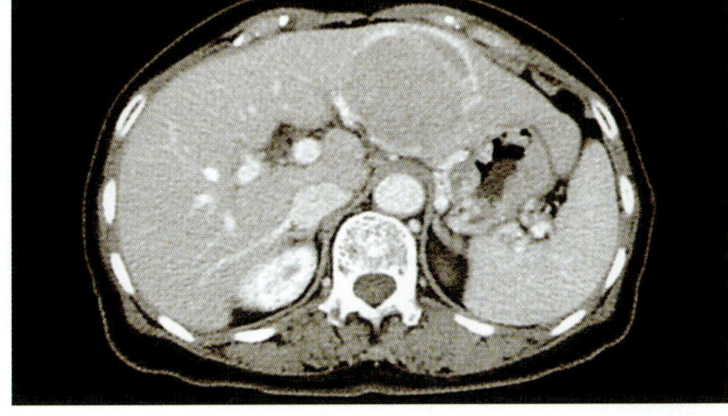

③ 주입 종료 후 바로(문맥기)

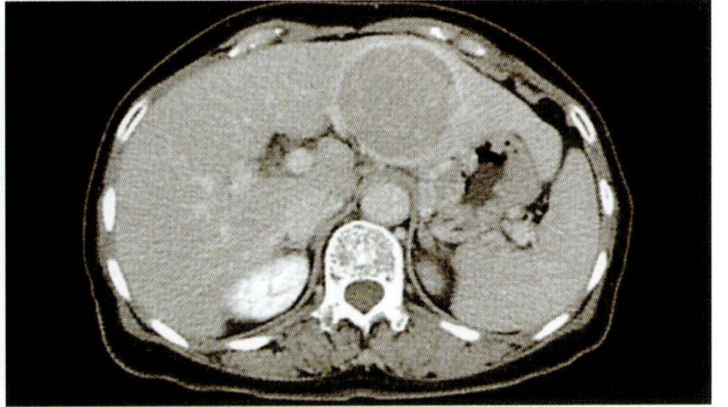

④ 잠시 시간을 두고(지연기)

- 각각 영상소견이 다른 CT 사진이지만, 촬영방법이 다른 것이 아닌, CT가 단시간에 촬영 가능한 점을 이용하여 ①조영제 주입 전(단순촬영), ②조영제를 주입하면서(조기 혹은 동맥기), ③주입하고 나서 바로(문맥기), ④주입하고 나서 잠시 시간을 두고(지연기) 네 타이밍에 촬영한 것이다. 영상이 다르게 보이는 이유는 촬영조건의 차이에 따른 것이 아니라 조영제를 주입한 후 시간 경과의 차이가 사진에 반영되었기 때문이다.
- ○가 간의 좌엽에서 관찰된 간암이다. 동맥기 ②에서 암 부분만 조영 효과가 높아서 찾기 쉬울 것이다.

(3) 뇌경색 CT

뇌출혈(cerebral hemorrhage)은 발생직후에 CT에서 이상소견이 나타나는 데 비해 뇌경색(cerebral infarction)은 직후에는 CT상에 분명한 소견이 보이지 않으며, 1~2시간 정도 지나서야 조기 소견이 나오기 시작합니다. 증상 발현 후 6시간 정도 경과하면 명백한 뇌부종(cerebral edema)이 보이고, 그 결과 CT에서도 부종 부분이 주위의 정상적인 뇌보다 검게 나타난다. 또한 뇌의 표면 주름(뇌구)이 불분명해지므로 좌우의 차이를 살펴보는 것이 가장 좋다. 그 후에는 2~3주 이후에 위축(atrophy)이 발생한다. 뇌경색에서는 정상적인 뇌의 혈류(피흐름, blood flow)가 방해를 받아 그 부분이 부어오르며, 이것이 CT상의 "주변보다 검게 보인다" "뇌의 주름을 알아보기 어렵다"라는 소견으로 이어진다.

왼쪽마비로 뇌경색을 일으킨 경우 [6시간 경과 후 CT소견]

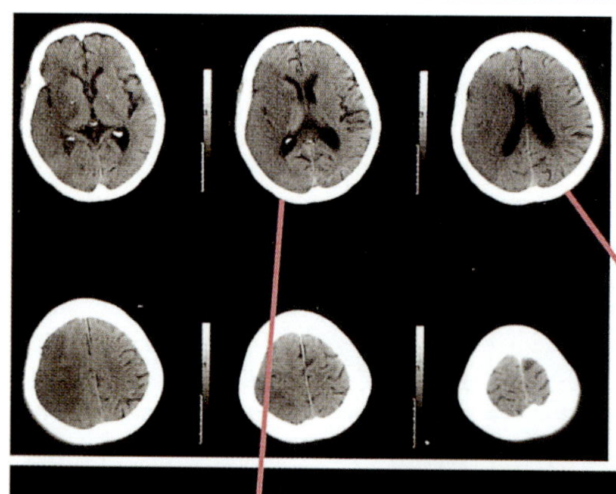

- 왼쪽마비로 증세가 나타난 지 6시간 후의 CT다.
- 왼쪽 CT 상단의 중간, 오른쪽 영상을 아래에 크게 확대했다.

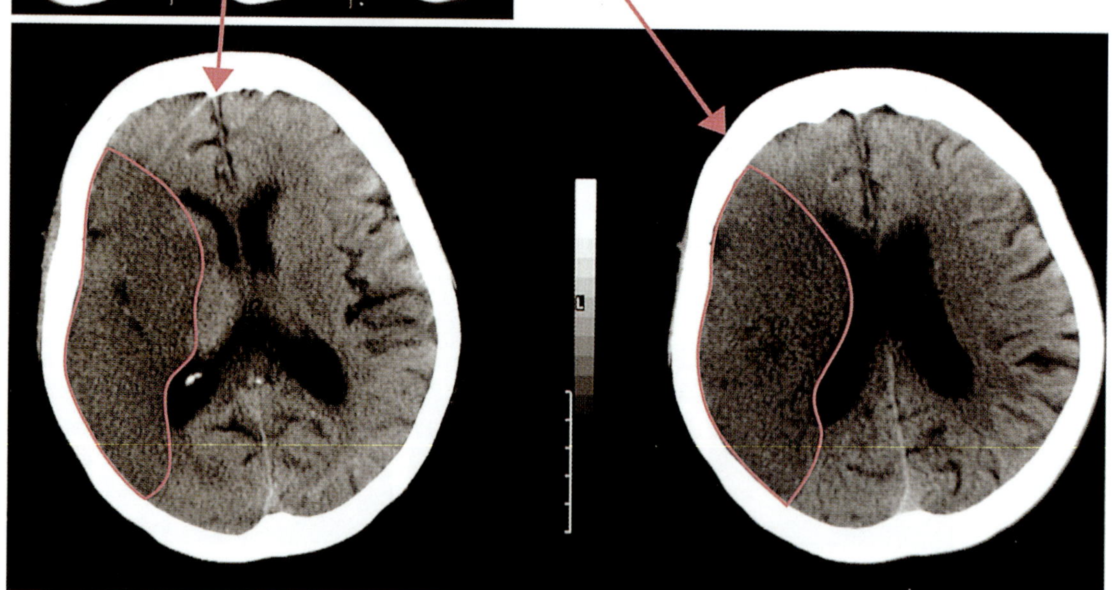

- 각 CT의 좌우를 비교해 보면 오른쪽 대뇌가 큰 쐐기같이 검게 보이고, 그 표면의 주름을 관찰하면 분명하지 않음을 알 수 있다.
- 중대뇌동맥(middle cerebral artery) 영역의 뇌경색에 의해 부종이 시작된 소견이다.
- CT는 단면상을 머리 쪽이 아니라 다리쪽에서 보고 있으므로 사진의 왼쪽이 우뇌가 된다.

(4) 폐렴 CT

폐렴의 흉부 X선 CT

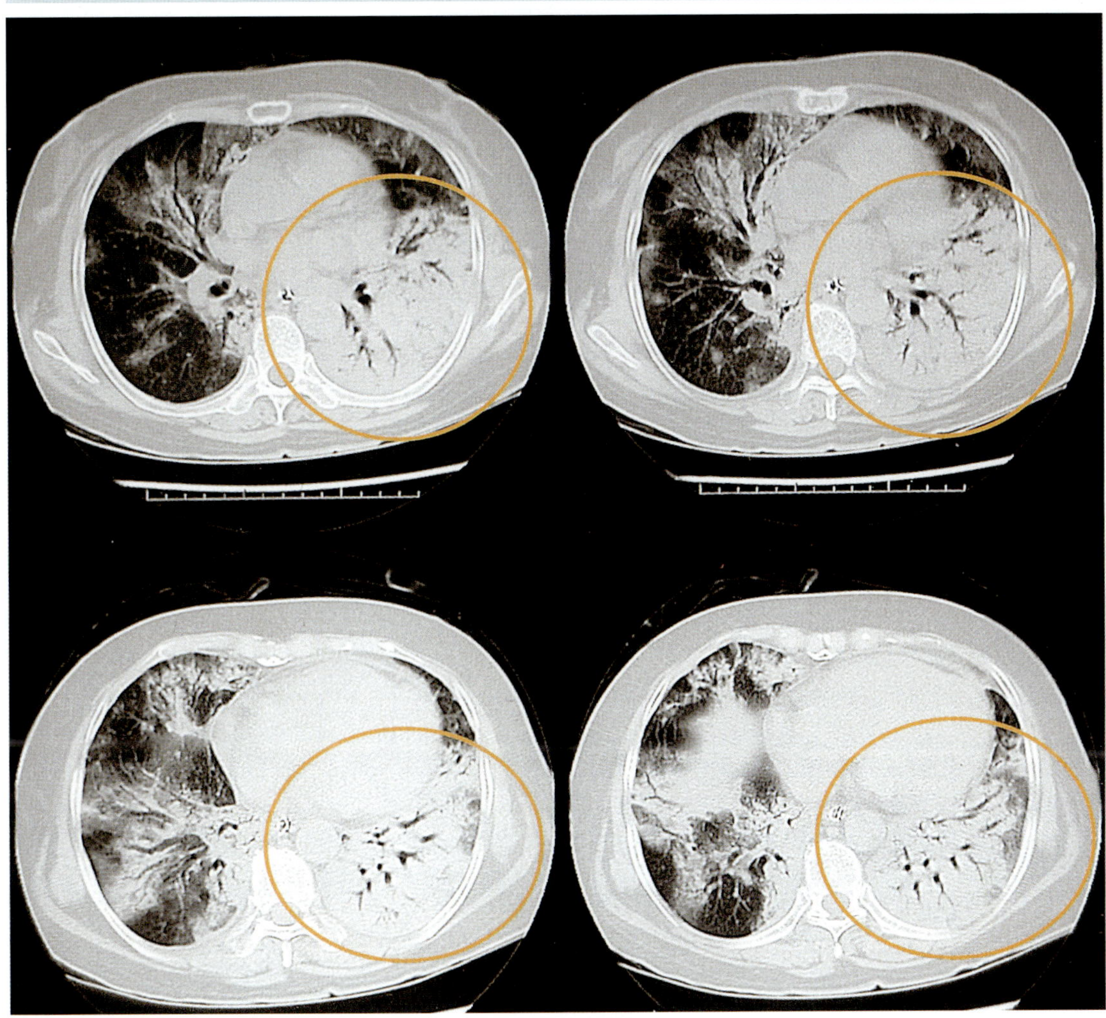

- 단순X선 사진에서 보인 에어·브론코그램은 CT에서는 더 확실하게 알 수 있다.
- 공기가 소실되어 하얗게 보이는 좌우엽 사이에 기관지가 '참새 발자국'처럼 검게 보인다.(○)

12 MRI검사로 무엇을 알 수 있을까요?

MRI(자기공명영상, magnetic resonance imaging)는 고주파가 신체부위에 있는 수소원자핵을 공명시켜 각 조직에서 나오는 신호의 차이를 측정하여 컴퓨터를 통해 재구성하여 영상화하는 기술로, 자석으로 구성된 장치에서 인체에 고주파를 쏘아 인체에서 메아리와 같은 신호가 발산되면 이를 되받아서 디지털 정보로 변화하여 영상화하는 것을 말한다. X선을 이용한 검사인 단순 X선 촬영이니 CT와는 달리 비전리 방사선인 고주파를 이용하는 검사이므로 인체에는 사실상 해가 없다는 것이 중요한 장점 중의 하나이다. 인체를 단면으로 보여준다는 점에서는 CT와 유사하지만 CT에서는 인체를 가로로 자른 모양인 횡단면 영상이 위주가 되지만 MRI는 환자의 자세 변화 없이 원하는 방향에 따라 인체에 대해 횡축 방향, 세로축 방향, 사선 방향 등의 영상을 자유롭게 얻을 수 있다는 장점도 있다.

뇌종양, 허혈성 뇌경색, 뇌출혈, 뇌감염, 뇌 기형, 퇴행성 뇌질환, 척수종양 및 다발성 경색, 자궁경부암, 전립선암 진단에 유용하다.

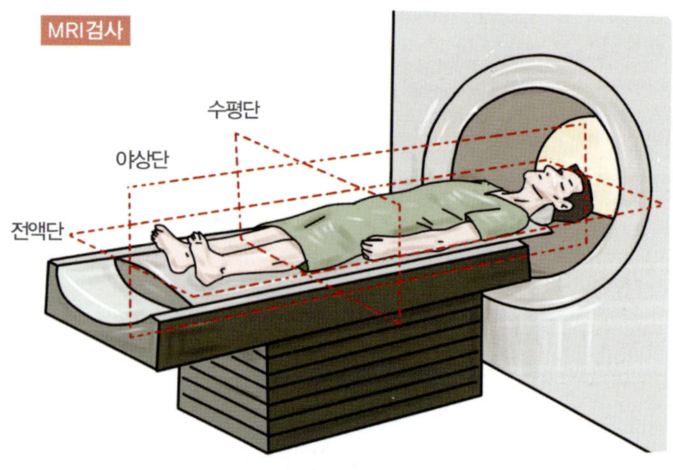

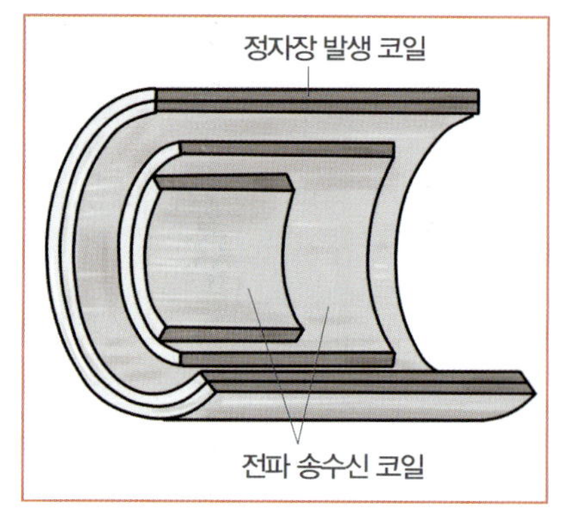

(1) MRI의 메카니즘

① 자연 상태의 체내에는 무수한 수소원자핵(프로톤)이 있으며 각기 다른 방향을 향하고 있다(개개의 프로톤은 자석과 비슷한 것이다).

② 강한 자장 속에 있을 때 체내 프로톤은 일제히 일정한 방향으로 정렬한다.

- MRI의 균일한 자장(정자장)은 약 10,000가우스(=1테라스)로 에레키반의 10배 전후로 강하다.

③ 거기에 전파(RF펄스)를 비추면 체내의 프로톤이 일제히 특정 방향으로 향하는데 이것을 자기공명현상이라고 한다. ④전파를 차단하면 ②의 상태로 되돌아가는데 각각의 조직으로 돌아가는 속도가 다르며 이 속도의 차이를 프로톤에서 발생하는 미약한 전파의 완급으로 기록하고 컴퓨터처리로 영상화한 것이 MRI이다.

생체내 수소원자핵(프로톤)의 방향

①자연상태	↗ ↘ ← ↗ ↓ ↑ ↙ ↗ ↓ ↘
②강한 자장	↑ ↑ ↑ ↑ ↑ ↑ ↑ ↑ ↑
③전파(RF펄스)비춤	→ → → → → → → → → → → →
④전파차단	②의 상태로 되돌아간다.

⬇

각 조직이 돌아오는 시간의 차이를 프로톤에서 나오는 전파의 완급으로 기록한다.

⬇

컴퓨터 처리로 영상화한다.

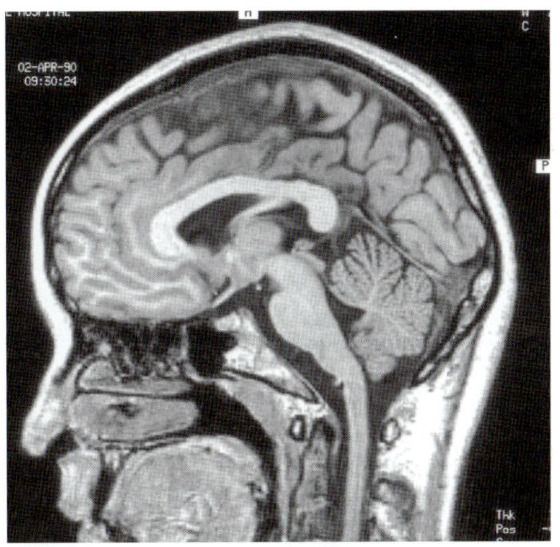

두부(아상단) MRI 영상

정상 두부 MRI와 CT 영상

T1 강조영상

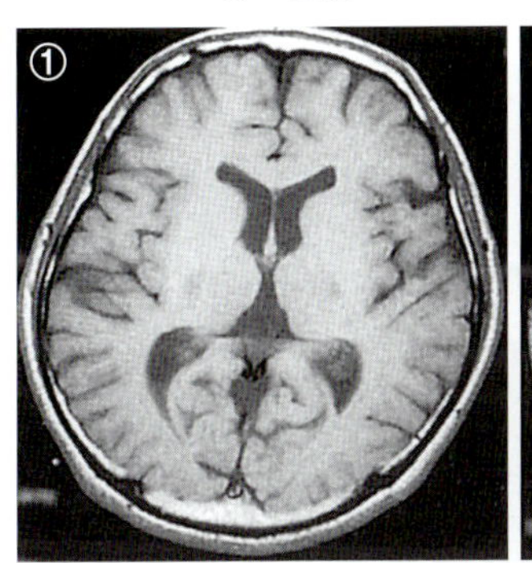

T2 강조영상

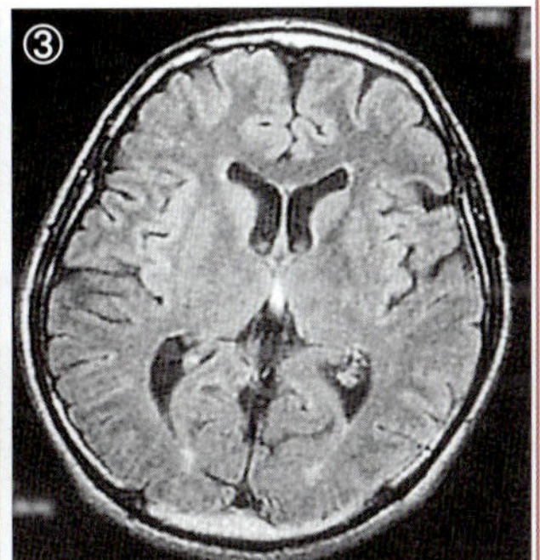

FLAIR 영상

단순 CT 영상

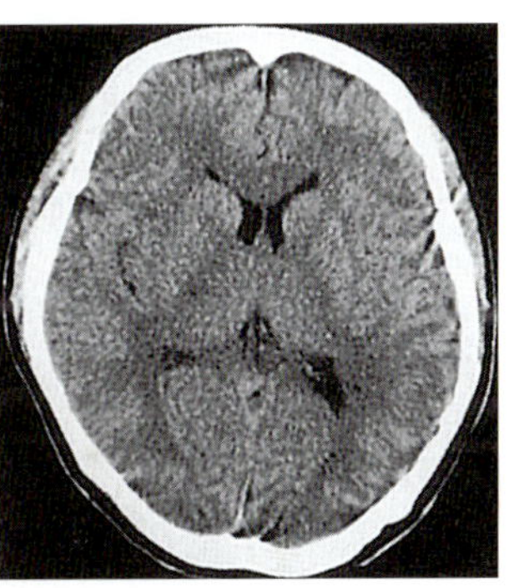

• MRI와 단순 CT를 비교해 보면, CT는 단시간에 촬영이 가능하고 출혈, 석회화 등의 묘사에 뛰어나다.

확산강조영상

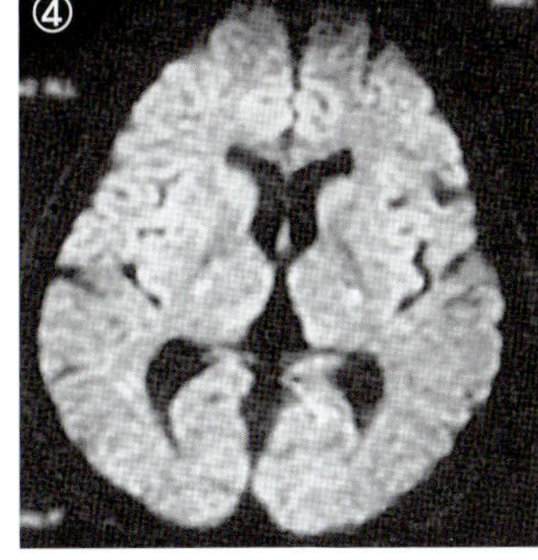

MR 혈관조영

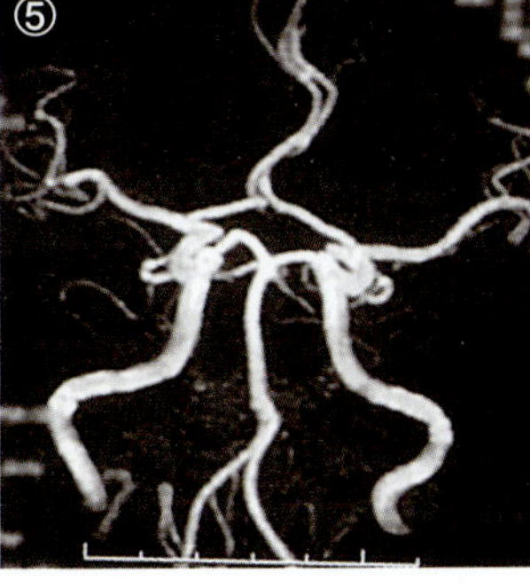

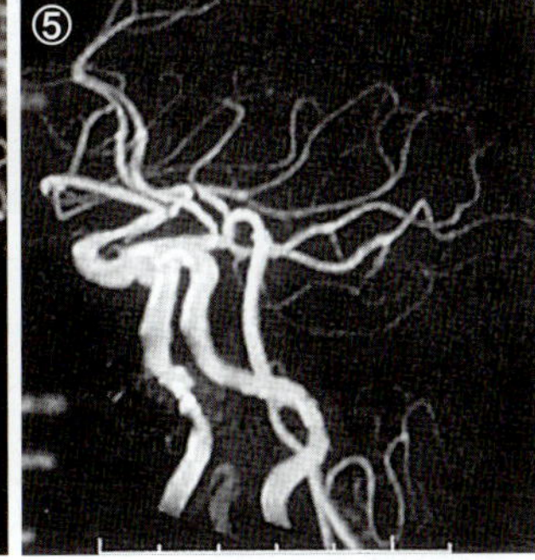

• CT와 비슷하게 보이지만, 단순히 '백' '흑'으로 판정할 수 없다. MRI 촬영은 CT의 몇 배나 되는 시간이 걸리지만, MRI에서는 조영제를 사용하지 않고 피폭 문제도 없으며 위의 다섯 가지 영상을 동시에 촬영할 수 있어 더욱 많은 정보를 획득할 수 있다.

① 해부학적 구조를 파악하기 쉬운 T1 강조영상
② 많은 급성 병변이 물을 함유하므로 이 부분이 하얗게 찍혀서 병변 부위를 파악하기 쉬운 T2 강조영상
③ 병변 부위의 수분만 파악하기 쉽도록 한 FLAIR 영상
④ 급성 뇌경색에 필수인 확산강조영상
⑤ MR 혈관조영

뇌내출혈의 CT와 MRI 소견(급성기)

단순 CT 영상	T1 강조영상	T2 강조영상
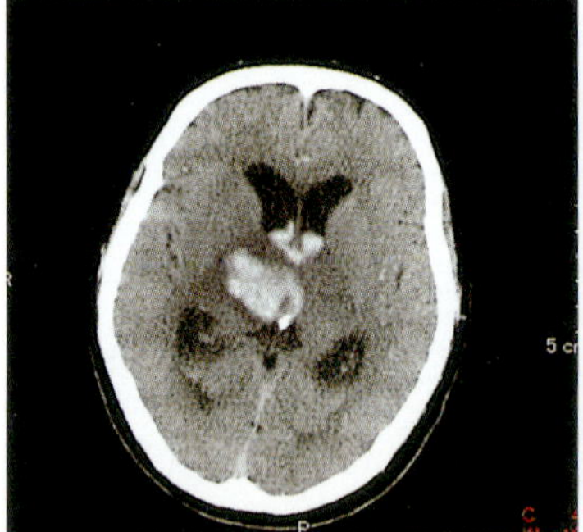	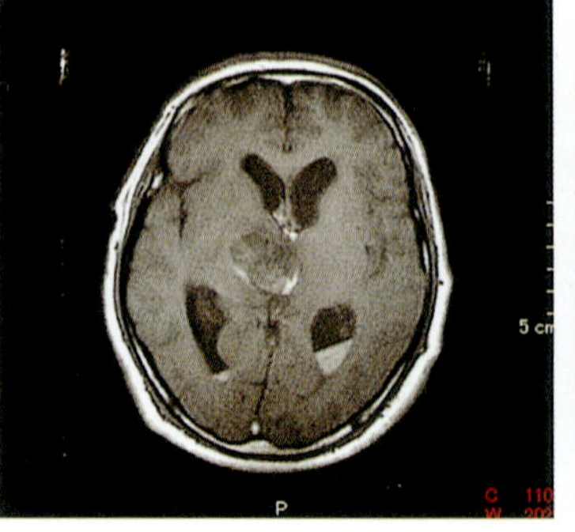	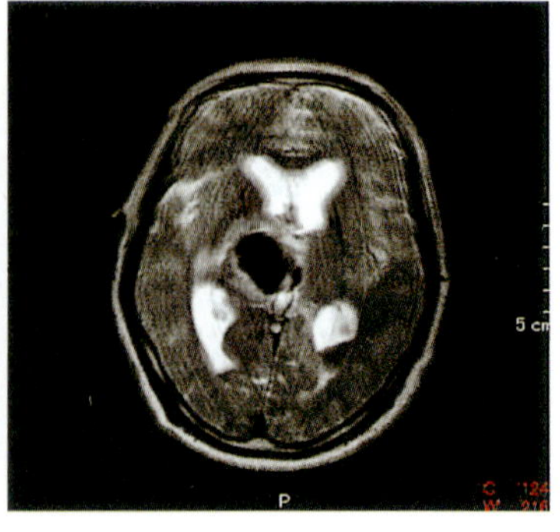

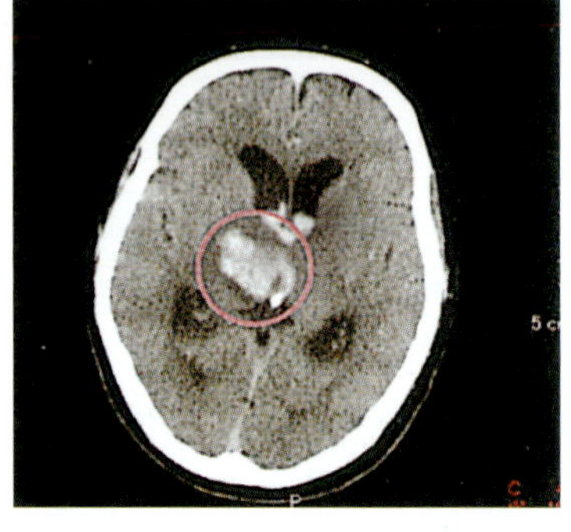

- 우시상출혈의 발병 3일째 CT와 MRI다.
- 급성 출혈은 CT에서는 고흡수의 '백' 이지만(왼쪽 그림의 ○), T1 강조영상에서는 주위의 뇌실질과 그다지 차이가 나지 않고 T2 강조영상에서는 저신호로 '검게' 보인다. 각각 다른 질병을 보는 느낌이다.
- CT 영상과 MRI를 비교해 보면 급성 출혈은 CT로 충분히 진단할 수 있음을 알 수 있다.

뇌내출혈의 CT와 MRI 소견(발병 20일째)

단순 CT 영상	T1 강조영상	T2 강조영상
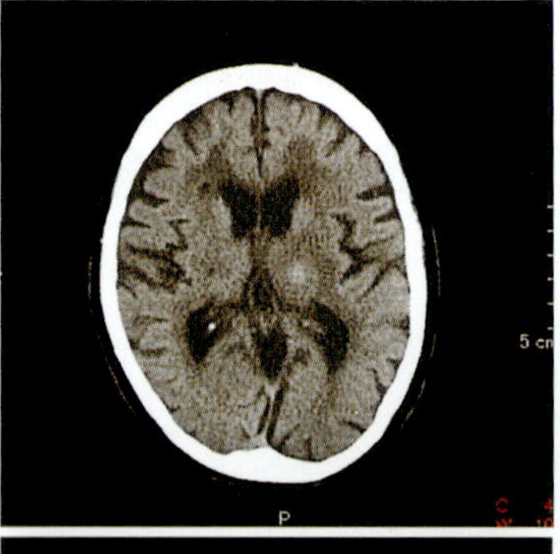	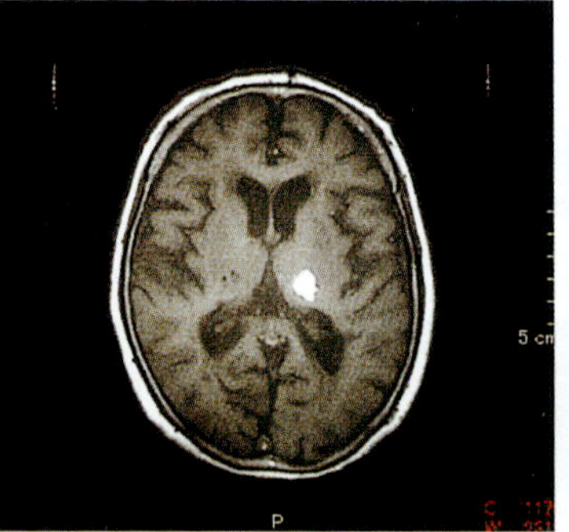	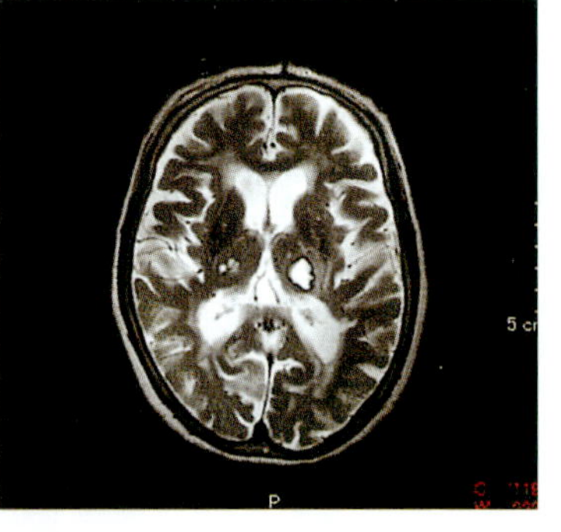

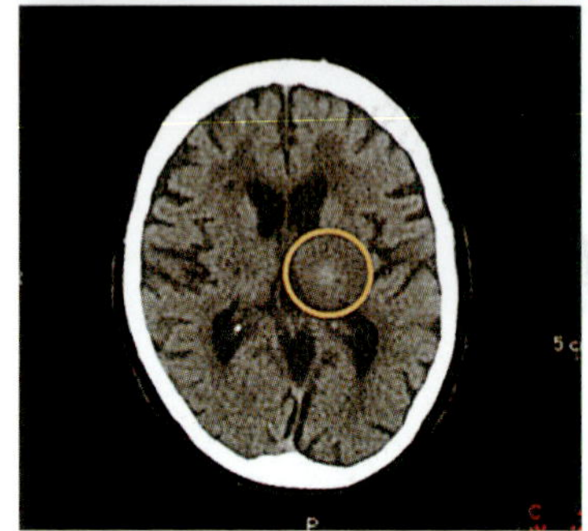

- 우좌시상출혈의 발병 20일째 CT와 MRI다.
- 20일째의 시상출혈은 CT에서는 상당히 흡수되어서 고흡수의 '백' 이 연하여 조금밖에 남아있지 않다(왼쪽 그림의 ○).
- 그런데 MRI에서는 급성기의 출혈과 다른 T1 강조화상, T2 강조화상 모두 고신호의 '백' 으로 찍혀 CT에서는 흡수되어 알아보기 어려웠던 범위도 분명히 볼 수 있다. 급성기의 영상과는 완전히 다름을 알 수 있다.

MRI로 종양을 확인

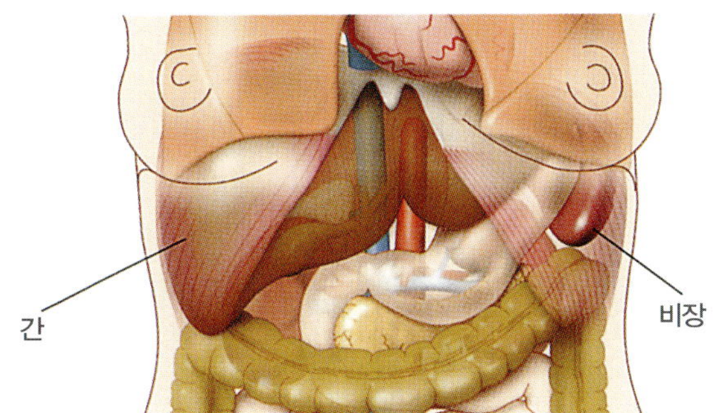

정상 복부

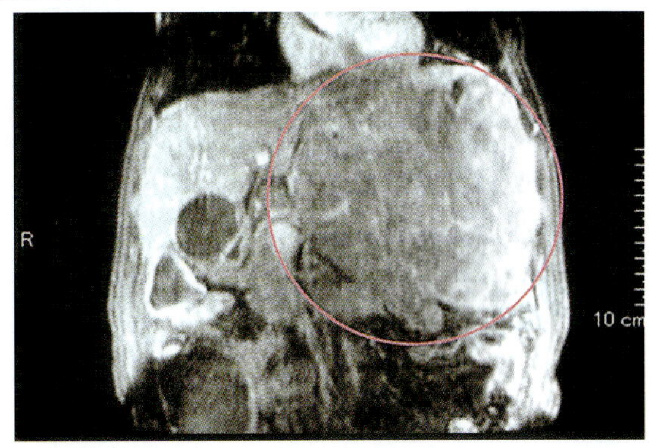

가돌리늄(gadolinium) 조영 T1 강조영상

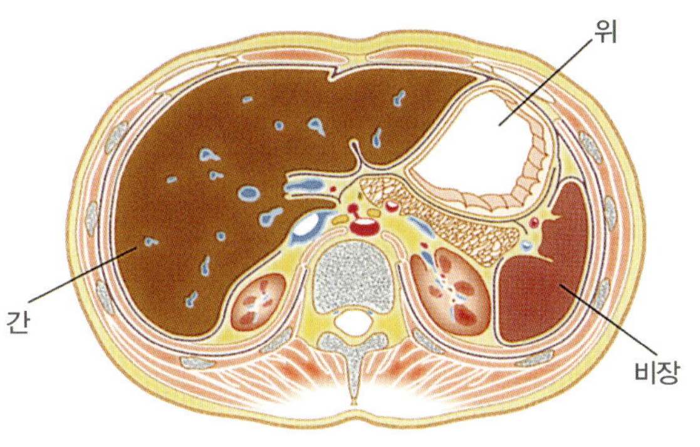

정상 비장

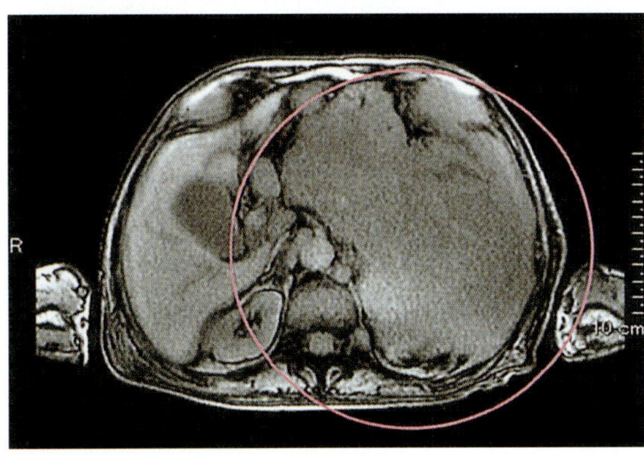

T1 강조영상

- 오른쪽 세 장의 영상은 악성림프종(malignant lymphoma) 환자의 MRI다. 비장이 있어야 하는 자리에 비장과 같은 신호의 림프조직 종창이 한 덩어리가 되어 있다(○).
- MRI를 다양한 방법으로 촬영하면 종양의 성격을 쉽게 이해할 수 있다.
- 왼쪽 해부도와 비교하여 영상에서 어떻게 나타나는지를 확인한다.

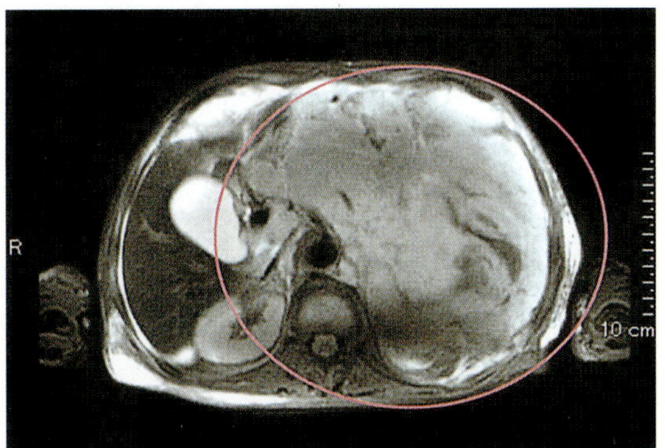

T2 강조영상

13 복부초음파 검사는 무엇을 의미할까요?

초음파 검사는 인체에 무해한 초음파를 이용하여 발사한 후, 인체 장기에서 반사되어 돌아오는 초음파 음속들을 점(dot)들로 배열하여 실시간으로 영상을 얻는 기법으로 간, 비장, 신장, 췌장, 담과, 담낭의 형태학적 이상유무를 확인하기 위한 검사이다. 간의 실질, 간내 혈관의 크기, 간의 미만성 또는 국소적 병소, 담낭 및 담관의 구조 및 확장 여부 등의 진단에 유용하다.

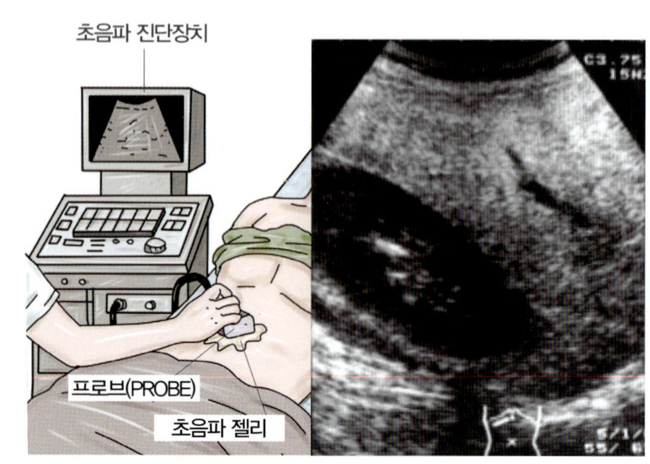

지방간 초음파 영상

복부초음파검사(abdominal ultrasonography)는 초음파를 복부의 피부 표면에 대어 인체조직으로부터의 반사파를 영상화한 것으로 모든 복부증상에 적용된다(비침습적이어서 선별검사로 널리 이용되고 있다). 검사 시 전날부터 금식해야 하므로 환자에게 미리 충분히 설명한다.

검사 전 조치

- 검사 전날 21시 이후는 금식한다. (8시간 이상 금식)
- 변비가 있는 환자에게는 완하제를 투여한다.
- 검사 당일 상부위장관 내시경검사나 위 투시검사를 실시할 경우에는 본 검사를 먼저 실시한다.

진단 가능한 질환	
간질환	급성간염, 만성간염, 간경변, 극증간염, 간세포암, 전이성 간암, 간혈관종, 간낭포, 간농양, 지방간 등
담도계 질환	급성담낭염, 만성담낭염, 담낭용종, 담낭결석, 간내결석, 총담관결석, 담낭암 등
췌질환	급성췌장염, 만성췌장염, 췌장암 등
신장질환	신장결석, 요로결석, 신낭포, 수신증, 신장암, 신외상 등
기타	충수염, 장폐색증 등

정상 복부초음파 영상의 예

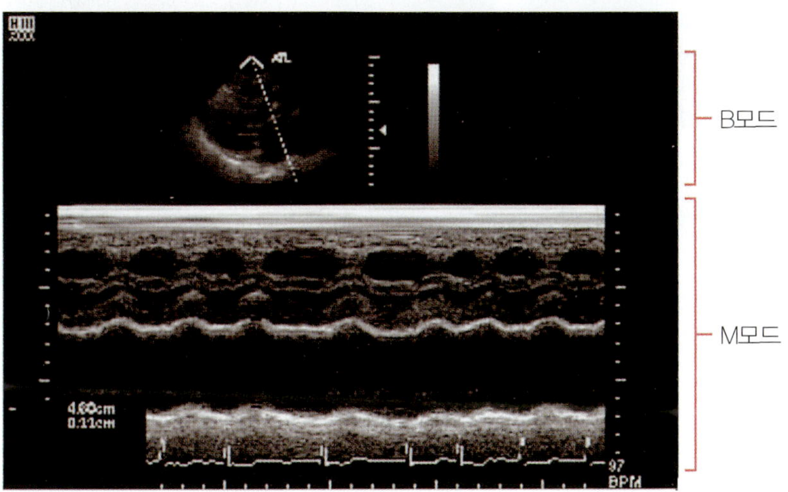

초음파검사의 B모드와 M모드

초음파의 영상 표시방식에는 A모드, B모드, M모드가 있으며 A모드는 거의 사용되지 않는다. B모드의 B는 brightness(밝기)를 말하며 복부 초음파검사 영상에서는 이 표시형식이 사용되고 있어 가장 친숙한 영상이다. M모드의 M은 motion(움직임)을 말하며 심장 등과 같이 움직임이 있는 조직으로부터의 반사파를 시간의 경과에 따라 나타냄으로써 얻을 수 있는 동적영상이다. B모드와 M모드의 걸쭉하지 않은 액체는 까맣게 찍힌다. 그러나 그 '검은색' 도 상대적일 뿐이어서 영상을 어떤 조건으로 표시하고 인쇄할지에 따라서 다르게 보일 수 있다.

(1) 담석

정상담낭과 담석(담낭내 결석)

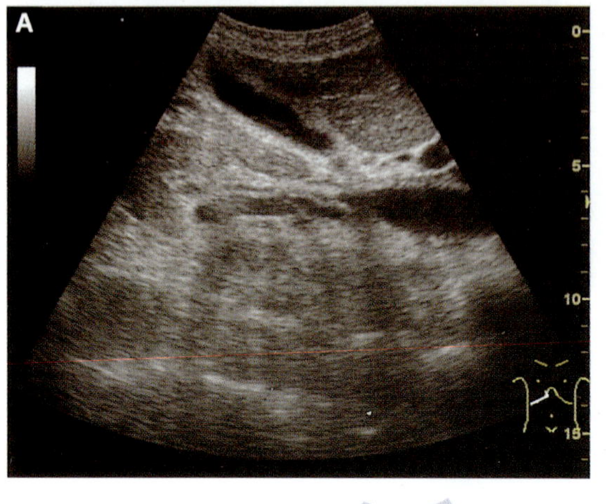

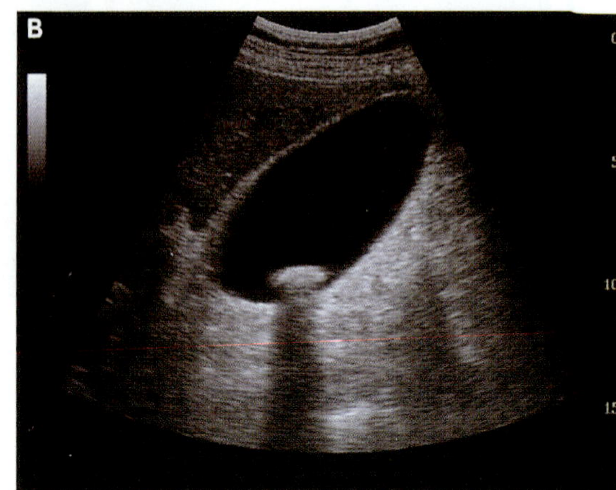

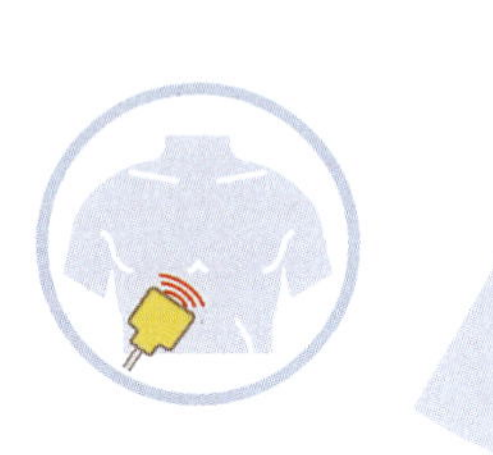

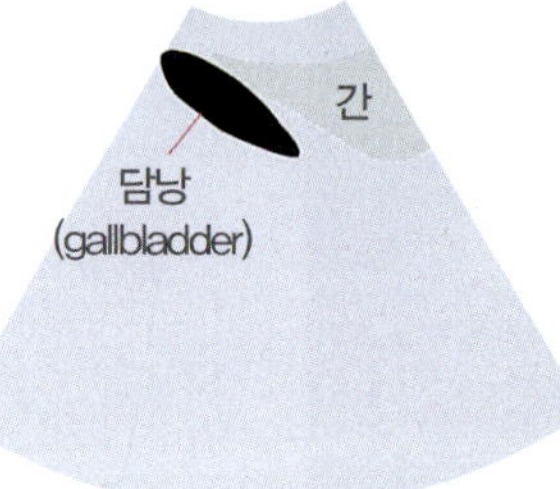

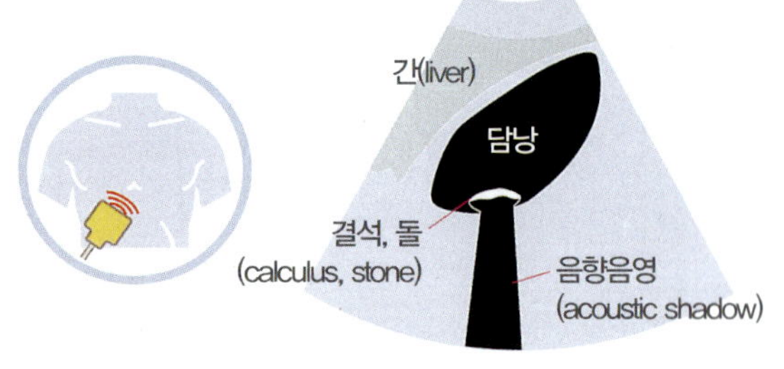

A: 정상 담낭은 공복 시에는 저장된 담즙으로 인해 확장된다. 이 초음파 영상은 점심식사 후 2시간이 경과한 것으로 식사 직후에는 더 수축된다.

B: 공복 시에 확장된 담낭 내에 결석이 하나만 있다. 이 사진과 같이 음향음영이 확실한 것에서는 거의 담석이 확실하다. 음향음영이 확실하지 않은 결석일 때에는 폴립과의 감별을 위해 체위변환 등을 실시하여 가동성(이동성, mobility)을 조사한다.

(2) 간경변

정상간과 간경변①

정상간

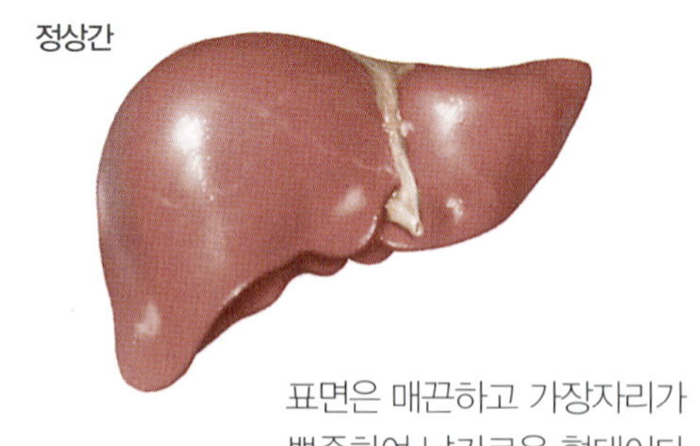

표면은 매끈하고 가장자리가 뾰족하여 날카로운 형태이다.

간경변

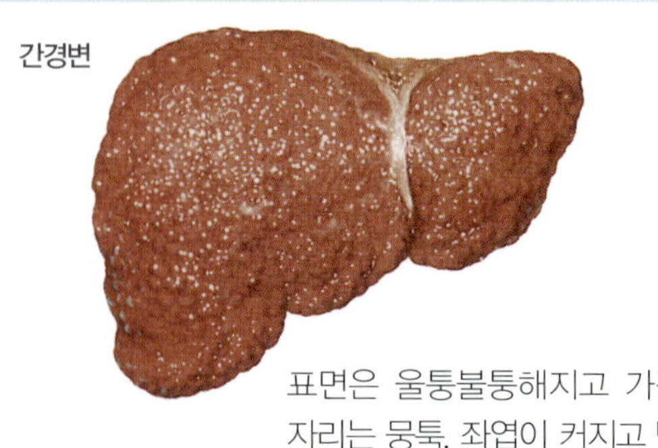

표면은 울퉁불퉁해지고 가장자리는 뭉툭. 좌엽이 커지고 박쥐가 날개를 편 모양이 된다.

정상간과 간경변②

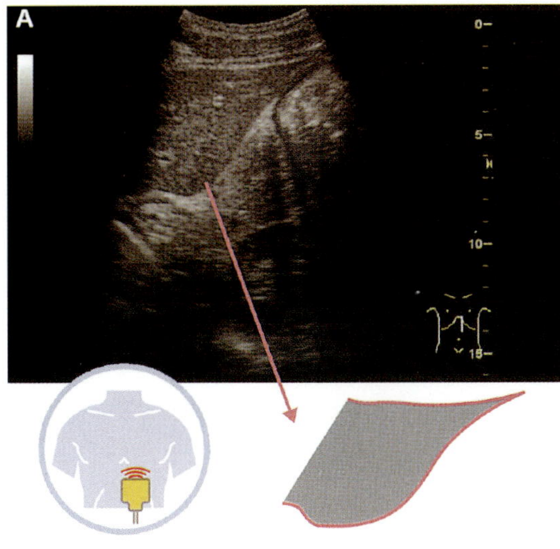

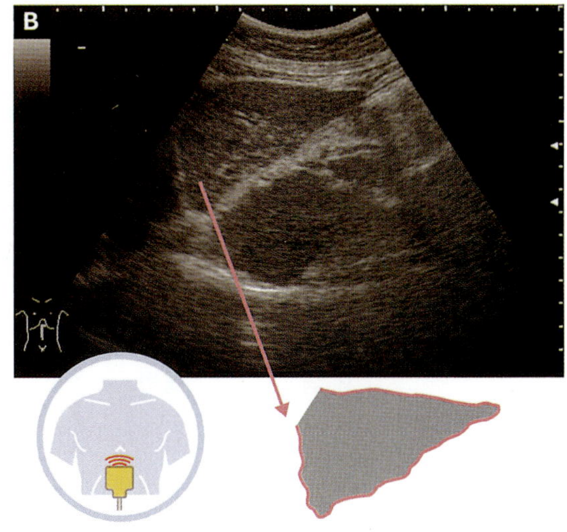

A: 정상 간은 가장자리가 예각으로 날카롭고 표면도 편평하고 실질도 균일하다.

B: B형 간염에 의한 간경변 환자는 가장자리가 뭉툭해지고 잘 보면 표면이 울퉁불퉁하고 실질도 조악하다. 단 익숙하지 않으면 가장자리의 뭉툭해짐 이외에는 읽어내기가 어려울 수 있다.

간경변에 수반되는 간의 변화와 복수

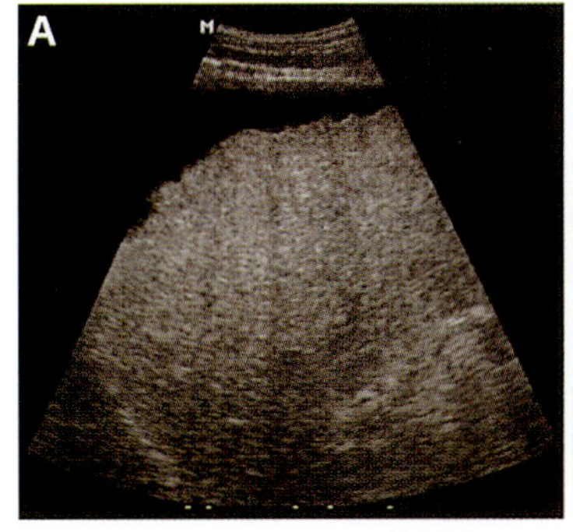

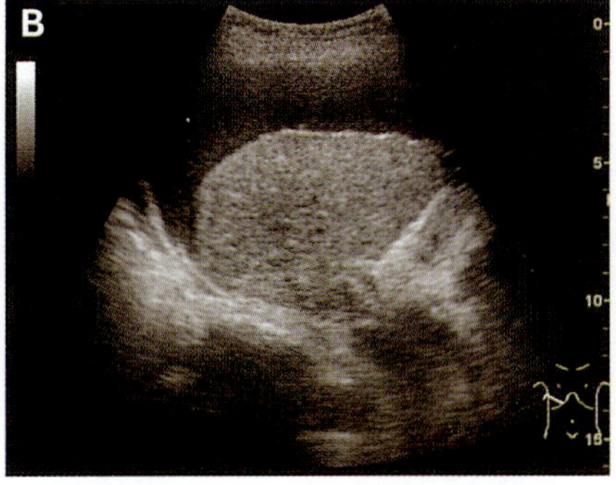

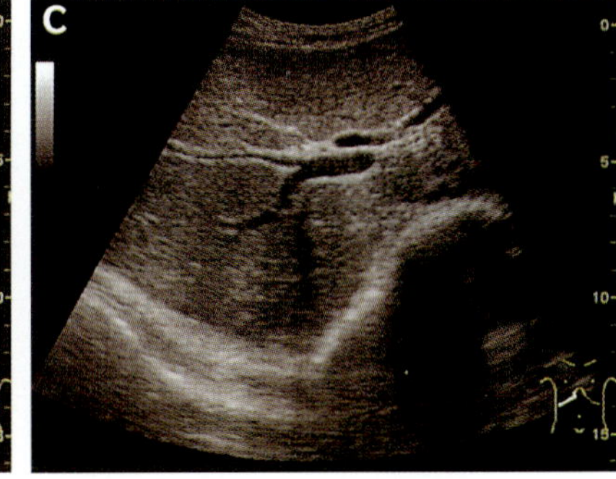

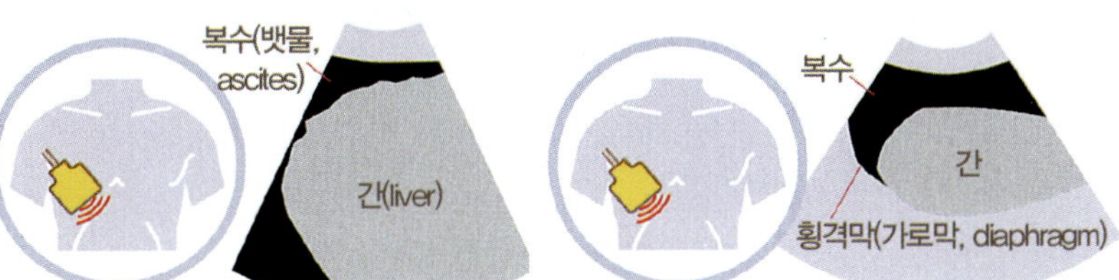

- A, B는 간경변, C는 정상간.
- 간의 우엽은 위축되고 표면은 울퉁불퉁하며 실질 에코도 거칠다. (A, B)
- 주변의 검게 보이는 부분을 에코프리 스페이스(메아리없는 공간, echo free space)라고 하며 복수가 차 있음을 나타낸다. 복수 속에 떠 있는 울퉁불퉁한 것이 위축된 우엽이다.

14 내시경역행췌담관조영술로 무엇을 알 수 있을까요?

내시경역행췌담관조영술(endoscopic retrograde cholangiopancreatography, ERCP)은 내시경과 방사선을 이용한 검사로 식도를 통해 카테터(catheter)를 삽입하고 조영제를 주입하여 담관, 담낭, 췌관을 촬영한다. ERCP는 진단 목적 외에도 담관, 담낭, 췌관의 질병에 대한 치료에도 활용된다.

여러 가지의 담관·담낭조영법이 있지만 담관·담낭조영만으로는 감별 진단을 내리기 어려운 경우도 많아 복부초음파, 복부CT, MRI검사 등과 함께 종합적으로 최종 진단을 내린다.

주요 담관·담낭조영법

① 내시경역행췌담관조영술(ERCP: endoscopic retrograde cholangiopancreatography)

- 식도(esophagus)를 통해 파이버스코프(fiberscope)를 십이지장까지 유도해 파터유두 개구부로 카테터를 삽입하고 조영제를 주입해 담관, 담낭, 췌관조영을 실시한다.
- 세포진단도 가능하며 간 내 담관 확장이 없는 경우에도 실시할 수 있다.

② 피부간경유쓸개관조영술(PTC: percutaneous transhepatic cholangiography)

- 간 내 담관 확장의 예에서 초음파 또는 투시로 피부나 간을 통해 간 내 담관에 구멍을 내어 카테터를 삽입하고 조영제를 주입해 조영한다.
- 카테터를 그대로 두고 감황처치도 실시할 수 있다.

③ 자기공명 췌담관조영술(MRCP: magnetic resonance cholangiopancreatography)

- MRI로 하는 담도계 검사로 설비가 필요하지만 침습도 적고 특별한 기술도 필요하지 않아 진단에 매우 유용하다.

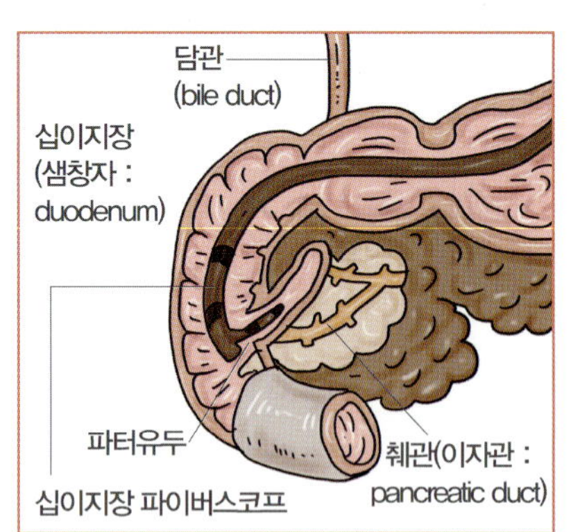

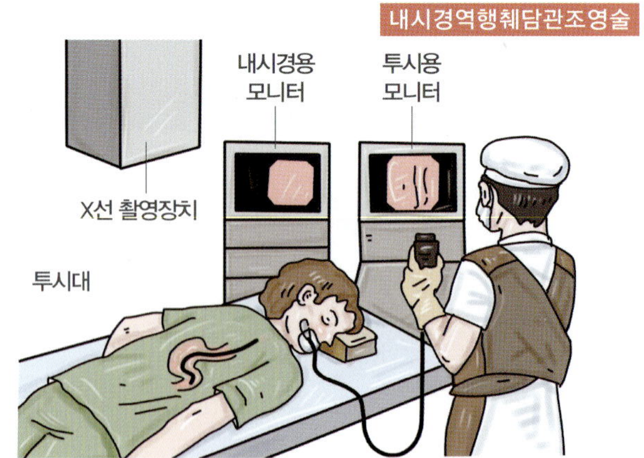

적용되는 주요 질환과 소견

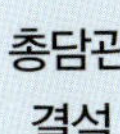

총담관 결석

- 결석에 의한 투량상과 역U자형 음영결손을 보인다.
- 폐색을 초래하는 경우에는 총담관 확장을 동반한다.

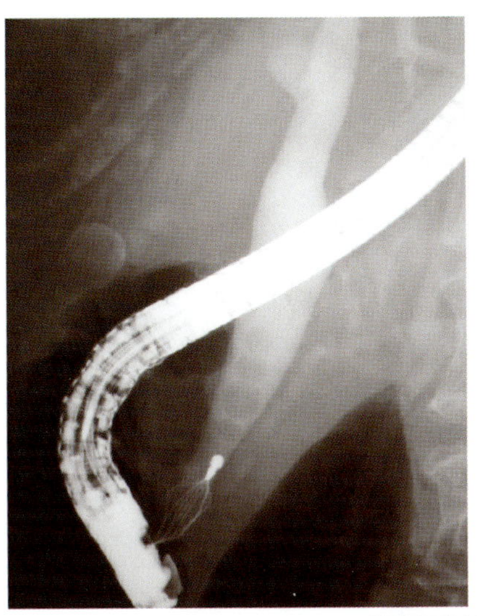

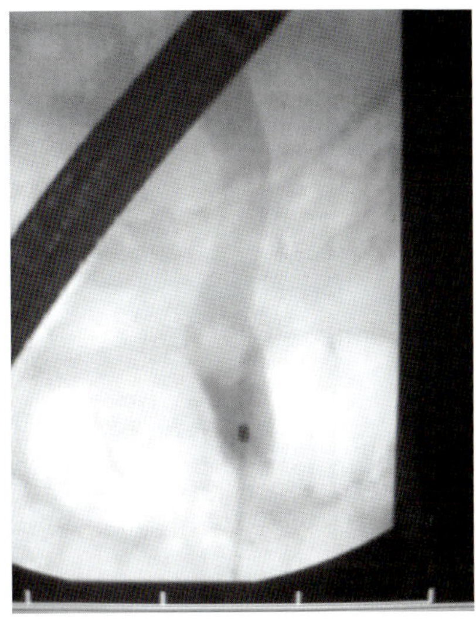

총담관결석의 ERCP 영상

담관암

- 총담관 주변이 불규칙한 협착상을 보인다.
- 폐색을 초래한 병에서는 총담관의 불규칙한 중단과 중추부 담관의 확장을 보인다.

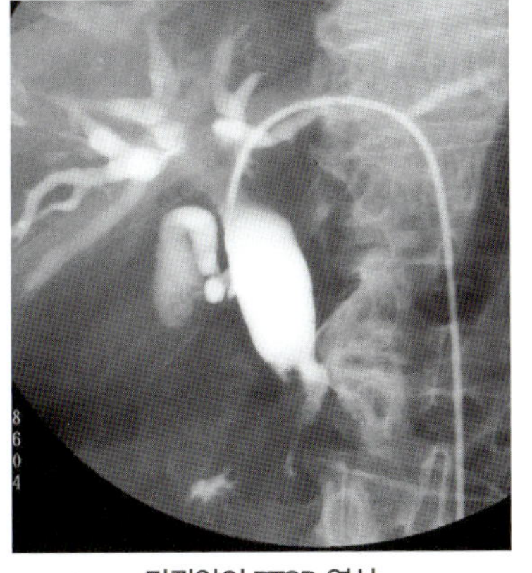

담관암의 PTCD 영상

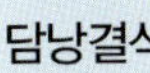

담낭결석

- 원형의 투량상으로 나타난다.
- 담낭경부의 헤르니아, 만성 담낭염인 경우에는 나타나지 않는 경우가 있다.

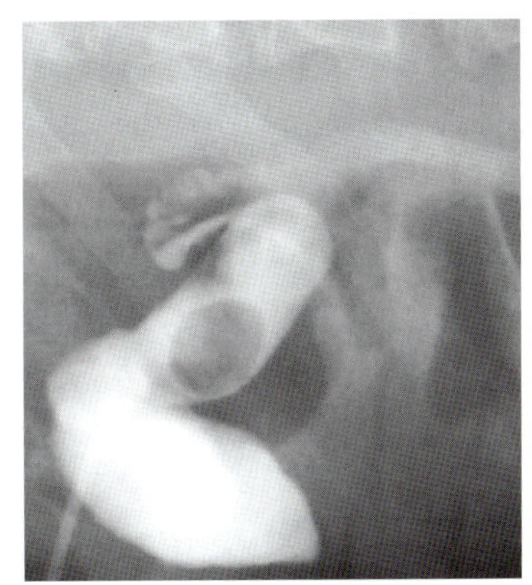

담낭결석의 조영상

담낭암

- 담낭 내의 형태를 갖지 않은 병변으로서 그려진다.
- PTC(피부간경유쓸개관조영술), ERCP에서는 담낭이 조영되지 않는 경우도 적지 않다.

췌장암

- 주췌관의 불규칙한 협착, 변형, 중단, 사행, 폐색 등을 나타내며 이에 따라 말초에 있는 췌관은 확장한다.
- 췌두부암에서는 진행되면 하부담관의 협착을 가져온다(췌장암의 80%는 췌관에서 비롯되고 2/3는 췌두부에 발생한다).

15 폐기능 검사는 무엇을 의미할까요?

폐기능검사(pulmonary function test, PFT)는 호흡기능검사로, 조직세포의 대사과정에서 생성된 이산화탄소(carbon dioxide)를 체외로 배출시키고, 산소를 흡입하여 조직세포에 공급하는 폐기능에 대한 진단적 정보를 얻기 위한 검사이다.

호흡기계 증상이 나타나기 전 비성상적인 폐기능 이상, 폐질환 소견의 양상과 정도를 알 수 있으며 폐합병증을 예방할 수 있는 진단검사이다.

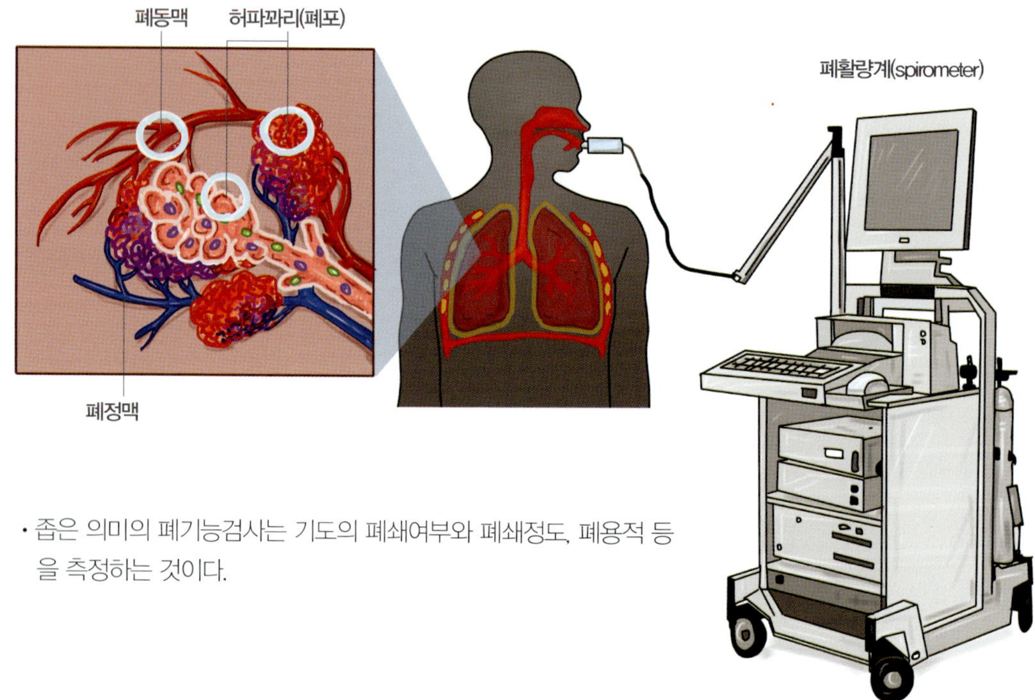

· 좁은 의미의 폐기능검사는 기도의 폐쇄여부와 폐쇄정도, 폐용적 등을 측정하는 것이다.

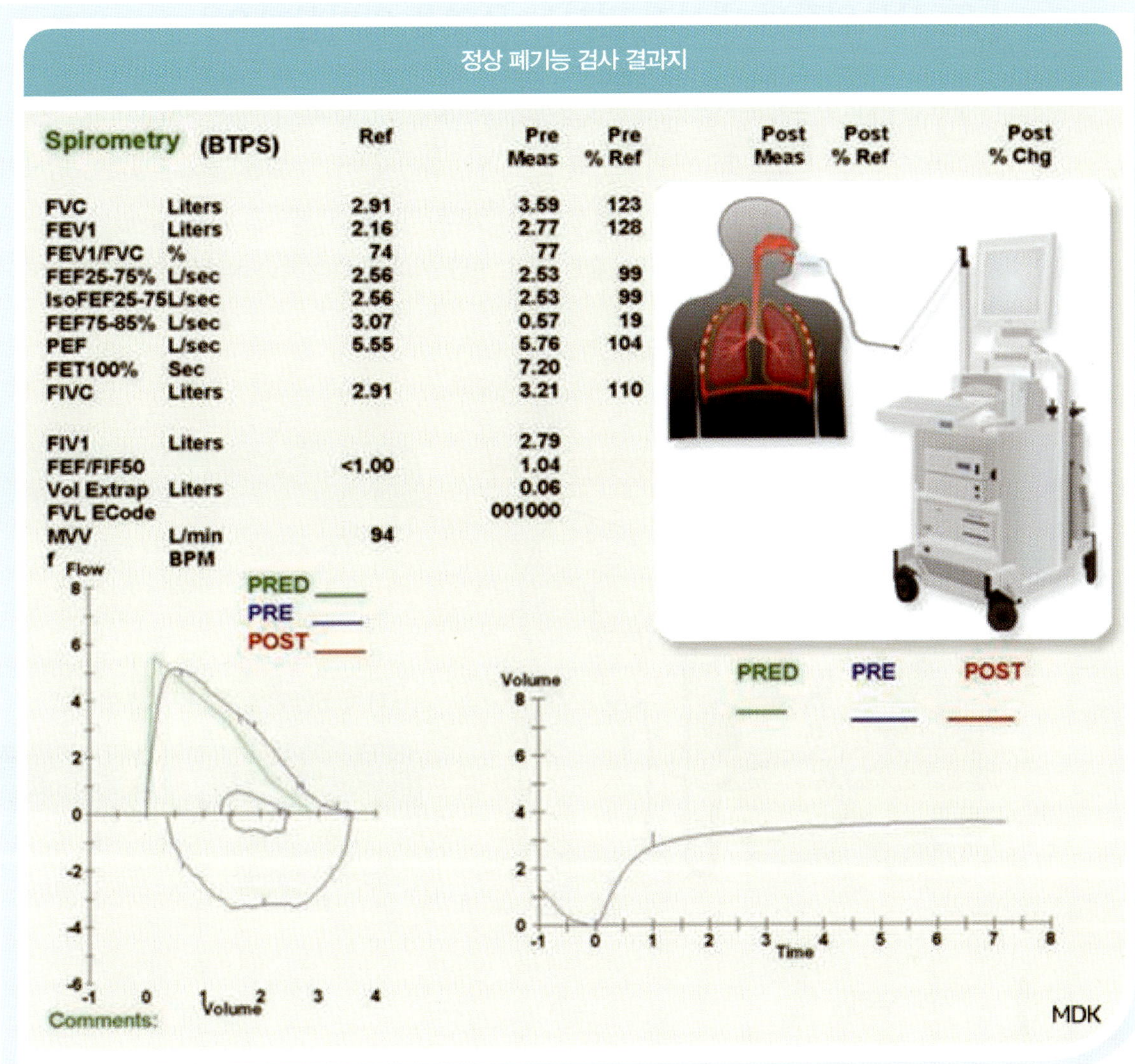

정상 폐기능 검사 결과지

Spirometry (BTPS)		Ref	Pre Meas	Pre % Ref	Post Meas	Post % Ref	Post % Chg
FVC	Liters	2.91	3.59	123			
FEV1	Liters	2.16	2.77	128			
FEV1/FVC	%	74	77				
FEF25-75%	L/sec	2.56	2.53	99			
IsoFEF25-75	L/sec	2.56	2.53	99			
FEF75-85%	L/sec	3.07	0.57	19			
PEF	L/sec	5.55	5.76	104			
FET100%	Sec		7.20				
FIVC	Liters	2.91	3.21	110			
FIV1	Liters		2.79				
FEF/FIF50		<1.00	1.04				
Vol Extrap	Liters		0.06				
FVL ECode			001000				
MVV	L/min	94					
f	BPM						

16 상부위장관 내시경 검사는 무엇을 의미할까요?

상부위장관(식도·위·십이지장) 내시경검사(esophagogastroduodenoscopy, EGD)는 내시경을 구강으로 삽입하여 X-선 검사로 확인하기 어려운 식도, 위, 십이지장의 부위를 직접 관찰하는 검사이다.

상부위장관(식도, 위, 십이지장) 내시경 검사는 소화기증상을 보이는 모든 병에 적용되며 내시경 검사에는 병변 직접관찰, 생검재료 적출에 의한 진단 외에 폴립절제술(polypectomy) 등의 치료도 할 수 있다는 이점이 있다.

상부위장관(식도, 위, 십이지장) 내시경검사

받침대로 어깨를 받친다.

좌측 와위

검사 전 문진 · 설명

- 심장병, 녹내장, 전립선비대 유무
- 천식 등 알레르기 체질의 유무
- 고혈압의 유무
- 간질환의 유무
- 약물 알레르기의 유무
- 인두통의 유무
- 매독, B형·C형간염 등 감염증 유무

검사 전 처치

- 검사 전날 21시 이후에는 금식
- 구강 및 인두부에 마취

검사의 금기

① 검사에 비협조적 ② 쇼크 상태

③ 급성 심근경색 후

상부위장관 내시경 검사의 실제

① 검사 전에 아래 내용의 문진을 통해 환자에게 검사에 대하여 충분히 설명한다.

- 심장병, 녹내장, 전립선비대 유무(검사 전 처치에 사용하는 브롬화 브틸스코폴라민[부스코판] 사용 가부)
- 천식 등 알레르기 유무
- 고혈압의 유무
- 간질환의 유무(생검 시 출혈이 지연되는 경우가 있다)
- 약물 알레르기의 유무
- 인두통의 유무(인두마취에 영향을 준다)
- 매독, B형·C형간염 등 감염증 유무

② 검사 전 처리를 실시한다.

- 검사 전날 21시 이후에는 금식한다.(물을 포함하여 약 8시간 이상 일체의 음식을 금해야 하며, 심장·혈압약을 복용하고 있는 환자는 소량의 물로 약만 복용하게 한다.)
- 검사 10분 전 시메치콘(simethicone) 1~2.5mL를 10mL의 물과 마시게 한다.
- 염산 리도카인 5mL를 5분간 물고 있게 한다(구강 및 인두마취). 이 때 머리를 뒤로 젖혀 충분히 마취되도록 한다.
- 필요에 따라 리도카인스프레이로 인두부를 추가로 마취한다.
- 부스코판 20mg을 근육에 주사한다(위장의 연동운동을 약하게 하여 관찰을 용이하게 한다).
- 필요에 따라 디아제팜(diazepam) 5mg을 정맥에 주사한다(고령자나 저산소혈증 등의 환자에게는 호흡억제를 초래할 우려가 있어 사용하지 않는다).

③ 오른쪽 무릎을 가볍게 구부리게 하여 좌측 와위 상태로 받침대를 받혀 체위를 조절한다.

- 간호사는 환자의 어깨부터 배와 머리부위에 가볍게 손을 대어 검사 중 정신적 긴장을 완화시킨다.

④ 마우스피스를 고정한다. 치아보호용 덮개(mouthpiece)를 치아 사이에 고정하는데, 호흡에는 지장이 없으며 입을 통해 내시경을 십이지장까지 삽입하는 동안 심호흡을 하면 구토와 질식을 완화시키는데 도움이 된다.

⑤ 내시경을 구강으로 삽입하고 상부위장관을 관찰한다. 검사하는 동안 입안에 고인 분비물은 흡입기구로 흡입되며, 삼키지 말고 입 밖으로 흘려버리면 된다. 검사소요 시간은 5~10분 정도이며, 폴립절제술 등 치료를 위한 내시경인 경우에는 30분~1시간 정도로 시간이 더 길어질 수 있다.

⑥ 생검 겸자를 내시경 겸자공에 삽입해 이상이 보이는 병변부위에서 생검 재료를 채취한다.

⑦ 내시경 제거 후 주의 사항을 설명하고 확인한다.

- 검사로 인해 공기가 위에서 장으로 옮겨가므로 복부팽만감과 복부 둔통이 일어날 수 있다.
- 최소 1시간은 음식 섭취를 피한다(인두 마취의 영향이 남아있기 때문).
- 생검 후 점심과 저녁식사는 소화가 잘 되는 것으로 하며 알코올, 담배, 커피 등 자극적인 것은 피한다.

진단 가능한 주요 질환과 소견			
식도	식도염, 식도궤양		미란, 바퀴모양 혹은 종주궤양
	식도열공		농상 헤르니아(탈장)
	식도정맥류		구불구불한 정맥, 정맥류 위의 세정맥이 부풀어 오름(red color sign)
	식노암		융기, 함몰, 협착
	말로리바이스증후군 (Mallory–Weiss syndrome)		분문(위의 앞문) 바로 아래의 종주열창
위	위염	급성위염	반점 모양의 발적, 미란
		만성위염	연속된 발적 등
		급성 위점막병변 (AGML)	출혈성 미란, 다발성 궤양
	위궤양		백태, 벽 집중(converging fold), 재생상피 등
	위폴립		표면이 매끄러운 공 모양이나 분엽 등 다채롭다.
	점막하종양		완만한 융기, 원형에 가까운 음영결손
	위암		표면이 불균형한 융기, 궤양주위의 주제형성, 벽경화, 신전성 불량, 점막히더의 주행 이상 등
십이지장	십이지장염		미란, 발적
	십이지장 종양		백태, 능선(ridge) 형성

17 대장내시경 검사는 무엇을 의미할까요?

대장내시경 검사(colonoscopy)는 내시경을 통하여 항문과 직장 및 대장의 내부를 관찰하는 검사로 ① 하혈(출혈원 진단과 치료)을 하는 경우, ② 모든 대장 질환, ③ 기타(식욕부진, 체중감소, 빈혈 등)에 적용된다.

대장은 음식물을 소화하고 흡수하는 역할을 하는 장기가 아니며 소화되고 남은 음식물 찌꺼기를 모아 변을 만들고 내보내는 역할을 한다. 대변에는 인체에 흡수된 많은 발암물질들이 포함되어 있고, 간 등에서 분비된 독성물질들도 포함되어 있어 이들 해로운 물질들을 실어 몸밖으로 배출해 내는 운반체 역할도 한다. 따라서 여러 해로운 물질들에 상대적으로 노출될 기회가 많기 때문에 많은 질병이 생길 수 있는 장기이므로 정기적인 대장검사가 필수적이다.

대장조영술의 장점은 대장 용종(polyp)이 발견된 경우 그 즉시 용종을 제거하여 혹시 있을지 모를 대장암으로의 진행을 차단할 수 있다는 것이다. 대장용종의 대부분이 선종성이고 그중 약 10%는 암 때문에 용종절제술에 적용된다. 대장용종은 40대엔 30%, 50대 이후엔 40%에서 발견될 정도로 매우 흔한 질병이기 때문에 대장검사를 하려면 검사의 정확도나 유용성을 생각할 때 대장내시경검사를 받는 것이 훨씬 유리하다.

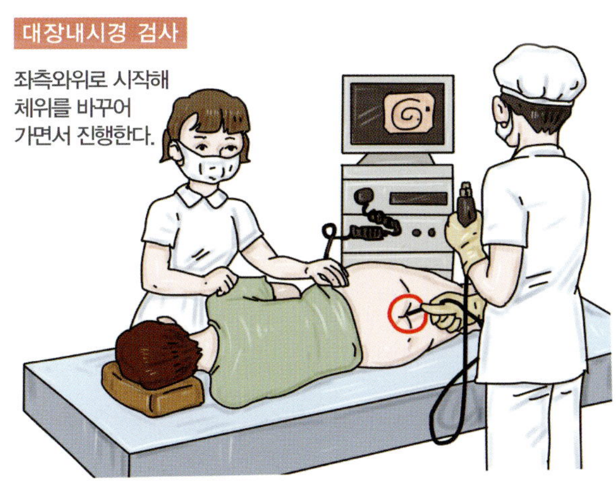

검사 전 문진 · 설명

- 심장병, 녹내장, 전립선 비대의 유무
- 천식 등 알레르기 체질의 유무
- 고혈압의 유무
- 간질환의 유무
- 약물 알레르기의 유무
- 매독, B형·C형간염 등 감염증 유무

검사 전 처치

- 검사 전날 21시 이후 금식
- 완하제 복용
- 검사 전 장세척 등

검사의 금기

①검사에 비협조적　②쇼크 상태

③장관천공, 장 폐색　④급성심근경색 후

대장내시경검사의 실제

① 상부위장관 내시경검사의 실제 예에 준한다.

② 검사 전 조치를 취한다.

- 검사 전날은 섬유소가 적은 식사를 하고, 21시 이후에는 금식하며 완하제를 복용한다.
- 장세척을 위해 니플렉(전해질 배합제) 1.5~2L를 약 2시간 간격으로 음용하여 물 형태의 변이 나오는 것을 확인한다.
- 검사 직전에 마취제 염산페티딘 오피스탄(opistan)과 브롬화 부틸스코폴라민(부스코판)을 주사한다.

③ 체위는 좌측와위로 시작하여 체위를 바꾸어 가며 검사를 진행한다.

④ 생검 겸자를 파이버스코프의 겸자공에 삽입해 병변부를 채취한다.

⑤ 검사 후 주의사항을 설명하고 확인한다.

- 검사로 인한 공기 잔존으로 인해 복부 팽만감이나 복부의 둔통이 일어날 수 있다.
- 생검 후 점심이나 저녁식사는 소화가 잘 되는 음식을 먹고 알코올, 담배, 커피 등 자극적인 것을 피하며 수분을 많이 섭취하도록 한다.

진단 가능한 주요 질환과 소견			
① 급성 출혈성 직장궤양			산발적인 궤양과 출혈
② 염증성병변	허혈성 대장염		모지압흔상, 종주궤양
	장결핵		회맹부 변형, 바퀴모양 궤양
	크론병		비연속 다발성 궤양, 포석상, 루공
	궤양성 대장염		연속성 궤양, 미란, 연관상
	아메바성 장염		광범위한 궤양
③ 종양성 병변	대장암	조기암	편측성 벽변형
		진행암	암 융기에 따른 장관 협착, 폐색
	가족성 대장선종증		다발성 폴립(multiple polyp)
④ 기타	• 직장평활근육종 • 카로티노이드(carotenoid) • 융모선종 등		

18 골밀도 검사는 무엇을 의미할까요?

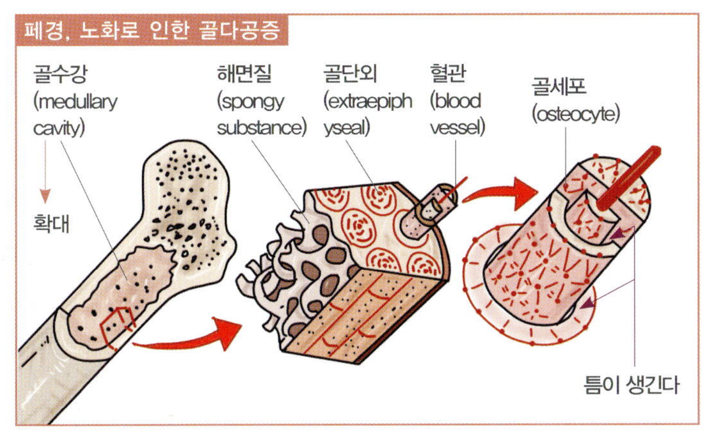

골밀도검사(bone densitometry)는 특정부위의 뼈의 양을 측정하기 위한 검사이다. 골밀도 측정방법으로는 미세농도 측정(MD)법, 정량적 CT(QCT)법 및 pQCT법, 초음파법 등이 있다.

골밀도(골량)는 폐경과 노화로 인해 감소하며 골밀도의 감소는 골다공증(osteoporosis)과 골절(fracture)을 초래한다. 골밀도를 정기적으로 측정함으로써 골다공증의 조기발견과 골절의 치료경과를 평가할 수 있으므로 여성의 경우 30세가 넘으면 검사를 받아 보는 것이 바람직하다(이상 수치이면 연 1회 검사, 정상인 경우에는 40세 이후 실시한다). 남성은 50세가 넘으면 검사를 받는 것이 좋다.

골밀도는 청년층(20~44세)의 골량 평균치와 비교해 진단하는데, 70~80%이면 골량 감소, 70% 미만이면 골다공증 진단을 받는다.

MD 골밀도검사

- 스케일(scale)인 알루미슬롭을 양손 중앙에 놓고 X선 촬영을 실시하여 제2 중수골의 농도를 컴퓨터로 스케일과 비교해 측정한다.
- 요추골밀도 평가가 어려운 경우나 집단 검진 등의 선별, 노인성 골다공증 진단 및 경과관찰에 적합하다.
- 청년층의 조기발견에는 감도가 낮다.

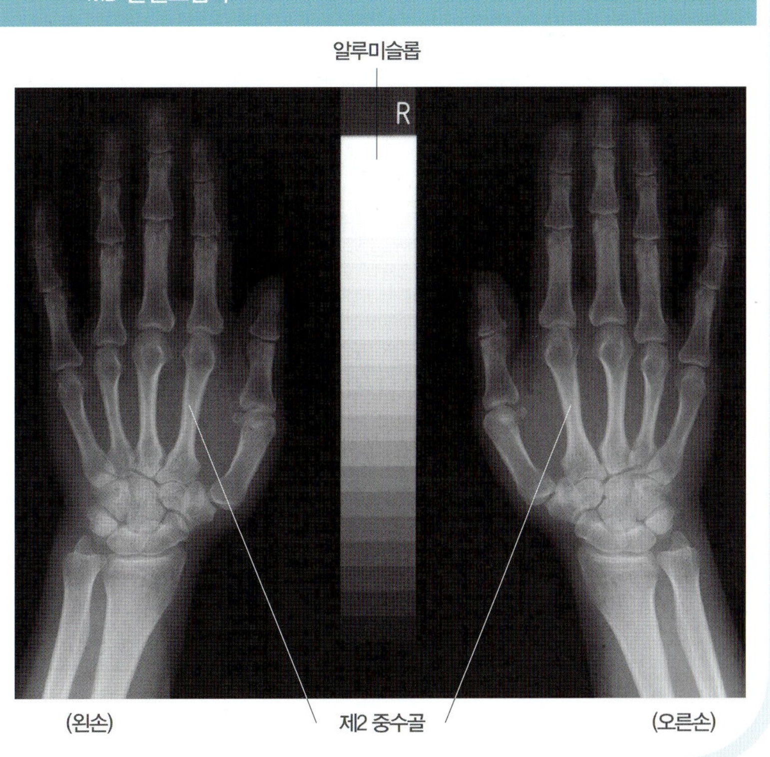

19 뇌척수액 검사는 무엇을 의미할까요?

뇌척수액검사(cerebrospinal fluid examination)는 신경계통 질환을 진단하기 위해 요추천자(lumbar puncture)를 통해 척수액을 채취하는 검사이다. 염증성 질환(수막염, 뇌염 등)과 지주막하출혈, 뇌·척수 종양 등의 진단에 이용한다. 수액의 약 70%는 측뇌실 등의 맥락총에서, 약 30%는 뇌실상피와 신경 조직에서 만들어진다. 측뇌실에서 분비된 수액은 몬로공(foramen of Monro)을 통과해 제3뇌실로 들어가 중뇌수도를 통과해 제4뇌실에 이르고, 제4뇌실에서는 일부가 척수 중심관으로 나머지는 루시카공(Luschkas foramens)과 마장디공(Foramen of Magendie)을 통과해 지주막하강으로 흐르고 마지막으로 정맥계로 흡수된다.

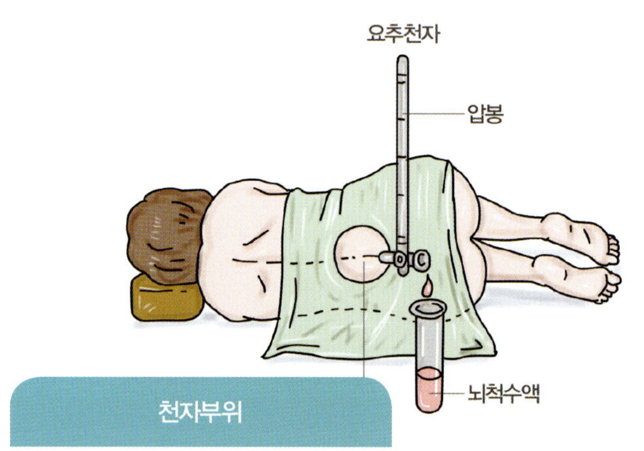

천자부위

제3요추(L_3)~제4요추(L_4) 사이 혹은
제4요추(L_4)~제5요추(L5) 사이

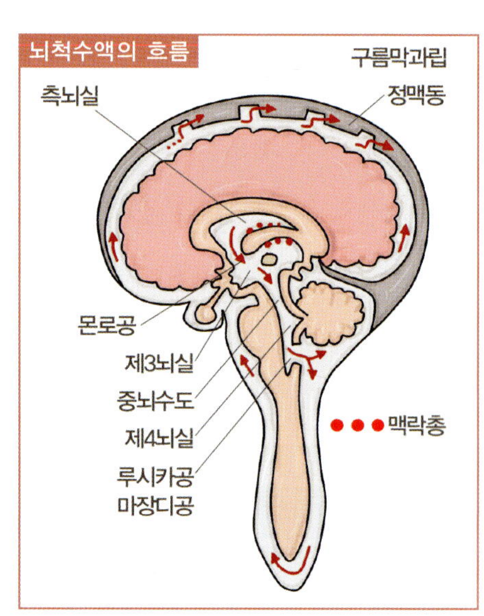

수액검사의 주요 내용과 의심되는 병태				
① 이학적 소견	뇌척수액압	↑	>80~150mmH2O(측와위)	두개내병변, 수액의 통과장애 등
		↓	<40mmH2O	지주막하강의 차단성 병변
	퀘켄스테트테스트(queckenstedt test) (요추천자 시 경정맥을 압박하면 정상일 때 수액압은 100mm 이상 상승)			음성일 때는 지주막 하강 폐쇄를 의심한다.
	육안의 상태 (혼탁의 유무, 색, 부유물의 유무)	혈성		병적 출혈과 혈관손상 등 기술적 출혈 (서서히 옅어지는 경우가 많다)
		황변성 (키산토크로미 : xanthochromic)		오래된 출혈과 수액울혈
		일광미진(수액을 광선에 비추면 가느다란 부유물이 보인다)		세포증가
	비중	↑	>1.008(병적)	염증성 질환

구분	항목	세부		내용
② 세포학적 검사	세포수 ↑	1μ L 중 9개 이상		염증성 질환에서는 반드시 일어남
	세포분화(림프구, 단구양 세포, 다형핵 백혈구 등을 계산)	림프구	↑	바이러스성감염 질환
		단구양 세포	↑	염증성 질환의 치유기 등
		다형핵 백혈구	↑	급성 및 아급성의 세균 감염
③ 생화학 검사	TP(총 단백) (기준치 : 20~45mg/dL)		↑	염증성 질환, 출혈
			↑	수액울혈 등
	당 (기준치 : 50~75mg/dL)		↑	수막염
			↑	당뇨병, 뇌종양 등
	• 특수한 병태에서 측정 : 단백질 분화, 글로불린, 염소(chlorine) • 기타 : LDH(유산탈수효소), 아세톤체, 대사산물 등			
④세균검사	도말, 배양 혹은 항체수치 등에 의해 감염균과 바이러스를 규정			
⑤면역검사	매독검사 등			

Ⅳ

투약

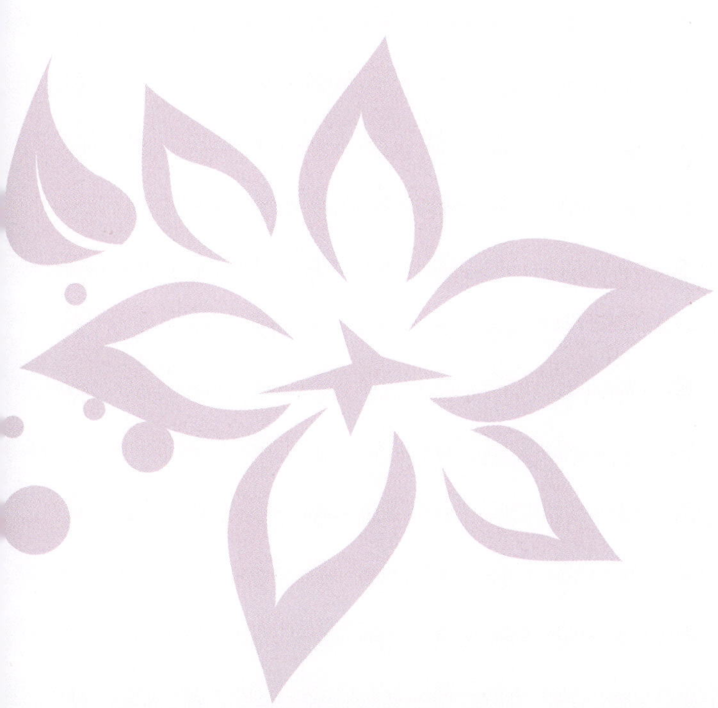

1 5Rights

투약(medication)에 있어서 간호사는 투약할 약물의 기대효과, 발생 가능한 부작용, 유효기간, 사용량과 횟수, 약물 상호작용, 금기사항에 대해 숙지해야 한다.

간호사는 정확한 대상자에게 정확한 투약방법으로 정확한 약물과 정확한 양을 정확한 시간에 투약하고 대상자에게 투약 후 반응을 평가하고 기록해야 한다.

간호사는 약품을 안전하게 취급하고 보관해야 하며 처방이 부정확하거나 의문이 있을 경우 투약하지 않고 반드시 확인해야 하며 투약 시 대상자나 보호자에게 투약목적, 투약방법, 부작용에 대해 설명해야 한다.

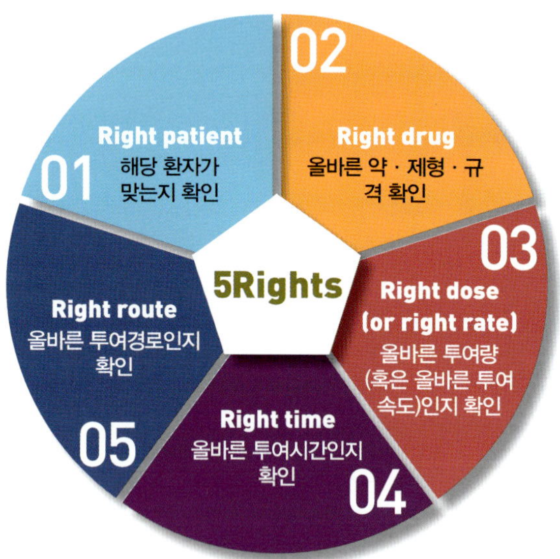

투약 전 반드시 대상자를 사정해야 하는 경우	
사정내용	약물
BP	항고혈압제
Pulse Rate	Digoxin
Respiratory Rate	Morphine
BST	Insulin
PT	Wafarin
PTT	Heparin

2 약의 이름

약의 이름에는 ① 화학명(chemical name), ② 일반명(generic name), ③ 상품명(brand name)의 3종류가 있다. 예를들어 히스타민$_2$(H_2) 차단제 '가스터' 의 경우 다음과 같이 표기한다.

가스터D정 20mg(동아제약)	
① 화학명	N-(1-Amino-3-{[2-(diaminomethyleneamino)-1,3-thiazol-4-yl]methylsulfanyl}propylidene)sulfamide
② 일반명	파모티딘(famotidine)
③ 상품명	가스터(Gaster)

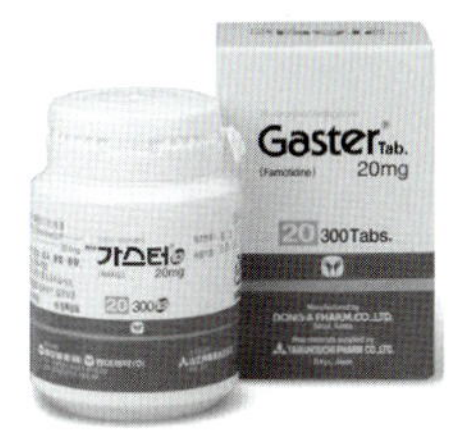

임상에서 자주 사용되는 것은 일반명과 상품명으로, 화학명은 거의 사용하지 않는다.

(1) 일반명

약전에 기재된 약품명이며 상품명으로 사용할 수 없다. 각각의 약은 한 개의 일반명을 가진다.

명칭에 염산, 황산, 나트륨, 칼륨 등이 적혀 있는 경우는 치료제로 실제로 투여할 수 있도록 산 또는 알칼리 염으로 만들어 용해성을 증가시키는 것을 목적으로 한다. (염산모르핀주사액, 황산아트로핀주사액 등)

(2) 상품명

제약회사가 약에 부여한 명칭이며 안전관리 면에서 '상표' + '제형' + '규격' 의 3요소를 기본으로 이름을 붙인다. (예: 가스터D정 20mg)

상품명에는 유사한 것이(sound-alike) 많아 때때로 혼동하여 잘못 투여되는 경우가 있다. 특히 명칭의 앞부분과 뒷부분이 유사한 경우에는 착각하기 쉬우므로 착각해선 안 되는 조합에 대해서는 잘 보이도록 표시하는 등 과실에 대한 대책이 필요하다.

3 약의 흡수 · 분포 · 대사 · 배설

약의흡수(absorption), 분포(distribution), 대사(metabolism), 배설(excretion)을 약물동태(pharmacokinetics)라고 하며 각각의 머리글자를 따서 ADME라고 한다.

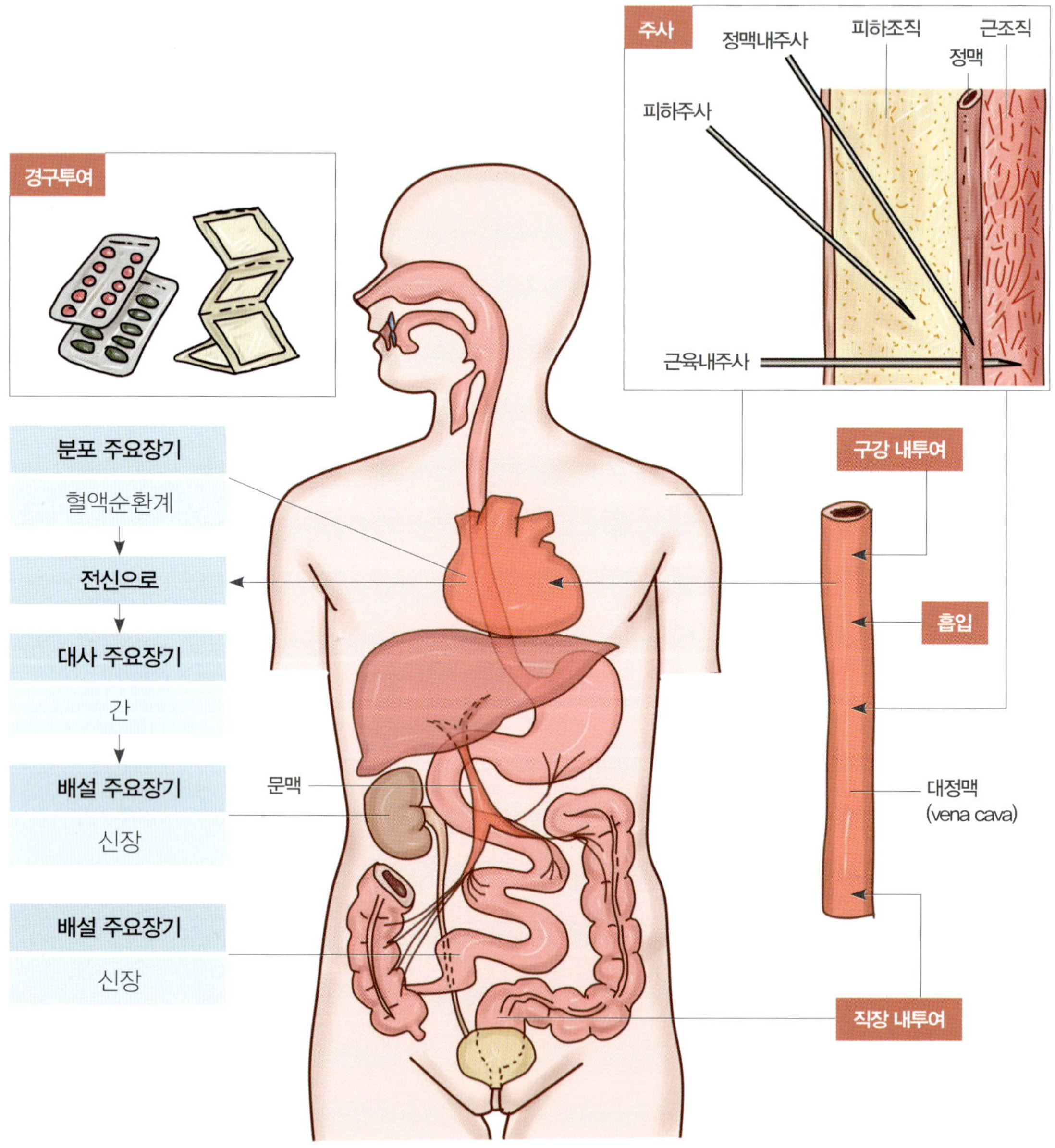

(1) 흡수(absorption)

환자 스스로 투여할 수 있는 것을 비롯하여 대부분의 약은 경구복용(oral administration)으로 한다. 약의 주요 흡수부위는 큰 표면적을 가진 소장이며 소장 내에서 혈류로 들어가려면 장벽을 통과해야 한다. 흡수과정은 많은 요인에 영향을 받지만 일반적으로 약의 화학적 성질 중 하나인 지용성에 관계한다. 소장에서 흡수된 약은 문맥계(portal system)로 들어가 간을 통과한 후 심장에서 전신으로 보내진다. 일부 약은 처음 간을 통과할 때에 크게 대사작용(초회통과효과)을 한다고 알려져 있다.

근육내주사나 피하주사는 투여된 부위에서 혈류로 흡수되는 과정을 겪는다. 이 흡수과정을 이용하여 흡수속도를 조절(마이크로 캡슐화)하는 연구를 통해 작용시간의 지속화가 이루어지고 있다.

(2) 분포(distribution)

약의 분포를 담당하는 것은 전신을 순환하는 혈액(blood)이다. 체내순환(systemic circulation)으로 흡수된 약은 혈장 알부민(plasma albumin)과 느슨하게 결합한 것(단백질 결합형)과 결합하지 않는 것(단백질 유리형)이 공존한다. 이 결합의 비율은 약의 화학적 성질에 따라 다르다. 결합형 약은 혈관 내에 머물러 약리작용을 발휘하지 못하며 약리작용을 발휘할 수 있는 것은 수용체에 자유롭게 접근할 수 있는 유리형 약뿐이다.

약을 정맥 내에 주입하면 흡수과정을 거치지 않고 혈류에 직접 들어가 심장에서 전신으로 보내진다. 성인의 평균 혈액량(blood volume)은 체중의 8%(60kg의 사람은 약 5L)이고 심박출량(cardiac output)은 4~5L/분이기 때문에 투여된 약은 1~2분(계산상)이면 전신으로 퍼진다.

혈액 속을 흐르는 약은 전신으로 확산되어 표적장기의 수용체와 결합함으로써 약리작용을 발휘한다. 그러나 생체방어기능으로 중추신경계로의 이행은 뇌혈관장벽(blood brain barrier, BBB)이라는 장벽에 의해 제한을 받는다. 이러한 장벽은 태반에도 존재하는데(태반장벽 placental barrier) 대부분의 약은 확산에 의해 태반을 통과하며, 특히 지용성이 높을수록 태아에게 이행되는 경우가 많다고 한다.

(3) 대사(metabolism)

약은 신장에서 배설되기 쉽고 효소작용에 의해서 물에 더 잘 녹도록 변화하는데 이것을 "대사"라고 한다. 약의 대사에서 가장 중요한 장기는 간이며 가장 중요한 효소는 혼합기능 산화효소(시토크롬 P450: CYP, cytochrome P-450 system)라 불리는 효소군이다. 대부분의 약은 대사에 의해서 약리활성이 감소하지만 대사 후에도 대사 전과 동등한 약리작용을 발휘하는 약도 있다.

(4) 배설(excretion)

약의 주요 배설장기는 신장이다. 물에 잘 녹는 물질로 대사된 약은 사구체여과(glomerulus filtration)에 의해 소변으로 배설된다. 일부 약은 담즙에 섞여 십이지장내에 분비되어 변에 섞여 배설된다. 이때 소장 내의 효소에 의해서 대사를 하고, 소장에서 다시 흡수(장간순환, enterohepatic circulation)되는 약도 있다.

4 약 먹는 시간

약의 복용 시간은 기대하는 효과가 나타날 때까지의 시간과 섭취한 음식물이 약 흡수에 미치는 영향(약의 흡수율이 저하하는 경우와 증가하는 경우가 있다) 등으로 결정된다. 그러나 복용시간을 제한하는 약은 그렇게 많지 않다.

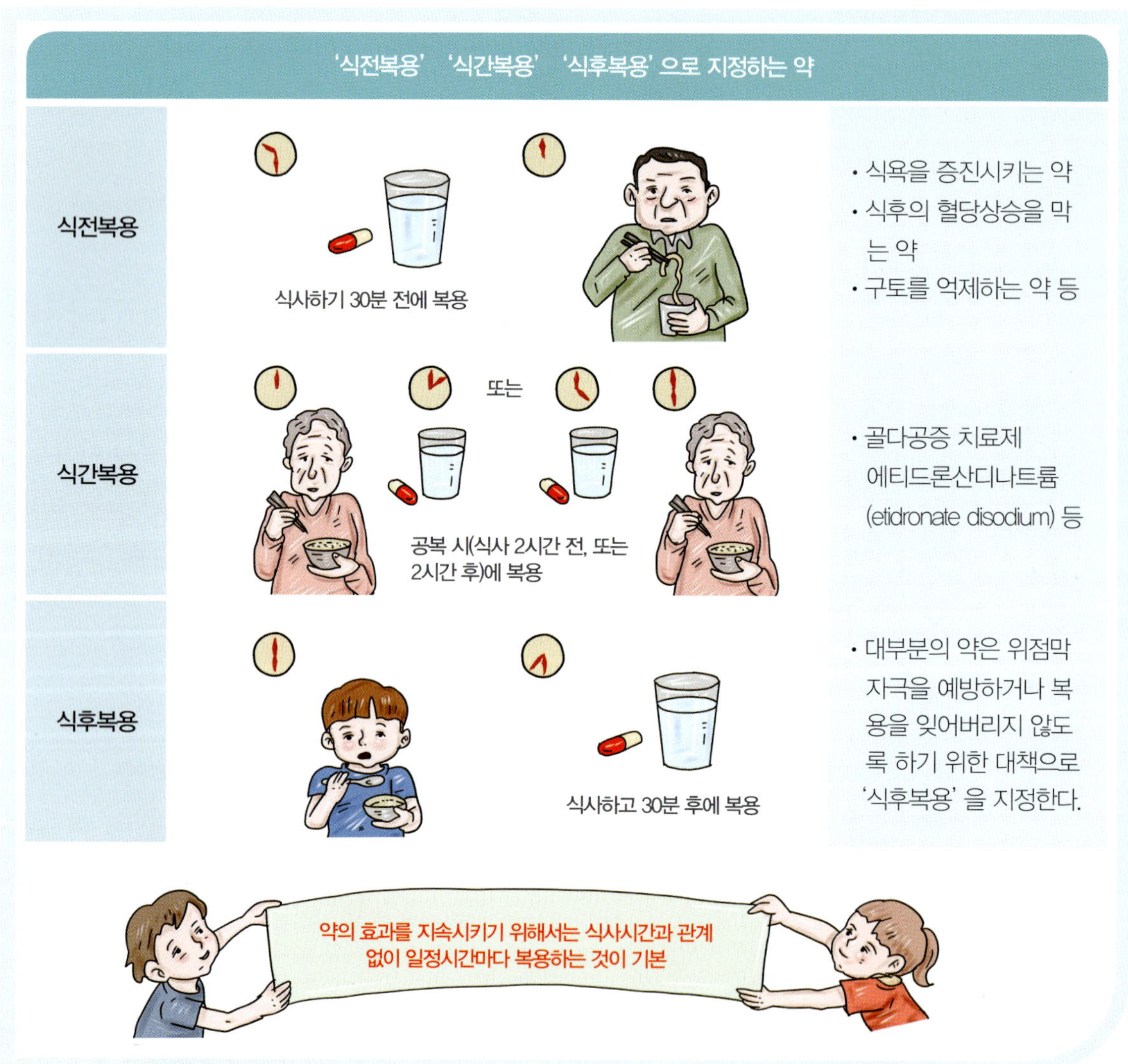

(1) 식전 복용

- 식사하기 30분전에 약을 복용한다.
- 식욕을 증진시키는 약, 식후의 혈당상승을 막는 약, 구토를 억제하는 약 등이 있다.

(2) 식간복용

- 식사 2시간 전 또는 2시간 이후 즉, 공복 시에 복용하는 것이다.
- '식간' 이라는 문자에서 연상되는 '식사를 하면서 복용' 하는 것은 아니다.
- 골다공증(osteoporosis) 치료제인 에티드론산디나트륨(etidronate disodium)이 있다.

(3) 식후복용

- 식사 30분 후에 약을 복용한다.
- 식후에 복용하는 약이 많은데 그 이유는 ①복용한 약이 위속에서 음식물과 섞여 약이 위점막에 직접 접하여 자극하는 것을 방지하고, ②현대인은 식생활이 규칙적인 경향이 있기 때문에 '식후' 라면 잊지않고 복용할 수 있을 것이라는 기대 때문이다.
- 그러나 위점막에 대한 자극은 약을 물과 함께 복용하는 것으로도 방지할 수 있다. 또한 최근 식사를 포함한 생활양식의 다양화(아침식사거름, 심야활동과 수면부족을 보충하기 위한 낮잠 등)로 인해 식사에 맞춘 복용은 적절하지 않다고 생각한다.
- 약의 효과를 지속시키기 위해서는 식사시간과 관계없이 일정시간마다 복용하는 것이 기본이다.
- 외국에서는 식사섭취·식사내용과 관련이 깊은약을 제외하고, 대부분의 내복약은 일정간격으로 투여한다.
- 주사제는 음식물이 흡수에 미치는 영향을 고려할 필요가 없기 때문에 일정간격으로 투여한다.

복용방법상 주의점

- 복용한 약이 흡수되기 위해서는 우선 위와 소장에서 녹아야 하는데 체온과 같은 온도(약37℃)의 물 한컵(미지근한물)과 복용하면 약이 잘 녹는다. 미지근한 물과 함께 복용하라는 이유가 여기에 있다. 최근에는 물 없이 복용할 수 있는 정제(구강 내 붕괴정)도 나와 있지만 대부분의 약은 식도에 붙어 궤양을 일으키는 일이 없도록 물과 함께 복용한다.
- 항균제 중에는 우유와 함께 복용하면 흡수가 잘 되지 않아 기대하는 효과를 얻지 못하는 경우가 있다. 이것은 우유에 함유되어 있는 칼슘이나 철이 약의 성분과 결합해서 불용성 물질을 만들어 내기 때문이다. 복용할 때의 자세도 중요하다. 환자가 침대에 누워있는 경우, 가능한 한 상반신을 일으켜 복용하도록 하고, 확실하게 식도를 통과할 때(2~3분)까지 그 자세를 유지하도록 한다. 이것은 약이 목이나 식도에 걸려 궤양을 일으키는 것을 방지하기 위해서이다.

5 약의 형태

약의 효능이 잘 발휘될 수 있도록 약의 화학적·물리적성질을 고려하여 흡수부위(소화관, 피부, 결막, 직장점막, 정맥 등)에 적합한 여러 가지 제형의 약(제제)이 개발되었다.

약리작용을 효과적으로 발휘시키기 위한 흡수부위와 제형

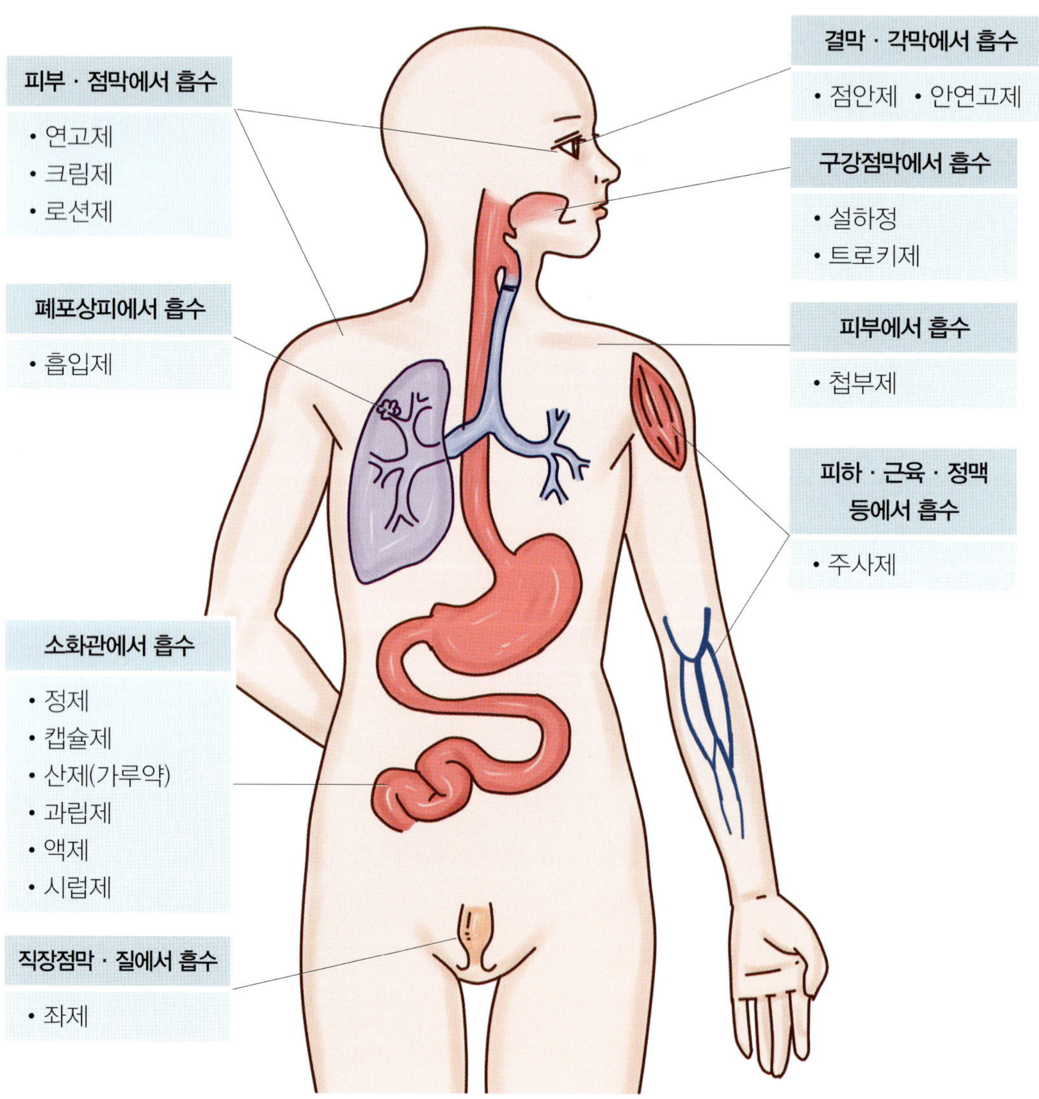

환자의 입장에서는 스스로 투여할 수 있는 제형(내복약과 외용약)이 바람직하지만, 소화관에서 흡수되지 않는 약은 주사로 투여한다. 자주 사용하는 제형의 내복약으로는 정제, 캡슐제, 산제(가루약), 과립제, 액제, 시럽제가 있고, 외용약으로는 연고제, 크림제, 로션제, 점안제, 흡입제, 좌제, 첩부제가

있다. 또한 주사제가 있다. 첩부제는 타박상이나 염좌 시 시행하는 냉찜질(냉습포)이나 어깨가 결릴 때 시행하는 온찜질(온습포) 등 국부적으로 작용하는 것이 주류를 이루었지만 최근에는 심장병, 기관지천식, 호르몬 보충용, 금연용, 암성 통증 경감용 등 몸전체에 작용하는 첩부제도 널리 사용되고 있다.

약의 명칭(일반명)에는 '염산○○○' 이나 '○○○나트륨' 등 약의 본질성분(○○○부분) 앞뒤에 '염산' 이나 '나트륨' 이라고 적혀 있다. 약리효과를 발휘하는 것은 약의 본질성분(○○○부분)이지만, 실제로 치료목적으로 투여하기 위해서는 염산(hydrochloric acid)이나 수산화나트륨(sodium hydroxide) 등을 첨가해 물에 녹기 쉬운 형태로 제제화(정제, 액제, 주사제 등)해야 한다. 염산을 첨가할 경우에는 '염산○○○', 수산화나트륨을 첨가할 경우에는 '○○○나트륨' 이 된다.

좌제(suppository)

입을 통해 먹은 약물은 흡수된 후 간을 거쳐 병변부위로 운반되기 때문에 간에서 대사되어 약물로서의 효과가 없어질 가능성이 있을 뿐 아니라 간에 독성작용을 일으킬 수도 있다. 이같은 단점을 보완하기 위해 간을 통하지 않고 재빨리 흡수되어 효과를 얻을 수 있는 방법으로 직장좌약을 사용하는데 그 이유는 직장의 정맥은 간을 거치지 않고 직접 하대정맥을 통해 우심방으로 흘러들기 때문이다.

6 내복약

내복약의 제형에는 고형(정제와 캡슐제), 가루상태(산제와 과립제), 액상형(액제와 시럽제) 등이 있으며 각각 특징이 있으며 가장 일반적으로 사용되고 있는 것은 정제와 캡슐제이다.

(1) 정제와 캡슐제

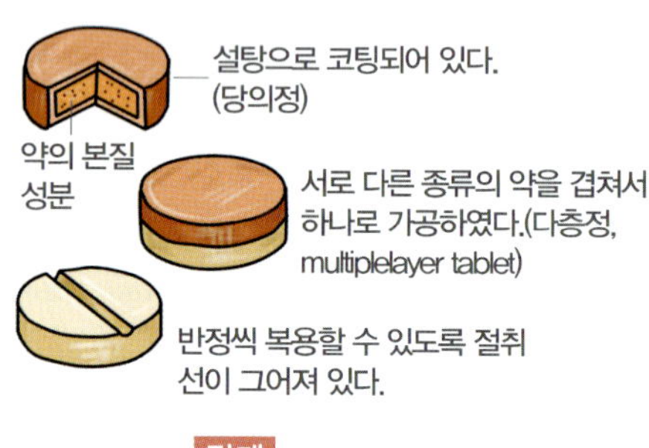

설탕으로 코팅되어 있다.
(당의정)
약의 본질
성분
서로 다른 종류의 약을 겹쳐서
하나로 가공하였다.(다층정,
multiplelayer tablet)
반정씩 복용할 수 있도록 절취
선이 그어져 있다.
정제

정제에는 표면이나 내부에 특수한 가공을 한 것이 많다. 예를 들어 ① 쓴 약의 표면에 코팅하여 먹기 쉽게 만든 당의정(sugar coating tablet)이나 필름코팅정, ② 위에서 녹지 않고 소장에서 녹도록 만든 장용정, ③작용을 지속시키기 위해 위에서 녹는 층(혹은 부분)과 장에서 녹는 층(혹은 부분)을 압축하거나 감싼 정제 등이 있다. 가공되어 있는 정제를 씹어 먹거나 부셔서 복용하면 그 가공의 의미가 없어지고 결과적으로 맛이 없어 먹을 수 없게 되거나, 약의 성분이 위속에서 분해되어 기대한 효과를 얻을 수 없게 된다. 가장 위험한 것은 작용을 지속시킬 목적으로 가공한 경우인데 예정량 이상으로 약이 흡수되어 약물유해반응이 나타나는 것이다.

캡슐(capsule)제도 정제와 마찬가지로 먹기 괴로운 맛과 강한 냄새, 위에서의 분해를 방지하기 위해 캡슐(젤라틴으로 만들어져 있다)화하고 있다. 캡슐제가 정제와 다른 점은 내용물에 분말뿐만이 아니라, 마이크로캡슐(microcapsule)이나 젤상태의 액체도 넣을 수 있다는 점이다. 캡슐 표면이나 내용물의 마이크로캡슐 표면을 가공하였기 때문에 함부로 캡슐을 벗겨 내용물만 복용하거나 마이크로캡슐을 씹거나 부셔서 복용하면 위에서 분해되어 약의 효과가 떨어질 뿐만 아니라 흡수되는 약의 양이 많아져서 약물유해반응이 나타나게 된다.

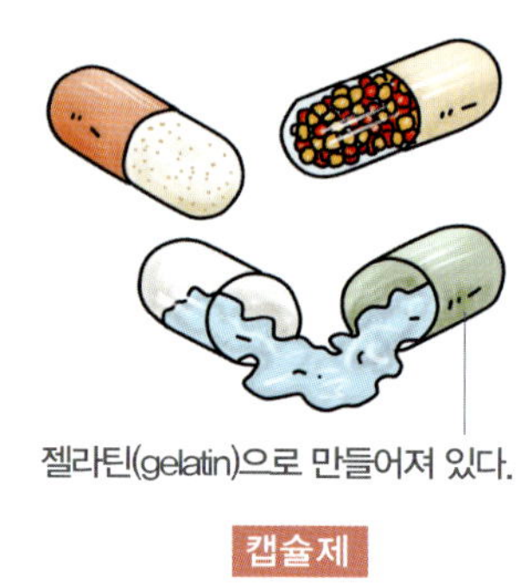

캡슐제

정제와 캡슐제의 표면에는 판매 제약회사의 기호나 식별을 위한 영숫자(식별기호)가 인쇄 또는 각인되어 있다. 과거의 제네릭 의약품(generic drug) 중에는 이 식별기호가 인쇄(각인)되어 있지 않은 것이 있는데 약을 식별할 수 없는 것은 매우 위험하므로 식별기호가 없는 정제와 캡슐은 사용해서는 안 된다.

제네릭 의약품(generic drug)

오리지날약의 특허 또는 재심사가 만료된 후 다른 제약회사에서 동일한 성분·함량 및 제형으로 제조한 복제의약품.

(2) 산제와 과립제

산제는 가루약을 말하며 건조시럽제(단맛을 첨가하여 유소아가 먹기 쉽도록 만든 것)도 있다. 흰색이 많기 때문에 약을 식별하기 어렵다. 또한 여러 가지 산제를 혼합해서 한 번에 복용할 수도 있지만 그러한 경우에도 환자의 입장에서는 무엇을 복용하였는지 알기 어렵다.

과립제는 산제보다 입자가 큰 약으로 각 과립마다 표면을 얇은 막(제피)으로 씌워 위나 장에서 녹는 시간을 조절하거나 약의 효능이 지속되도록 가공되어 있다.

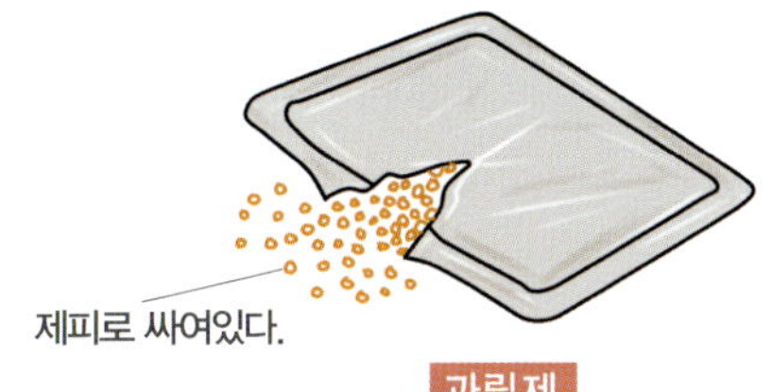

과립제

산제나 과립제는 지금처럼 제제기술이 진보하지 않았던 과거에는 세계적으로 널리 사용되었지만, 제제기술의 진보에 따라 복용의 용이성, 보존성, 휴대성, 특수가공성이 뛰어난 정제나 캡슐제가 만들어지고 있는 현대에는 조제약 등에 주로 사용된다. 또한 전량을 측정한 후에 분할하는데 전용기계를 사용한다고 해도 반드시 균등하게 나눌 수 있는 것이 아니어서 먼저 분할한 것 중 일부가 섞일 위험이 있다.

(3) 액제

액제는 약을 물 등에 녹여서 액체상태로 만든 것이다. 약의 성분이 녹아 있기 때문에 소장에서의 흡수도 원활하며 효과도 빨리 나타난다.

시럽제는 유아 및 아동이 먹기 쉽도록 단맛을 첨가한 액제이다.

액제와 시럽제는 수분 증발에 따른 약의 농축화와 세균오염을 방지하기 위해 마개를 꽉 잠그거나 냉장고에 보관하는 등 취급에 주의한다. 아동이 열 수 없도록 안전마개를 사용하는 것이 좋다.

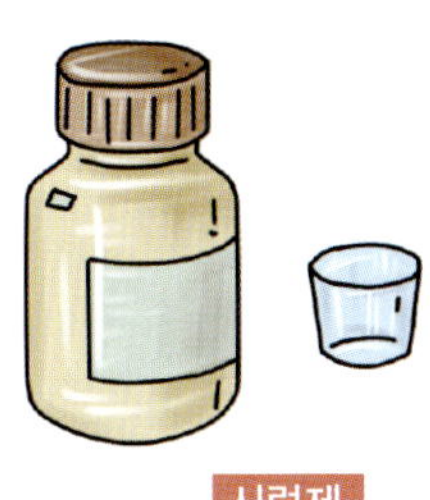
시럽제

7 외용약

외용약은 피부나 점막 등을 통해 흡수되어 국소적으로 작용하는 것뿐만 아니라 전신적인 약리작용을 하는 것까지 다양한 제형이 있다.

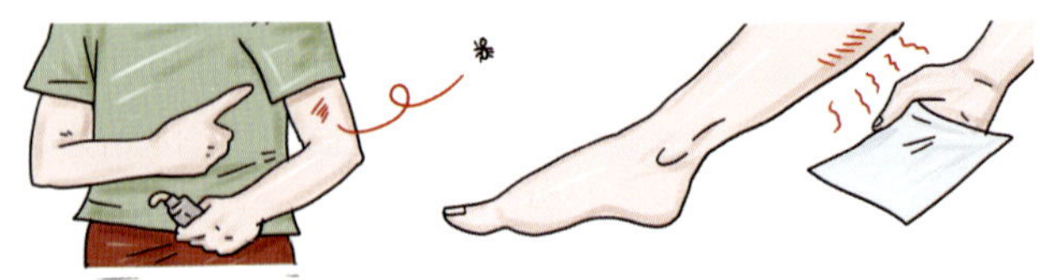

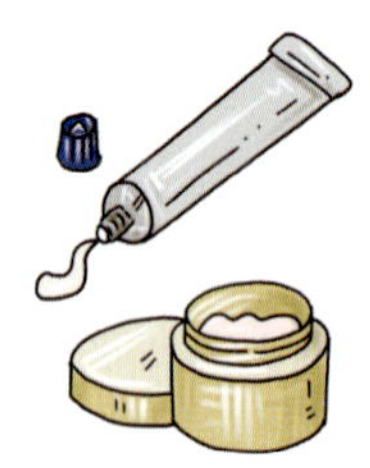

(1) 연고제, 크림제, 로션제

모두 신체에 직접 바르는 약으로 연고제는 환부가 축축하거나 짓물러 있는 경우에 사용하고, 크림제와 로션제는 환부가 건조한 경우에 사용한다.

환부에 상처가 있거나 피부가 약해져 있는 경우 과량으로 바르게 되면 오히려 상처부위에 자극을 주어 병태를 악화시켜 치유를 지연시킬 수 있다.

(2) 점안제

눈에 직접 투여하는 안약이다.

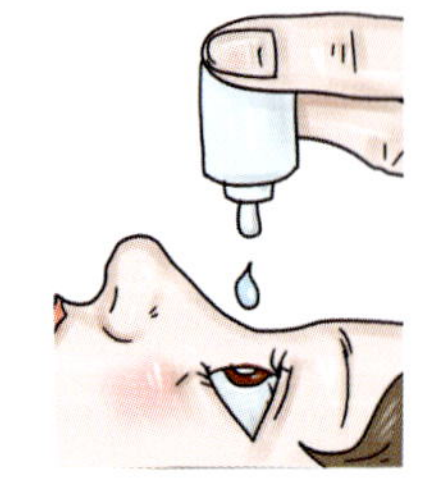

투여 시 세균에 의한 감염을 방지하기 위해 용기의 끝이 눈꺼풀, 속눈썹, 안구에 직접 닿지 않도록 주의해야 한다. 점안 후 눈을 감고 누낭(눈물주머니)부분을 누르면 점안제의 성분이 비점막에서 흡수되어 전신적인 약물유해반응이 일어나는 것을 방지할 수 있으며, 2종류 이상의 점안제를 사용하는 경우 누액의 turnover(교대)를 고려하여 5분 이상의 간격을 두는 것이 바람직하다.

무좀약과 지사제 용기가 점안제 용기와 비슷하여 실수로 점안한 사례가 보고되고 있으므로 이러한 실수를 방지하기 위해 사례 분석 및 용기의 개선에 대해서 검토할 필요가 있다.

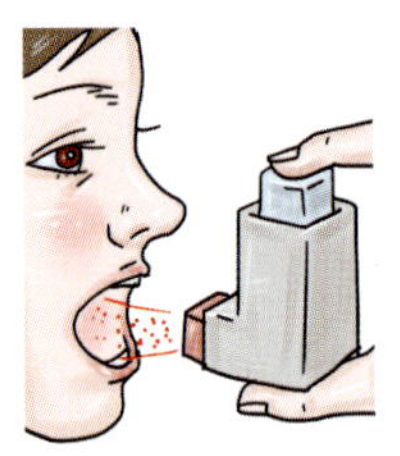

(3) 흡입제

국소(기관지천식 치료 시 등)나 전신작용을 위해 입으로 흡입하는 약으로 비강점막 또는 구강호흡기(흡입용기구)를 이용하여 약을 폐나 기관지의 환부에 직접 퍼지게 한다.

약이 바르게 흡입되도록 숨을 들이마실 때 분무해야 하는데 환자가 충분히 흡입할 수 있도록 흡입방법의 지도가 중요하며, 정해진 1회 흡입량과 흡입횟수를 지키지 않으면 전신성 약물유해반응이 나타나는 경우가 있으므로 주의해야 한다. 또한 흡입 후 구강 내에 남아있는 약을 제거하거나 구강 내 칸디다증(candidiasis)을 예방하기 위해 반드시 입을 헹구도록 한다.

(4) 좌제

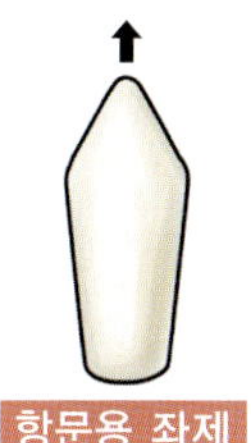
항문용 좌제

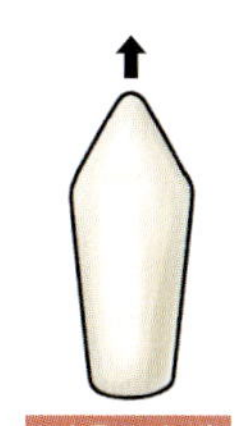
질용 좌제

좌제에는 ① 치질, 변비, 궤양성대장염 및 직장염의 증상개선을 목적으로 국소적인 효과를 기대하는 것, ② 해열, 경련이나 기관지천식(bronchial asthma)의 증상개선을 목적으로 전신적인 효과를 기대하는 것이 있다.

항문이나 질에 투여하는 고형의 약으로 체온에 의해 녹거나 연화하고 분비물액에 의해 천천히 녹기도 하는데 삽입한 부분에 따라 흡수되는 방법이 다르다. 직장 상부에서 흡수된 약은 하장간 막정맥에서 문맥을 지나고, 직장 하부(항문근처)에서 흡수된 약은 간을 통과하지 않고 하대정맥을 지나 전신을 순환한다.

좌제의 장점은 ① 위장장애를 피할 수 있다, ② 경구투여에 비해 성분의 분해나 간에서의 대사(초회통과효과, first pass effect)를 피할 수 있다, ③ 식사섭취의 영향을 받지 않는다, ④ 경구투여가 곤란한 아동과 노인에게도 투여할 수 있다, ⑤ 먹기 힘든 약이나 냄새가 강한 약도 투여할 수 있다 등이 있고, 단점으로는 ① 흡수가 불규칙하다, ② 삽입할 때의 자극에 의해 변의를 느낀다, ③ 배변에 의하여 흡수량이 달라질 수 있다, ④ 설사를 하는 환자에게는 사용할 수 없다, ⑤ 속옷을 더럽힌다 등을 들 수 있다.

좌제의 투여는 배변 후, 입욕 후 또는 잠자기 전이 바람직하며 삽입 후에 밖으로 나오지 않도록 선단(화살표 부분)부터 삽입한다. 삽입하기 어려운 경우는 선단 부분을 소량의 물로 살짝 적시거나 체온으로 따뜻하게 해두면 삽입하기 쉬워진다.

좌제의 절반분량을 사용하는 경우는 칼로 비스듬히 자르고, 자른 끝부분(굵은 부분)을 삽입하고 남는 분량은 폐기한다.

(5) 첩부제

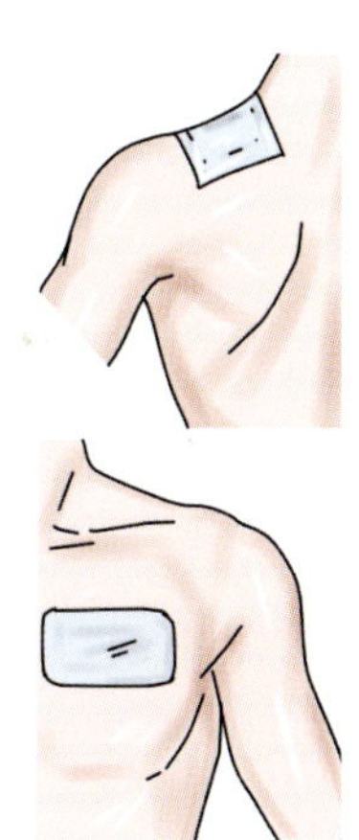

첩부제는 지지체의 재질에 따라 파프제(거즈, 부직포형)와 경고제(점착 테이프형)로 나뉘며, 타박상이나 염좌의 통증을 제거하기 위한 진통 목적의 냉온포와 어깨결림을 경감하기 위해 국소를 따뜻하게 하는 온습포(더운찜질, stupe)가 널리 이용되고 있다.

피부는 외부에서 물질이 침입하는 것을 방지하는 장벽 기능으로서의 역할을 하기 때문에 종래 피부에 부착하는(혹은 바르는) 약은 국소적인 작용을 하는 것이 주류를 이루었다. 그러나 DDS(약물전달체계, drug delivery system)의 연구성과의 하나로 전신성 경피흡수제가 개발되어 경구제와 주사제에 이은 제3의 투여경로로 기대되고 있다.

DDS(drug delivery system)

약을 작용부위에 선택적으로 전달하거나 바람직한 약의 농도를 얻도록 하는 효과적 약물전달체계로 1970년대부터 왕성한 연구를 하고 있다.

전신성 경피흡수제

- 피부를 통하여 흡수되어 순환혈액을 매개로 전신에 작용한다.
- 경구제나 주사제에 비해 ① 소화관에 부담을 주지 않는다, ② 간에서의 초회통과효과가 적다, ③ 약효가 지속된다, ④ 떼어내면 약 투여를 일시 중단할 수 있다, ⑤ 식사의 영향을 받지 않는다 등의 특징이 있다.
- 심장병(허혈성 심질환, ischemic heart disease, IHD) 치료용 외에도 호르몬 보충용(에스트라디올, estradiol), 기관지천식 치료용(툴로부테롤, tulobuterol HCl), 금연보조용(니코틴)이나 암통증용(펜타닐, fentanyl) 등으로 영역이 확대되고 있다.

8 주사제

약 투여의 편리함과 안정성을 고려하면 환자 스스로 할 수 있는 경구투여가 가장 바람직하다. 그러나 ① 약 성분이 소화관에서 흡수되지 않는다, ② 약 성분이 소화관에서 분해된다, ③ 약 성분의 일차통과효과(간에서의 대사)가 크다 등의 이유로 경구투여를 할 수 없는 경우 비경구투여로써 주사가 시행되며 주사에 의한 약의 투여는 피하, 피내, 근육내, 정맥내, 동맥내, 척수강내에 시행한다.

초회통과효과(first pass effect)

경구 투여한 약물이 소화를 따라 일어나는 현상으로 약의 많은 부분이 위에서 흡수된 후 위장관 순환을 통해 간문맥으로 들어감에 따라 간에서 불활성화(inactivation)된다.

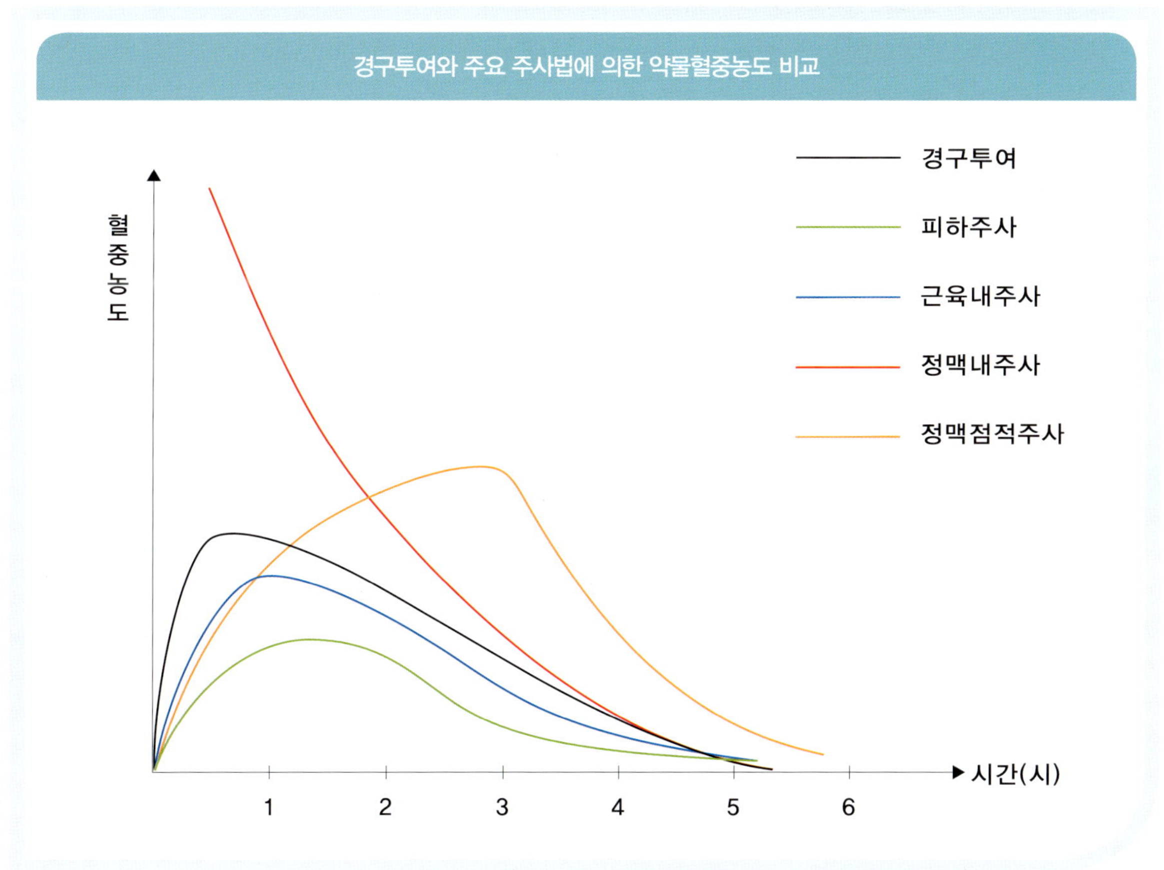

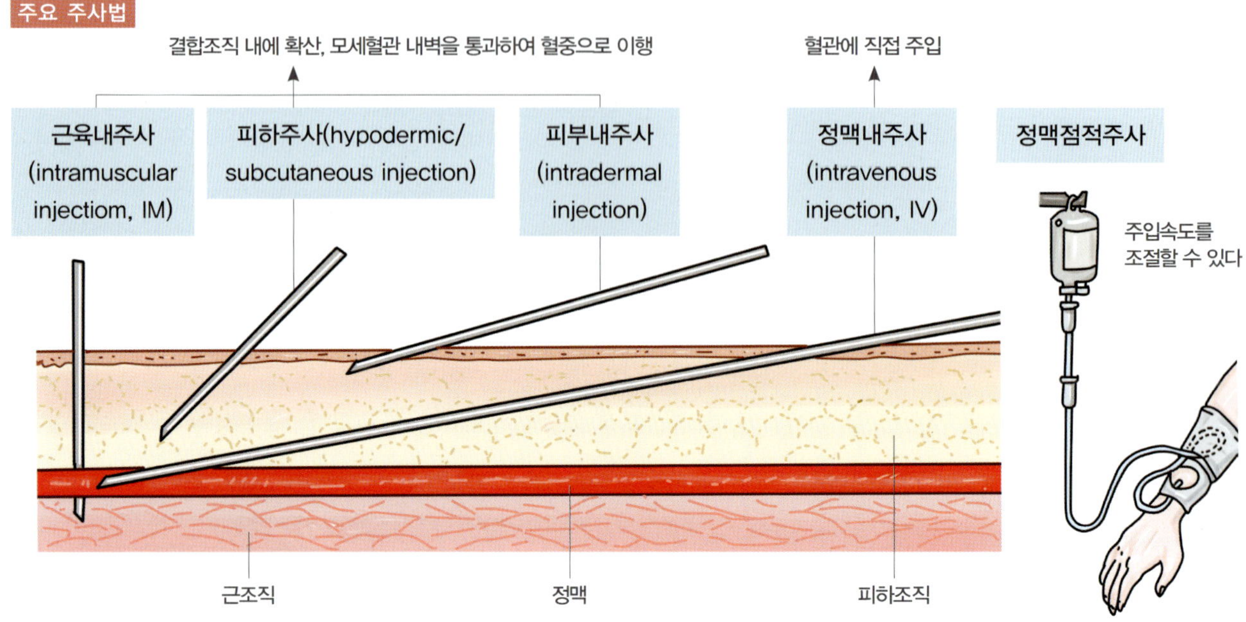

(1) 피하주사, 피내주사, 근육내주사

피하주사, 피내주사와 근육내 주사는 주사부위로부터 결합조직 내로 확산, 모세혈관 내벽을 통과하여 혈중으로 이행한다. 이처럼 투여부위에서 혈관 내로의 흡수과정이 있기 때문에 혈중농도(blood concentration)는 서서히 상승한다. 고농도의 주사액이 조직 또는 결합조직 내에 머무르기 때문에 약 자체가 갖는 자극성이나 pH 등으로 인해 조직에 상해를 초래하는 경우가 있다.

인슐린(insulin), 인터페론(interferon), 성장호르몬(growth hormone) 주사용 제제는 환자가 직접 피하에 투여하기도 한다. 과민반응을 일으키기 쉬운 약에 대해서는 투여 전에 투여약에 대한 과민반응 유무를 확인하기 위해서 저용량의 약을 피내에 투여하는 진피내검사(intradermal test, 약물 과민성 시험)를 시행해 왔는데 진피내검사에 의한 과민반응의 예측성이 반드시 확실한 것은 아니다.

(2) 정맥내주사, 동맥내주사

직접 혈관 내에 투여하는 방법으로 대부분 정맥내주사(intravenous injection)를 시행한다. 임상에서는 시간을 들여 천천히 투여하는 정맥점적주사(intravenous drip)라는 방법을 자주 사용한다. 정맥점적주사는 주입속도를 조절할 수 있기 때문에 급속 정맥내주사 시에 나타나는 일과성 혈중농도 상승을 방지하여 안전하고 효과적으로 혈중농도를 유지할 수 있다.

정맥내주사는 ① 주사기법에 의한 합병증(주사부위의 부종·발적·경결, 말초신경장애, 혈종, 공기색전증, 전신감염), ② 투여약에 의한 합병증(약물유해반응, 과민반응, 혈전성정맥염, 약액의 혈관외누출에 의한 국소괴사)을 초래하는 경우가 있다. 가장 위험한 것은 사망에 이를 가능성이 있는 아나필락시스쇼크(anaphylactic shock)의 발현이다.

(3) 척수강내주사(Intraspinal injection)

척수강내투여(intrathecal application)는 척주 하부 2개의 추골 사이에 바늘을 찔러 척수를 에워싼 공간에 삽입하여 척주관(vertebral canal) 내에 약을 주입하는 방법이다. 척수강내투여는 뇌나 척수와 그것들을 덮고 있는 조직(수막)에 급속한 효과나 국소효과를 줄 약이 필요한 경우(감염병 치료를 위한 항균제 투여)에 시행한다.

9 약물 부작용

약에는 사용 목적의 약리작용인 주작용(main effect)이 있으며 그 이외의 작용은 모두 부작용(side effect)으로 간주한다.

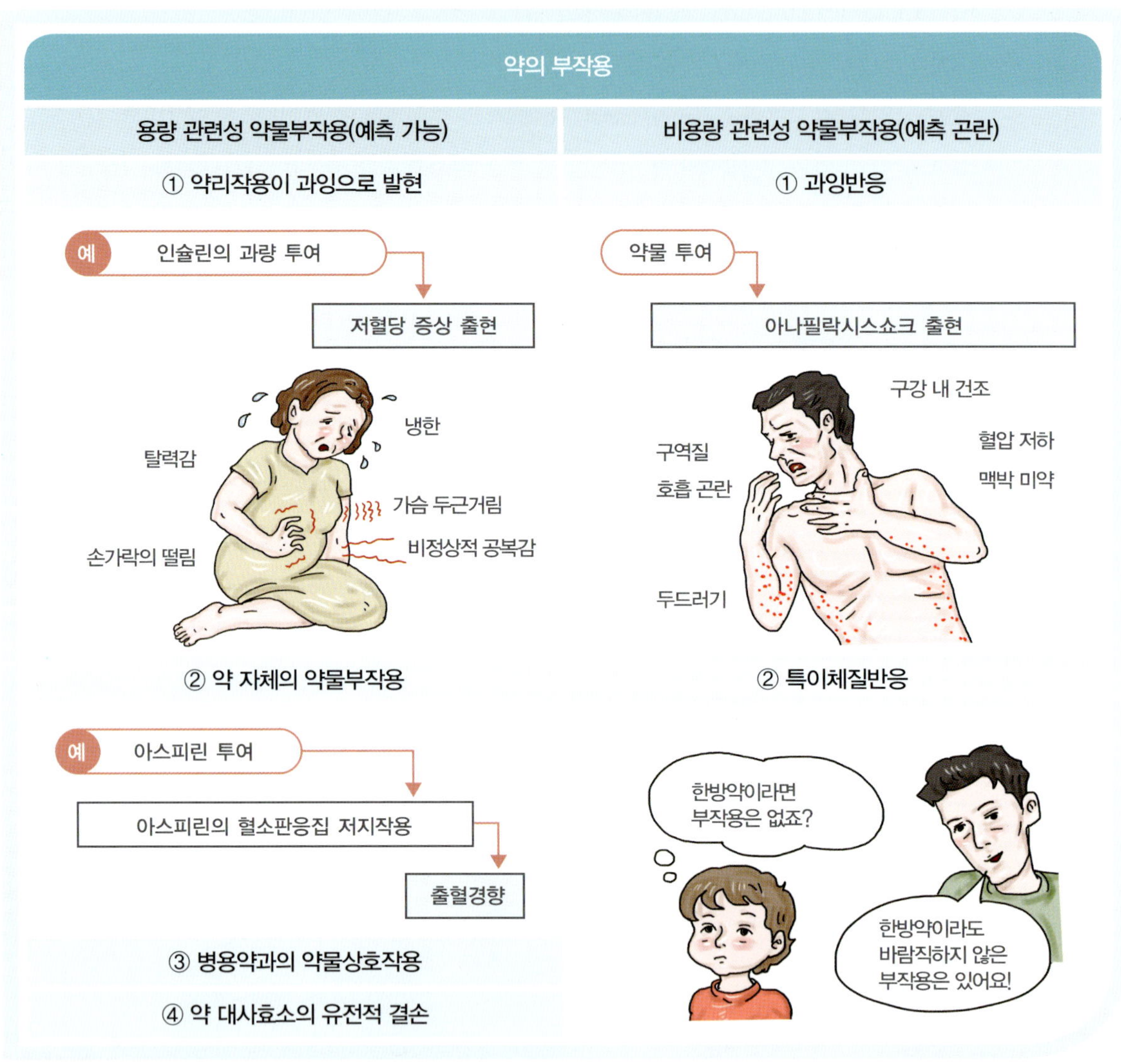

약물의 대한 일반적인 반응	
분류	반응
기대효과(Desired effect)	기대했던대로 약물효과가 나타나 치료효과가 성취되는 효과. 예상할 수 있는 약물의 치료작용
부작용(Side effect)	약물 투여로 인한 경증의 괴로운 반응
유해반응(Adverse effect)	약물 투여로 인한 심각한 문제의 부작용
아나필락시스(Anaphylactic response)	약물 투여로 인해 생명을 위협하는 심각한 알레르기 반응이 나타남
특이체질 반응(Idiosyncractis response)	드물게 특정인에게 나타나는 예상하지 못한 독특한 반응
역설적 반응(Paradoxic reaction)	약물에 대한 반응이 기대와 반대로 나타나는 것

(1) 용량 관련성 약물부작용

- 예측 가능하며, 기대되는 약리작용이 과잉으로 나타난다(예: 인슐린 투여에 의한 저혈당증상).
- 그 약이 가진 약물부작용으로서 나타난다(예: 아스피린 투여시의 출혈경향).
- 병용하고 있는 약과 약물상호작용으로 혈중약물농도가 상승하여 과량의 약을 투여했을 때와 같은 상태가 되어, 약물부작용이 나타나는 경우가 있다.
- 약을 대사하는 효소의 유전적 결손도 체내의 농도를 상승시키므로 약물부작용의 발현 원인이 된다.

(2) 비용량 관련성 약물부작용

- 드물게 나타나며 예측이 어렵다. 대표적인 것은 약에 대한 과민반응으로 면역반응(immunological reaction)이 관여한다. 과민반응 중 아나필락시스쇼크는 가장 위험한 것으로 사망할 위험성이 높다.
- 특이체질반응(idiosyncratic reaction)은 투여된 사람의 유전적요인에 기인하며 일반적으로는 발생가능성이 낮기 때문에 예측하기 어렵다.

10 투약 오류

투약 오류가 없어야 하지만 모든 약이 일회성의 투약오류로 환자의 생명에 위협이 되지는 않는다. 투약오류가 심각한 문제를 유발하는 경우는 안전계수(safety factor; 치료농도범위와 중독농도범위의 비율)가 작은 약으로 TDM(치료약물농도감시, therapeutic drug monitoring)대상약도 다수 포함된다. 이 약들은 처방, 조제, 투여의 모든 과정에서 위험성이 적은 약과 구별된 특별실수방지대책을 시행해야 한다.

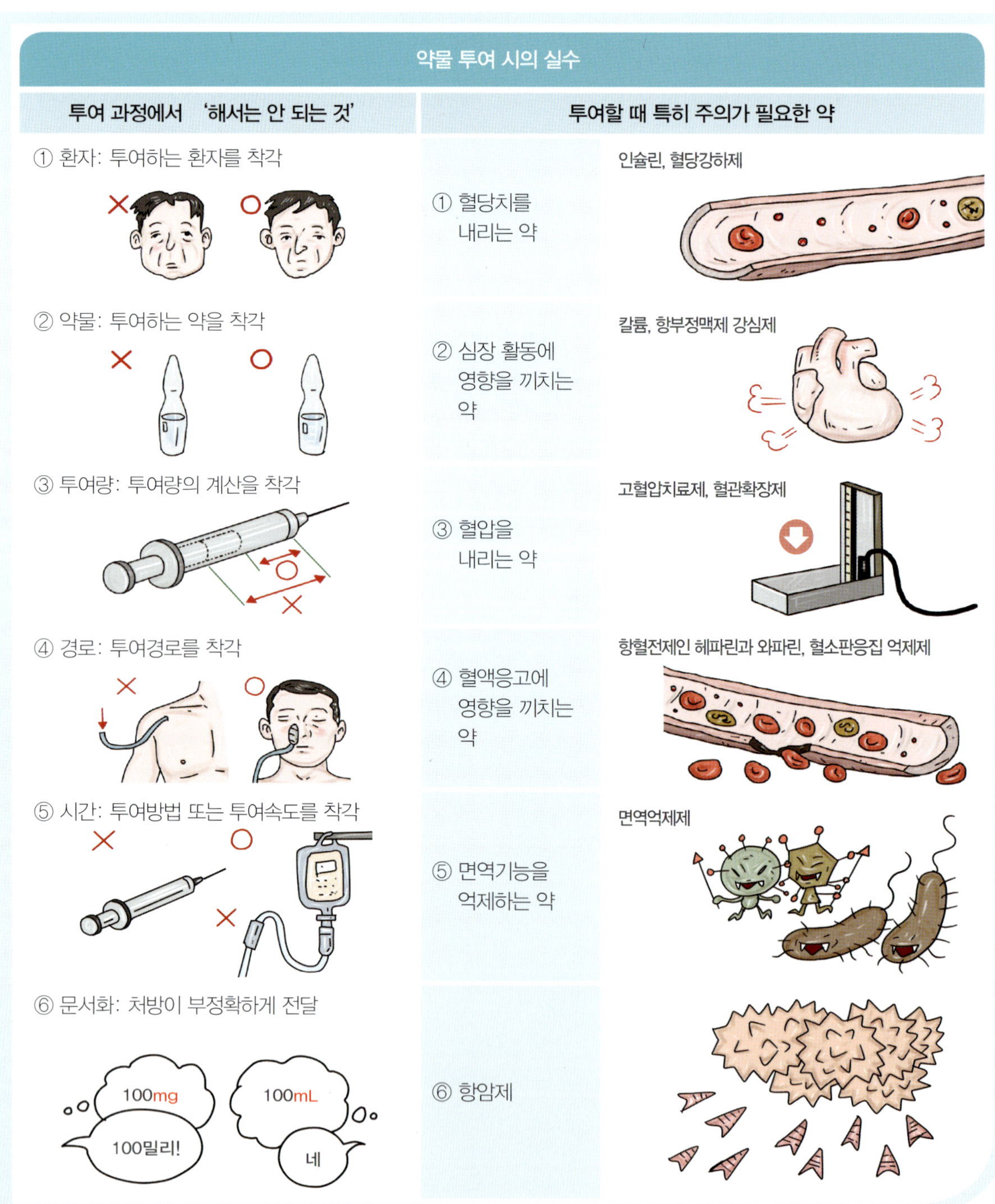

11 수술 전 중지해야 할 약

수술 대상이 되는 원인질환 이외에도 당뇨병, 고지혈증, 고혈압과 같은 생활습관병, 허혈성심질환, 호흡기질환(기관지천식)등을 합병하고 있는 환자가 많다. 이처럼 만성적인 합병증을 가지고 있는 환자는 치료제를 계속 복용하고 있다.

수술받기 위해서 복용하고 있는 약을 중단해야 하는 경우가 있는데, 약물에 따라 단기간이라도 중단할 수 없는 경우는 경구복용 이외의 다른 투여방법(주사 등)으로 변경할 것을 검토한다. 수술 전에 중지해야 하는 약은 혈액응고에 관계하는 것으로 항혈소판제[아스피린(aspirin), 티클로피딘(ticlopidine)와 항응고제 와파린(warfarin)]이다.

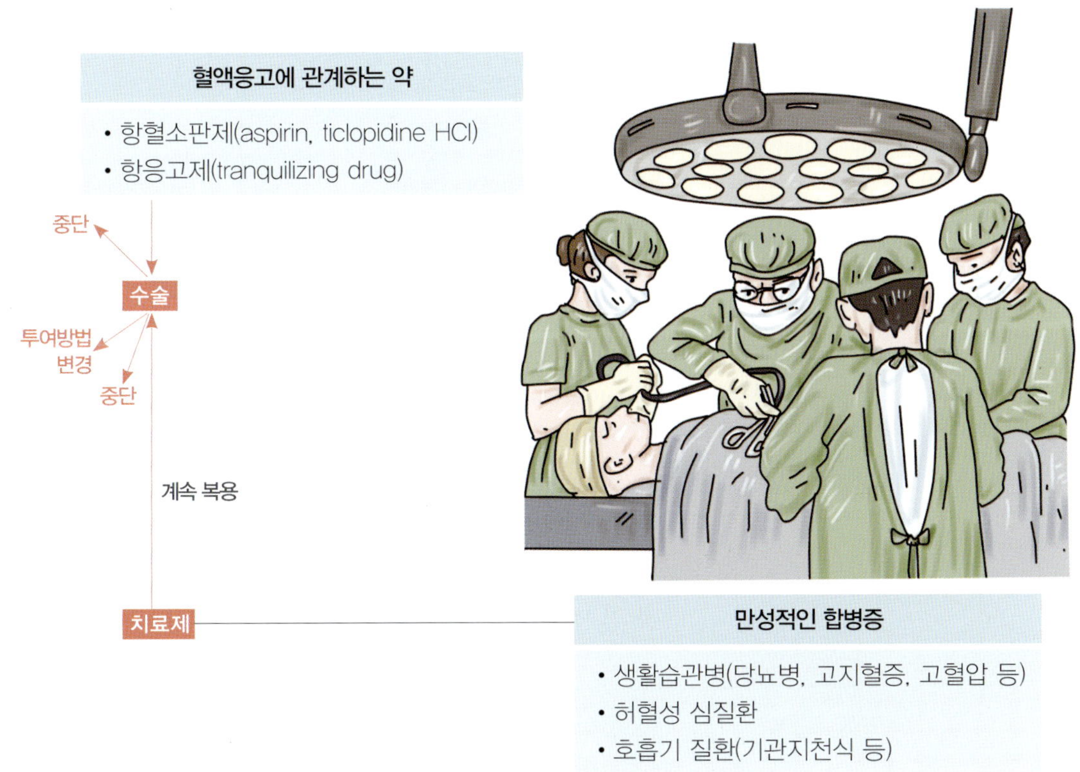

12 정맥주사 누출

주사액이 혈관(blood vessel) 밖으로 새어나오는(누출) 경우가 있다. 원인으로는 ① 혈관의 탄력성저하, ②혈관벽의 손상, ③주사바늘의 이동 또는 기술상의 미숙함으로 의한 혈관손상이 있다.

혈관 밖으로 주사액이 누출되었을 때의 증상은 약의 종류와 물리화학적 성질(pH, 삼투압), 누출된 약의 양에 따라 다르다. 누출 직후에는 증상이 없거나 국소에 팽만감이 있는 정도이지만 시간이 지나면서 서서히 통증이 커지고 염증을 일으켜 발적, 통증, 홍반, 종창, 열감, 경결(피부심층 혹은 피하조직이 부분적으로 딱딱해짐), 수포, 부스럼 딱지, 궤양 등의 국소상해가 발생하거나 피부조직의 괴사에까지 이른다. 특히 대부분의 항암제(anticancer drug)는 조직 상해성이 있기 때문에 누출된 국부의 염증뿐만 아니라 괴사(necrosis)를 일으키는 것도 있다.

조직 상해성의 정도에 기초한 주사용 항암제의 분류

	일반명	상품명
조직 괴사성	독소루비신(doxorubicin HCl)	아드리아신마이신, 에이디엠
	닥티노마이신(dactinomycin)	코스메겐, 닥티노마이신
	이리노테칸(irinotecan HCl)	이리노칸, 캠테칸, 이리테신
	에피루비신(epirubicin HCl)	파모루비신, 에피진
	비노렐빈(vinorelbine)	나벨빈, 비놀빈
	빈블라스틴(vinblastine sulfate)	벨바스틴, 빈블라스틴
	빈크리스틴(vincristine sulfate)	브이시에스, 빈라신
	빈데신(vindesine)	필데신
	미토마이신 C(mitomycin)	미토마이신
	미톡산트론(mitoxantrone HCl)	노반트론, 미트론
조직 염증성	플루오우라실(fluorouracil)	5-FU, 에프실, 유토랄
	에토포시드(etoposide)	에토풀, 이피에스
	시클로포스파미드(cyclophosphamide)	알키록산, 엔독산, 싸이크람
	시스플라틴(cisplatin)	유니스틴, 푸라시스
	다카르바진(dacarbazine)	다카르바진, 디티아이
	티오테파(thiotepa)	테스파민
	도세탁셀(docetaxel)	탁소텔
	파클리탁셀(paclitaxel)	팍셀, 파덱솔, 네오탁스
조직 비염증성	L-아스파라기나제(L-asparaginase)	로이나제
	시타라빈(cytarabine)	시타라빈, 싸이토사유
	블레오마이신(bleomycin)	브레오신
	페플로마이신(peplomycin sulfate)	페프레오
	메토트렉세이트(methotrexate)	네오메토, 메토트렉세이트

항암제 이외에 주의가 필요한 주사제는 조직을 부식시키는 알칼리성 약[마취제 치오펜탈(thiopental), 항경련제 페니토인(phenytoin), 항바이러스제 간시클로버(ganciclovir)·아시클로버(acyclovir) 등]이다. 고삼투압 제제[고장성 포도당(hypertonic glucose), 조영제(contrast agent)], 전해질 보정용 제제[염화칼슘(calcium chloride), 염화칼륨(potassium chloride)], 혈관수축제[에피네프린(epinephrine), 노르에피네프린(norepinephrine), 도부타민(dobutamine)] 등도 혈관 밖으로 누출되면 피부장애를 일으키기 쉽다.

주사액의 혈관 외 누출을 방지하기 위한 방법

① 주사부위에 주의한다.

- 이전에 정맥천자(venipuncture)한 곳, 혈관장애(vascular disorder)가 있는 곳, 바로 밑에 건이 있는 곳, 상처가 있는 손등(dorsum manus)이나 손관절부(articulations of hand), 방사선조사부위(radiation field)는 피한다.

② 천자하는 혈관은 가능한 굵은 것을 선택한다. 바늘은 고정시키고 천자부위는 관찰하기 쉽도록 투명한 테이프를 사용한다. 특히 정맥점적주사 개시 후 5분간은 점적부위를 자주 체크하고 떨어지는 속도에 변화가 없는지 주사액이 누출되는 징후는 없는지를 확인한다.

- 천자·유치부위에 부종이 나타나면 혈액의 역류가 있더라도 삽입 부위를 변경한다.

③ 주사액이 누출될 경우 심각한 부작용이 우려되는 주사제를 투여하고 있는 환자에 대해서는 병실에 방문 할 때마다 유치부위를 관찰해 주사액 누출을 조기에 발견하도록 노력한다. 주사액이 누출했을 때의 징후 (주사부위의 팽만감, 부종, 통증, 발적)를 환자에게 설명하고 간호사에게 알리도록 설명한다.

13 노인에게 투여할 때의 주의사항

(1) 나이가 들면서 생기는 생리기능의 변화

① 나이가 들면서 위산분비가 저하한다. 그 결과 약의 흡수에 영향을 끼칠 가능성이 있다. 나이가 들면서 체내의 총수분량이 감소하고 체지방률은 증가한다. 그 결과 지용성 약[예: 진정제인 디아제팜(diazepam)]의 체내분포가 증가하고 배설이 지연된다.

② 나이가 들면서 단백질 합성능력이 저하하고, 혈장 중 알부민농도가 감소한다.

③ 나이가 들면서 간의 중량이나 간혈류량이 감소하여 약을 분해하는 대사능력이 감소한다. 신장에서는 나이가 들면서 네프론(nephron)의 수나 신혈류량(renal blood flow)이 감소하고 사구체여과 속도와 요세관 분비능력이 저하한다. 그 결과 신장에서 배설되는 약의 배설속도가 감소한다.

- 노화와 함께 근육량이 감소하기 때문에 크레아티닌(creatinine) 생성이 저하한다. 따라서 노인은 혈청 크레아티닌 수치가 반드시 신장기능의 저하를 반영한다고는 할 수 없다.

④ 노인은 운동능력이나 반사능력이 저하하며, 전도·전락을 일으키는 요인의 하나로 들 수 있는 수면·진정제나 고혈압치료제(α1 차단제에 의한 기립성저혈압) 복용자는 특히 전도·전락을 일으키기 쉽다.

나이 들면서 생기는 생리기능의 변화와 약리작용에 대한 영향

생리기능	변화	영향
위산분비	↓	약 흡수에 영향을 끼친다.
체내 총수분량	↓	지용성 약의 체내분포는 증가하고 약의 배설은 지연된다.
체지방률	↑	
단백질 합성능력	↓	혈액 속에서 알부민과 결합하지 않는 유리형 약의 비율이 증가하여 약의 효과가 상승한다.
혈장중 알부민 농도	↑	
간의 중량과 간 혈류량	↓	약을 분해하는 대사능력이 감소한다.
네프론 수와 신혈류량	↓	신장에서 배설되는 약의 배설속도가 감소한다.
사구체여과속도와 요세관 분비능력	↓	
운동능력과 반사능력	↓	수면·진정제나 고혈압 치료제 복용자는 특히 전도·전락을 일으키기 쉽다.

(2) 주의사항

① 노인은 간의 약 대사(분해)능력과 신장의 배설능력이 함께 저하하기 때문에 약이 체내에 축적된다. 그 결과 많은 양을 투여한 상태가 되어 약의 효과가 예상보다 강하게 나타나거나 약물부작용이 나타나기 쉽다. 또한 몇 가지 약에 대해서 감수성이 증가하여 예상보다 효과가 강하게 나타나는 경우가 있다. 따라서 투여 시에는 충분한 관찰이 필요하다.

② 노인은 전도·전락을 일으키기 쉬우므로 수면·진정제나 고혈압치료제 등을 복용하고 있는 환자에 대해서는 방지책이 필요하다.

③ 노인은 여러군데의 의료기관에서 치료를 받고 있는 경우가 많다. 복용하고 있는 약을 모두 파악해 중복투여나 약물상호작용방지에 노력해야 한다. 나이가 들면서 여러질환이 생겨 복용하는 약의 종류와 수가 늘어난다. 또한 약의 복용방법에 대해서 충분히 이해하지 못하는 경우도 있다. 우선 환자의 혼란을 최소화하기 위해서 치료제의 종류를 최소한으로 해야한다. 이는 약물상호작용에 따른 건강피해를 감소시키는 것으로도 연결된다.

노인에 대한 의약품 적정사용 정보집

식품의약품안전청은 노인 환자에게 처방 조제하는 의약품을 더욱 안전하고 적정하게 사용할 수 있도록 '노인에 대한 의약품 적정사용 정보집' 을 발간하여 보건소, 병의원, 약국 등에 무료로 배포했다. 이 정보집에는 노인 환자에게 의약품을 사용할 때 고려해야 할 일반사항과 총109종의 의약품 성분에 대한 안전성 및 적정사용에 관한 정보를 담고 있다.

14 신생아와 아동에게 투여 시 주의사항

(1) 신생아의 생리기능

① 위내 pH와 위내 배설시간이 변동하기 쉬워 약의 흡수량도 변동한다. 피부의 방어기능이 미숙하여 약을 피부에 발랐을 때 성인에 비해 피부에서 약을 잘 흡수하며, 부신피질스테로이드 연고제나 크림제를 바르면 전신적인 영향이 나타나는 경우가 있다.

② 체내의 수분비율이 많고 체지방량이나 근육량은 적다. 그러므로 수용성 약은 체중당 투여량이 성인보다 많게 설정된 것이 많다. 혈액 중의 알부민량이 적고 알부민과 결합하지 않은 유리형의 비율이 높다. 이 때문에 약의 효과가 예상보다 강하게 나타나는 경우가 있다.

③ 간에서의 약물 대사능력이 충분하지 않다. 그것은 약물 대사에 있어 중요한 간의 미세소체효소(microsomal enzyme; 시토크롬 P450, CYP)의 일부(CYP2C9, CYP3A4)가 신생아에게는 거의 존재하지 않기 때문이다. 신혈류량과 사구체여과 속도는 급속하게 증가하여, 약의 소변배설능력은 생후 6개월~1년에 성인 수준에 이른다.

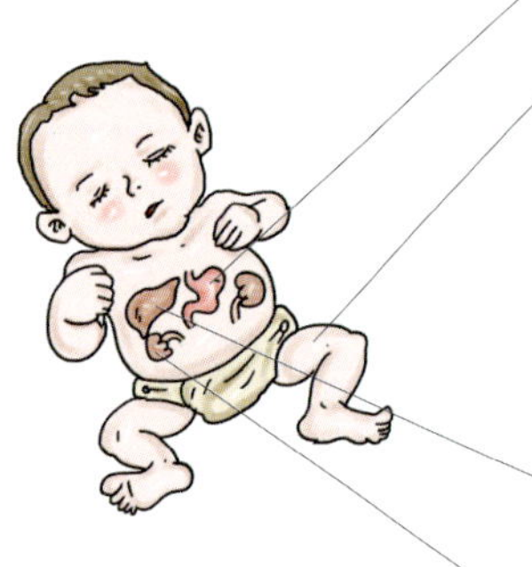

신생아의 생리기능

위내 pH와 위내 배설시간이 변동하기 쉽다. → 약의 흡수량도 변동한다.

피부의 방어기능이 미숙 → 피부로 약이 흡수되기 쉽다.

체내의 수분비율이 많고 체지방량과 근육량은 적다.
→ 수용성 약은 체중당 투여량이 성인보다 많이 설정된 것이 많다.

혈액 중의 알부민양이 적고, 알부민과 결합하지 않은 유리형의 비율이 높다.
→ 약의 효과가 예상보다 강하게 나타난다.

일부 CYP(CYP2C9, CYP3A4)가 거의 존재하지 않는다.
→ 간에서의 약물 대사능력이 충분하지 않다.

신혈류량과 사구체여과 속도는 급속하게 증가한다.
→ 많은 약의 소변 배설능력은 생후 6개월~1년에 성인수준에 이른다.

(2) 아동의 생리기능

① 체내의 수분비율이 저하하고 체지방량이 증가한다.

② 체중당 간과 신장의 중량이 성인보다 많다. 따라서 간의 대사효소능력이 성인수준에 이른 경우, 체중당 대사능력은 성인보다 높아지므로 일부 약[항경련제인 페니토인(phenytoin)이나 카르바마제핀(carbamazepine)]은 체중당 투여량이 성인에 비해 많다.

아동의 생리기능
체내의 수분비율이 저하하고 체지방량이 증가한다.
체중당 간과 신장의 중량이 성인보다 높다. →일부 약은 체중당 투여량이 성인에 비해 많다.

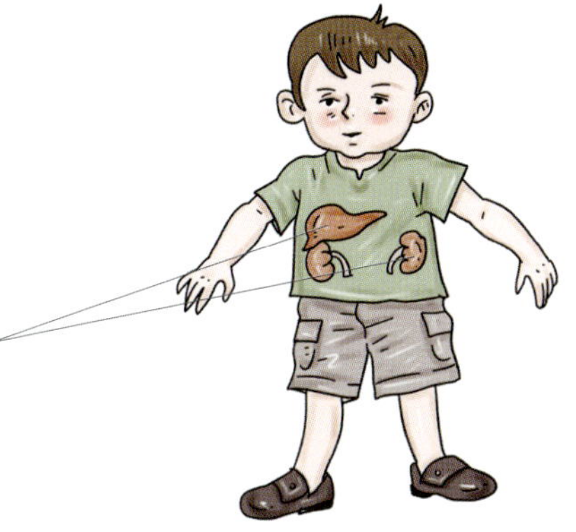

(3) 주의사항

① 신생아는 뇌혈관장벽(blood-brain barrier)이 완전히 발달하지 않았기 때문에 중추신경계에 영향을 줄 수 있는 약물에 더 민감하다. 아동은 약물대사를 위한 간의 미세소체효소를 대부분 갖추었으나 활성이 감소되어 있어서 간에서 대사되는 약[예를 들어 설피속사졸(sulfisoxazole), 아스피린(aspirin), 카페인(caffeine), 테오필린(theophylline), 페노바르비탈(phenobarbital), 페니토인(phenytoin)등을 투여할 때에는 주의를 요한다.

② 아동은 단순히 성인의 축소판이 아니다. 신생아에서 아동, 그리고 성인으로 성장하는 과정에서 약의 체내동태에 영향을 끼치는 생리기능이 크게 변동한다는 점을 인식해야 한다. 아동은 약물을 다루는 신체기관이 덜 발달되어 있으며 성인에 비해 약물이 더 빨리 대사되고, 약물반응은 비정상적으로 강하게 오래 지속될 수 있다. 아동에게 약을 투여하는 경우, 약의 쓴맛이나 많은 양, 혀에 닿는 느낌 등이 복용 거부의 원인이 되므로 이에 대한 연구가 필요하다.

〈주의사항〉

- 성장하는 과정이어서 약의 체내동태에 영향을 끼치는 생리기능이 크게 변동한다는 점을 인식해 둔다.
- 약의 쓴맛이나 많은 양, 혀에 닿는 느낌 등이 복용 거부의 원인이 되므로 투여 시 연구가 필요하다.

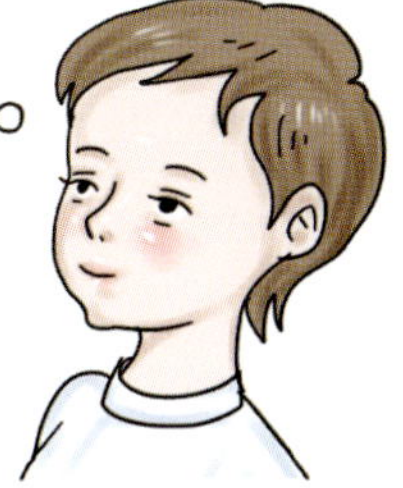

아동에게 약을 먹이는 방법과 주의사항

• 약을 먹은 후 바로 전량을 토해버렸을 때에는 아동이 진정된 후 1회분을 다시 먹인다. 30분 이상 경과한 후 구토가 발생한 경우는 대부분의 약이 흡수되었을 가능성이 있으므로 다음 복용시간까지 기다린다. 특히 어린 아이의 경우 식후에 무리하게 약을 먹이면 배가 불러 약 먹는 것을 싫어하거나, 음식물과 함께 토해버리는 경우가 있으므로 반드시 식후에 복용해야만 하는 약을 제외하고는 식사에 관계없이 정해진 복용시간에 맞춰 투여하는 것이 바람직하다.

• 아이가 자고 있어 복용시간이 지났을 경우, 다음 복용시간이 가깝다면 무리하게 깨우지 말고 그 분량은 먹이지말고 다음 복용시간까지 기다리며, 건조시럽제의 경우 녹인 후 시간이 지나면 유효성분이 분해하거나 약 성분 본래의 쓴 맛이 나오기 때문에 미리 만들어 놓지 말고 복용 전 1회분씩 준비한다.

• 약을 분유, 우유, 모유에 섞여 먹이면 약의 맛을 싫어하여 분유, 우유, 모유를 먹지 않게 되니 분유, 우유, 모유에 섞여 먹이지 않는다. 또한 약을 잘 먹일 수 있는 방법으로는 ① 소량의 물이나 미지근한 물에 약을 녹여서 스푼으로 먹인다, ② 녹인 약을 스포이드로 볼 안쪽을 따라 조금씩 떨어뜨린다(혹은 스포이드를 직접 흡수하게 한다), ③ 약을 그대로 또는 몇 방울의 물로 으깨어 페이스트상태로 입에 넣는다(입안에 약이 남지 않도록 물을 먹인다) 등이 있다.

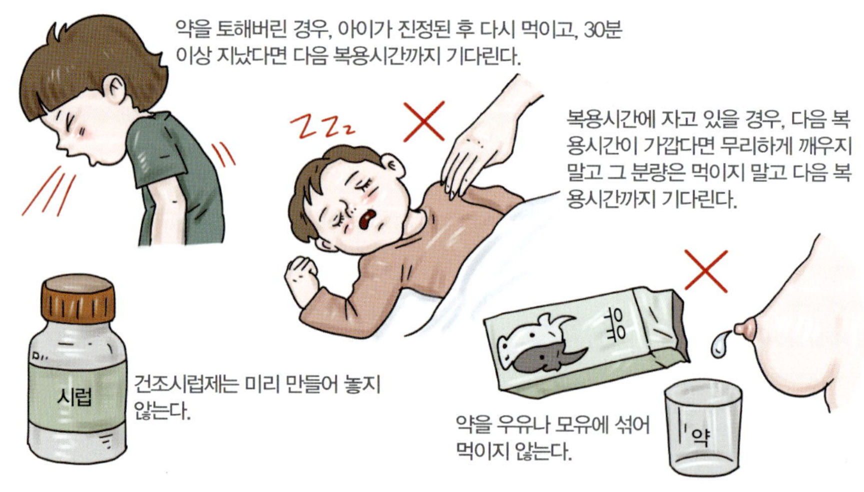

약을 잘 마시게 하는 방법

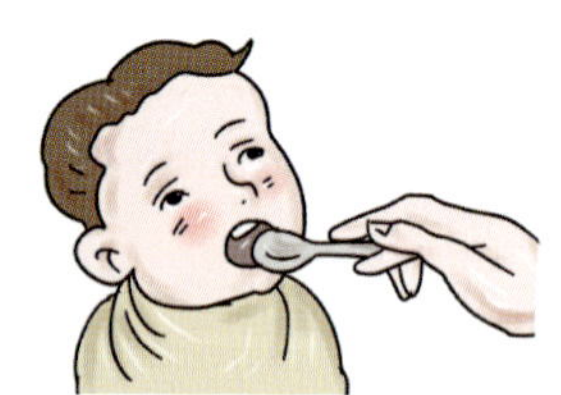

녹인 약을 스푼으로 먹인다.

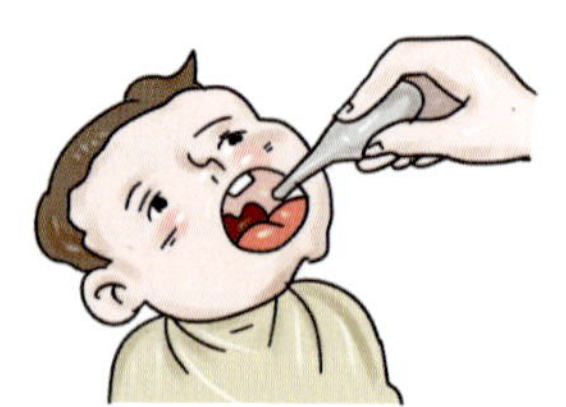

녹인 약을 스포이드로 볼 안쪽을 따라 조금씩 떨어뜨린다.

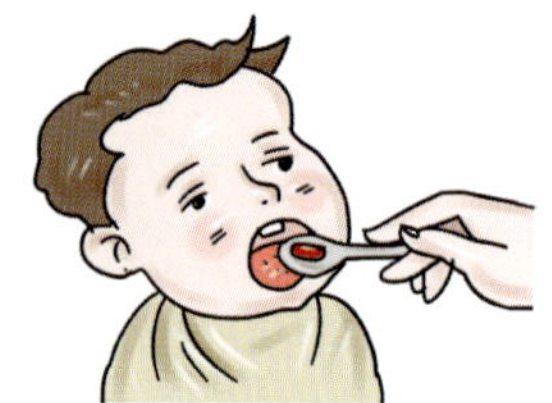

약을 페이스트상태로 입에 넣는다.

15 약의 투여량과 투여속도

1. 점적 및 속도 조절

수액요법 시행 중에 수액펌프를 사용하지 않고 수동으로 수액 주입속도를 조절하면 환자의 움직임에 따라 영향을 받기 때문에 지시대로 주입되지 않아 수액 주입속도 조절에 고심하는 경우가 있다.

특히, 말초정맥으로 수액을 주입하는 경우에는 환자의 자세, 팔의 위치 등에 크게 영향을 받는다. 약물에 따라서는 기대한 만큼 효과를 얻지 못해 치료 계획에 지장을 초래할 뿐만 아니라 때로는 신체에 중대한 악영향을 미치기도 한다. 환자의 움직임에 맞춘 세심한 수액 주입속도 조절이 중요하다.

침상에서 TV를 보고 있는 환자의 수액 주입이 늦어지고 있음을 알아차린 간호사가 다시 점적속도를 조절하고 있다.
이 그림에 숨은 위험성은 무엇인가?

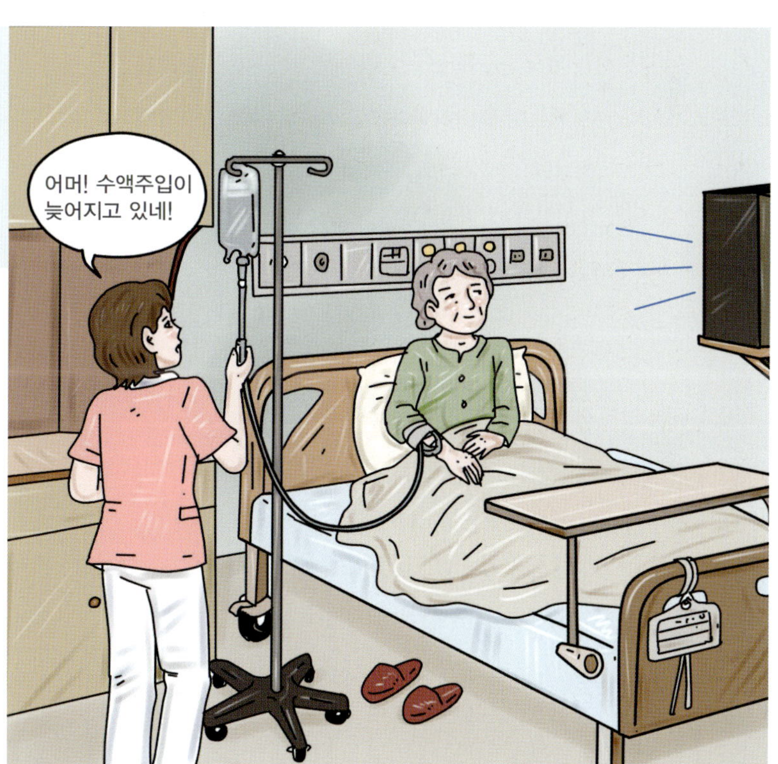

(1) 위험인자

① 환자가 앉아 있는 상태에서 점적을 조절하고 있으므로 위를 향해 누운 자세를 취하면 주입 속도는 빨라진다. 그래서 약물이 과잉 유입되어 환자의 신체에 과도한 부담이 가해진다.

② 팔을 구부린 상태에서 조절하고 있어서 팔을 펴면 주입 속도가 빨라진다.

③ 수액관이 구부러진 채로 점적 속도를 조절하고 있어서 수액관이 똑바로 펴지면 수액이 급속하게 유입된다.

④ 수액 주입이 늦어지는 원인은 생각하지 않고 점적속도를 조절하고 있어서 수액 누출이나 수액관 폐색 등은 알아차리지 못한다.

(2) 일반적 예방책

체내에 수액을 넣는 데 가장 간편하고 비교적 자주 이용되는 방법은 사지의 말초정맥으로 주입하는 것이다. 그러나 이 방법은 완전비경구영양법(Total Parenteral Nutrition, TPN)과 달리 환자의 움직임에 따라 상당히 영향을 받는다. 또한, 수액 누출 외에 튜브가 구부러지거나 연결관이 빠지는 등의 문제도 많다.

① 점적 속도를 조절할 때에는 반드시 시계, 스톱워치 등을 사용하여 정확하게 한다.

② 유속이 늦어지는 원인을 명확히 한다.

③ 점적 속도 조절을 할 때에는 자세(앙와위, 좌위, 입위 등)에 따른 속도 변화의 여부를 확인한 다음 조절한다.

④ 환자의 손을 뻗은 상태에서 조절한다.

⑤ 말초정맥관은 방울수가 변화하는 것을 고려하여 최저 1시간마다 주입 상황을 확인한다.

⑥ 점적 속도 조절을 한 직후에는 30분 이내에 반드시 주입 상황을 확인한다.

⑦ 수액 주입이 늦어지는 것을 조기에 발견하려면 수액병에 시작 시각이나 속도를 명시한다.

⑧ 수액 주입이 자주 지연될 때에는 주입부위를 확인한다.

⑨ 말초정맥관에서의 점적 속도는 환자의 움직임에 영향을 받는다는 사실을 환자에게 설명하여 협력을 얻는다.

⑩ 수액관에 수액자동조절기(automatic flow regulator)를 부착하여 사용한다.

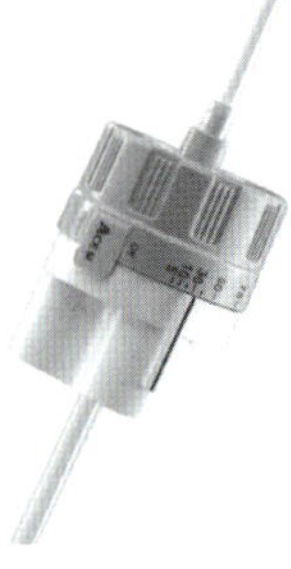

수액자동조절기

최근에는 시간당 유속을 5mL~250mL/hr까지 다양하게 조절가능한 '수액자동조절기(automatic flow regulator)' 도 많이 사용되고 있다. 수액 주입시, 용기내부의 압력이 변화하거나 환자의 심한 움직임으로 흔들림이 심해도, 주입하고자 하는 양을 설정된 유속으로 정확한 시간에 주입할 수 있기 때문에, 특히 정확한 약물주입이 요구되는 신생아 등의 환자에게 유용하다.

말초정맥관의 주입 중 확인사항

① 주입은 원활하게 이루어지고 있는가?

② 주입속도가 너무 빠르지 않은가?

③ 주입속도는 맞는가?

④ 수액병에 표시된 주입량대로 계획적으로 들어가고 있는가?

⑤ 주입시간과 수액병의 잔량이 맞는가?

⑥ 수액주입관 굴절, 수액누출은 없는가?

⑦ 접속이 빠지거나 3-way stopcock 등에 이상은 없는가?

⑧ 주입부위의 발적, 부종, 통증은 없는가?

⑨ 환자로부터 고충이나 불평은 없는가?

말초정맥관에 수액펌프, 미량주입기를 사용할 때의 주의점

기기에서 일정량을 강제적으로 주입하기 때문에 말초정맥관이 폐색되거나 수액이 누출되어도 기기는 그대로 작동한다. 그래서 특히 의식이 없는 환자나 이해력이 떨어지는 환자는 늦게 발견되어 고통을 주게 된다. 주입부위를 세심하게 관찰하는 것이 중요하다.

속도 조절에 주의할 약품의 예

① 헤파솔(Hepasol inj.)
② 펜타글로빈(Pentaglobin inj.)

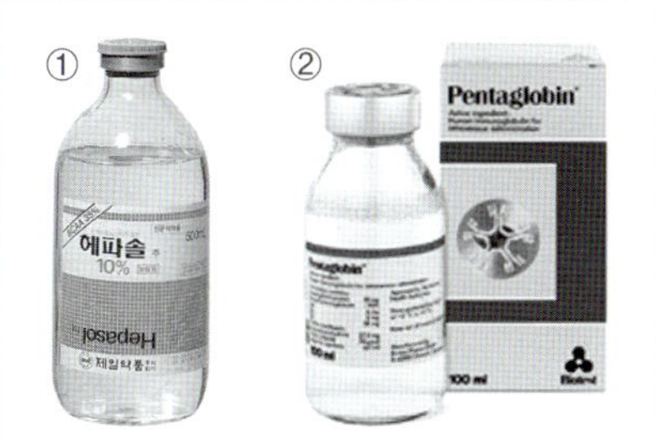

(3) 사고 원인

신체적 요인

- 환자의 움직임에 맞추어 조절하고 있지 않다.
- 말초정맥 튜브는 자세에 따라 떨어지는 속도가 달라진다는 사실을 환자에게 설명하고 있지 않다.
- 수액 주입부위의 팔 위치를 생각하고 있지 않다.
- 신체 움직임이나 보행 후에는 점적 조절이 필요하다는 사실을 설명하고 있지 않다.
- 수액 주입부위를 장시간 구부린 채로 있으면 폐색상태가 되어 속도에 변화가 일어난다는 사실을 환자에게 설명하고 있지 않다.

환경적·관리적 요인

- 주입속도 조절에 관한 통일된 절차를 준수하고 있지 않다(예: 스톱워치 등을 사용).
- 주입속도 조절에 필요한 이론을 실제적으로 적용하지 않는다.
- 수액 세트에 따라 drop factor(점적계수 : 1cc 당 방울수) 차이가 있음을 이해하고 있지 않다.
- 수액 주입이 지연되는 원인을 이해하고 있지 않다(예: 굴곡, 수액 누출 등).
- 주입속도를 조절할 때 속도뿐만 아니라 튜브의 주입부위, 접속부위 등 모두를 확인하고 있지 않다.
- 말초정맥관의 주입속도 조절은 환자의 부위에 따라 변화하므로 자주 확인해야 하는 점을 이해하고 있지 않다.
- 환자에게 수액 주입 등의 행동이나 자세가 주입속도의 변화에 영향을 준다는 사실을 지도하고 있지 않다.
- 수액 계산방법을 이해하고 있지 않다.

예방 대책

- 바늘, 관(tube) 등을 단단히 고정한다.
- 각종 관들은 폐색을 방지하고 접속부가 빠지는 것을 방지하기 위해 여유를 주어 환자의 움직임에 영향을 받지 않도록 고정한다.
- 수액병에 주입 시작 시각이나 속도 등을 표시한다.
- 말초정맥관일 때에는 삽입 부위에 따라 주입속도가 변화한다는 점을 이해하여 관리한다.
- 환자에게 몸을 움직인 직후 주의점을 설명하여 협력을 얻는다.
- 약물의 순환상태에 미치는 영향을 고려하여 더욱 정확하게 주입할 수 있는 방법을 연구한다.
- 주입속도를 정확하게 조절하기 위해 도구나 기기를 활용한다(예: 시계, 스톱워치, 수액펌프, 미량주입기).
- 환자의 치료내용을 충분히 이해하고 관찰한다.
- 주입속도를 천천히 정확하게 조절한다.
- 수액 세트에 따른 점적수의 이해와 수액 계산에 대한 지식을 얻어 정확하게 조절한다.
- 정기적인 순회를 거르지 않는다. 또한 순회 때의 확인사항을 절차화 해둔다.

급속하게 투여하면 심각한 부작용이 우려되는 정주, 점적 정주용 약물

속도 주의 용법	약물명	급속 투여로 인한 부작용
정주, 점적 정주	Neophyllin(기관지확장제)	쇼크, 부정맥 등
	Tagamet(소화성 궤양 치료제)	부정맥, 혈압저하 등
	Aleviatin(항간질제)	심정지, 혈압저하 등
	Saxizon, Soul–Cortef(부신피질호르몬)	심정지 등
	Soul–Medrol(부신피질호르몬)	심정지 등
정주	Xylocaine 2%(항부정맥제)	쇼크, 심정지 등
	Ketalar(전신마취제)	호흡정지 등
	Inderal(β 차단제)	부정맥 등
	Pethidine HCl, Opystan(비알카로이드계 마약)	호흡억제, 심정지 등
점적 정주	Xylocaine 10%(항부정맥제)	쇼크, 심정지 등
	Morphine HCl	호흡억제, 심정지 등
	K.C.L, Aspara(칼륨제제)	부정맥, 심정지 등
	Dalacin S, Lincocin(린코마이신계 항생물질)	심정지 등

점적 상태 확인(주입 · 수액 누출 등)

① 주입부위의 주위를 관찰: 통증, 발적, 종창(수액 누출), 출혈, 폐색 유무
② 클램프를 'open' 상태로 한다.
③ 수액병을 침상보다 아래로 낮추어 클램프를 열고 혈액의 '역류' 여부를 본다.
④ 혈액의 역류가 확인되면 클램프를 닫고 병을 수액걸이에 매단다.
⑤ 주입 속도를 조절하고 주입부위를 고정한다.
⑥ 혈액의 역류가 원활하면 수액은 누출되지 않는다.
⑦ 혈액이 역류되지 않거나 아주 소량으로 반응이 나타날 때에는 수액의 누출 가능성이 있으므로 정맥관을 제거하고 다시 주입할 필요가 있다.
* 항암제가 누출되면 피부 괴사를 일으킬 가능성이 있으므로 수액 누출 시에는 신속히 대처한다.

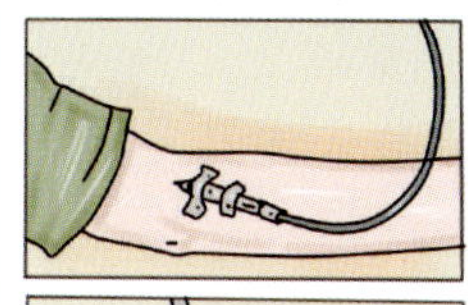
주입부위를 확인한다.

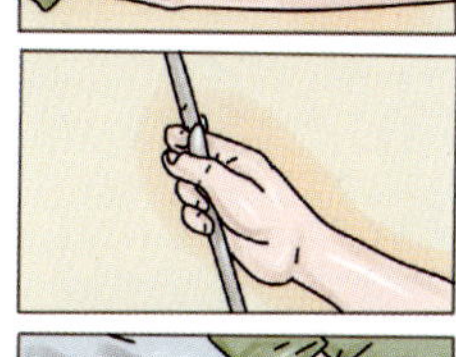
수액 세트의 클램프를 조작한다.

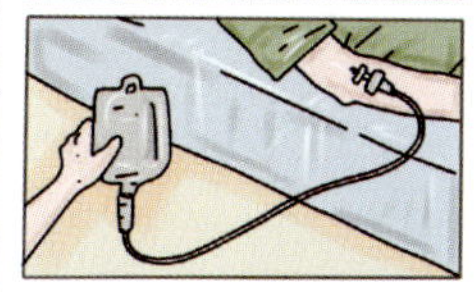
수액병을 내린다.

수액 계산 방법

* 점적 소요시간이 지정되어 있지 않은 경우(예정량과 점적시간으로 계산하는 방법

$$1\text{분당 점적수(점적 속도)} = \frac{\text{투여용량(mL)} \times \text{점적계수}}{\text{점적시간(분)}}$$

주사약과 실수하기 쉬운 약물

바이알에 든 내복약 · 외용약	내복용과 주사용이 모두 바이알에 든 약물	이름은 같고 사용방법이 다른 약물
• Polymyxin B sulfate 내복용·국소용 • Thrombin 내복용·국소용 • Baritase 국소용 • Elase 국소용	• Vancomycin HCl 내복용·주사용	• Bisolvon 내복용·주사용·흡입용 • Bosmin 주사용·국소용

주사약과 실수하기 쉬운 약물		
혈압 강하제	• Ca 길항제 Perdipine injection 2mg/2mL/A • Herbesser injection 50mg/A • 초산류 Nitropress injection 30mg/10mL/A • Millisrol injection 5mg/10mL/A 25mg/50mL/V • Nitrol injection 5mg/10mL/A 50mg/50mL/V	
급성순환부전 개선약	• Inovan injection 100mg/5mL/A • Dobutrex injection 100mg/5mL/A • Coretec injection 5mg/5mL/A • Adehl injection 5mg/V	• Catabon injection 600mg/200mL/V • Dobutrex K injection 600mg/200mL/V • Milrila injection 10mg/10mL/A

2. 투여량과 투여속도의 계산

Gtt=1분당 떨어지는 방울 수	Gtt×3=시간당 주입량(mL)
1gtt = 1drop/min 60drop/60min 60drop/1시간 20gtt = 20drop = 1ml = 1cc 1시간 = 60방울 = 3cc 1시간에 들어가는 주입량 = gtt×3	20gtt = 1분당 20방울이 떨어진다. = 60초당 20방울이 떨어진다. = 3초당 1방울이 떨어진다. = 1cc의 수액이 들어간다. = 1분당 1cc, 시간당 60cc가 들어간다.

Gtt×3=시간당 주입량(mL)

1gtt = 3cc/hr

10gtt = 30cc/hr

15gtt = 45cc/hr = 12시간이면 540ml= 24시간이면 1080ml

= 4초에 한방울 떨어지면 하루에 1000ml 줄 수 있다.

20gtt = 60cc/hr = 12시간이면 720ml= 24시간이면 1440ml

30gtt = 90cc/htl = 12시간이면 1080ml= 24시간이면 2160ml

= 2초에 한방울 떨어지면 하루에 2000ml 줄 수 있다.

$$\text{분당 방울 수} = \frac{\text{1일 주입량(mL)} \times \text{방울사이즈/mL}}{\text{24시간} \times \text{60분}}$$

예) N/S 1,000ml를 24시간 동안 투여할 경우

1000×20/24×60 = 13.8gtt/min = 14gtt/min

$$1방울\ 점적\ 시\ 소요시간(초) = \frac{24시간 \times 60분 \times 60초}{1일\ 주입량(mL) \times 방울\ 사이즈/mL}$$

예) N/S 1,000ml를 24시간 동안 투여할 경우

24×60×60/1000×20= 4.3초

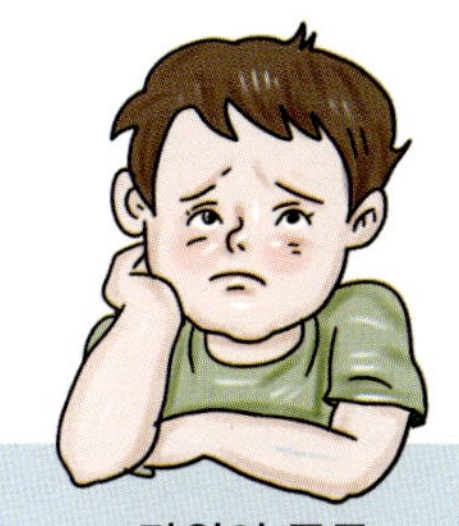

단위의 종류

중량(무게)

- g : 1,000mg
- mg : 1,000㎍
- ㎍

용적

- L : 1,000mL
- dL : 100mL
- mL

농도

- L%(w/v)
- %(v/v)
- %(w/w)

w : weight(중량)
v : volume(용적)

단위, 국제단위(IU)

방울

〈일반〉
- 1mL : 약 20방울

〈수액세트〉
- 1mL : 약 15방울(성인용)
- 1mL : 약 60방울(아동용)

약의 투여량 계산

질문 예	부정맥 치료제 「2% 리도카인(lidocaine) 주사액」 5mL 앰플은 어느 정도의 [리도카인]을 함유하고 있는가? 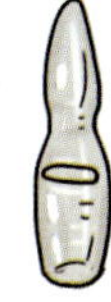 2% 리도카인 주사액 5mL
회답 예 ①	2%(w/v)란 100mL의 증류수 중에 2g(2,000mg)의 리도카인이 용해되어 있는 것을 의미한다. → 5mL는 100mL의 1/20(5/100) → 2,000(mg)÷20=100(mg)이며 5mL 중에 100mg 리도카인이 용해되어 있다.
회답 예 ②	리도카인은 고체이기 때문에 2%(w/v)를 소수점으로 나타내면 0.02(w/v)로 이것은 0.02(g/mL)를 의미한다. → 5(mL)×0.02(g/mL)=0.1(g) → 100mg(1g=1,000mg)이고, 5mL 안에는 100mg 리도카인이 용해되어 있다.
질문 예	부정맥 치료제 「2% 리도카인 주사액」 5mL 앰플에서 70mg을 투여하고 싶은데 몇 mL를 투여하면 좋을까?
회답 예	2%는 100mL의 증류수 중에 2g(2,000mg), 즉 1mL 안에 20mg(20mg/mL)의 리도카인이 용해되어 있는 것을 말한다. → 70mg÷20mg/mL=3.5(mL)이므로, 3.5mL을 투여한다.

약의 투여속도 계산

질문 예	일반용 수액세트를 이용하여 100mL의 생리식염액 병에 항생물질 1g 용해한 것을 30분 동안 투여하는 경우, 1분동안 몇 방울을 떨어뜨리면 좋을까?
회답 예	일반용 수액세트는 1mL=약 15방울이므로 100mL는 약 15방울×100=1,500방울이 된다. → 1,500(방울)÷30(분)=50(방울/분) → 1분 동안 50방울이 떨어지도록 조절한다.

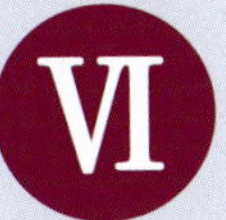

감염과 안전

1 감염

1. 병실의 감염

의료기관에서의 감염 또는 병원감염이란 입원 전에는 나타나지도 않았고 잠복상태도 아니었던 감염이 입원 후 환자에게 나타나는 감염증과, 입원 중에 침입한 미생물로 인하여 퇴원 후에 질환을 일으키는 감염증을 말한다. 환자뿐만 아니라 간호사를 비롯한 의료인, 방문객 및 병원직원도 무심코 감염을 전하는 매개체 또는 반대로 감염대상자가 될 수도 있으므로 감염증을 일으킬 만한 사항은 없는지 주의하며 간호하는 것이 중요하다.

남성 환자가 병상에 누워 있다. 의사는 회진시간에 병실을 방문하여 환자의 용태를 보면서 진료하고 있다.
이 그림에 숨은 위험성은 무엇인가?

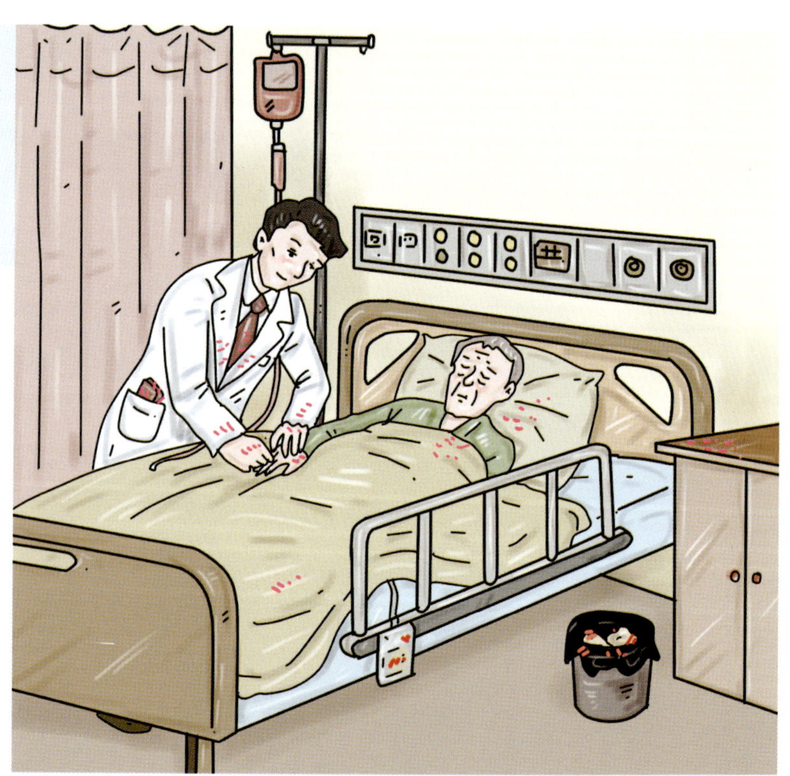

(1) 위험인자

① 환자의 손에 부착되어 있는 균이 시간이 지나면서 적당한 온도와 습기가 유지되는 병동에서 계속 성장하여 의료진에게 감염된다.

② 감염된 환자의 손이나 침상을 만진 의사나 간호사가 옆 침상의 감염되지 않은 환자에게 접촉하여 병원균을 옮긴다.

③ 급한 간호업무 때문에 대충 빨리 손을 씻어서 병원균이 제거되지 않아 접촉감염을 일으킨다.

④ 의사나 간호사가 환자의 도관(catheter)이나 소변주머니를 손으로 접촉하여 손에 병원균이 묻고 그 손으로 의료기구를 조작하여 감염을 일으킨다.

⑤ 병원감염 위험에 노출된 대상자를 일반 환자와 함께 다루어서 MRSA 감염이 발생한다.
⑥ 환자의 혈액이나 체액으로 오염된 정맥주사바늘에 찔려서 간호사가 에이즈(AIDS)나 간염에 걸리게 된다.
⑦ 병동에서 휴대폰을 항상 주머니에 넣고 다니다가 휴대폰이 세균에 오염되어 감염병을 일으킨다.
⑧ 흡인기계나 물품의 멸균상태를 검사하지 않아서 환자에게 감염증이 발생된다.

(2) 예방책

① 의료인은 환자와 접촉하기 전에 손 씻기 절차에 따라 철저한 손 씻기를 하여 병원감염을 예방한다.
② 환자의 가족이나 방문객들에게도 손 씻기 방법이 그려진 그림이나 포스터를 이용하여 손 씻기의 중요성을 안내하고 교육한다.
③ 감염관리위원회를 설치하고 간호사가 적극적으로 감염예방 활동에 참여한다.
④ 외과적 무균법과 내과적 무균법을 철저하게 수행하고 확인한다.
⑤ 병원감염 위험에 노출된 대상자는 일반 환자와 구분하여 간호중재를 수행한다.
⑥ 주사바늘을 손으로 제거하지 않고 사용한 주사바늘에 뚜껑도 씌우지 않으며, 주사바늘에 뚜껑을 씌워야 할 경우에는 반드시 한 손으로만 조작한다.
⑦ 휴대폰과 호주머니에 들어가는 물건들은 자주 소독하여 세균을 없애도록 한다.

(3) 무균법(asepsis) 준수

무균법은 무균술(aseptic technique)로 불리기도 하는데, 내과적 무균법과 외과적 무균법으로 구분되며, 수술실, 분만실, 화상환자병실, 특수진단 시, 주사기를 이용한 투약 시, 상처 드레싱 교환, 도뇨관 삽입, 정맥주사 때 등에 무균법을 준수해야 한다.

① 내과적 무균법(medical aseptic): 손 씻기, 환자위생, 격리 등

- 손 씻기: 임상환경에서 병원미생물을 전파하는 가장 위험한 매개체 중 하나는 손이기 때문에, 손 씻기는 간단한 일처럼 보이지만 병원감염 예방을 위한 가장 기본적이면서도 가장 중요한 역할을 담당하고 있다.
- 환자의 격리는 공기감염, 비말감염, 접촉감염을 통해 감염이 전파될 것으로 예측되는 대상자 또는 감염자를 위한 조치이다.

② 외과적 무균법(surgical aseptic): 드레싱 교환, 멸균구역(멸균실) 준비 등

손 씻기를 시행해야 하는 경우*

세계보건기구(WHO)에서는 다음 5가지 경우에는 반드시 손 씻기를 시행하도록 전세계의 의료기관에 권장하고 있다.

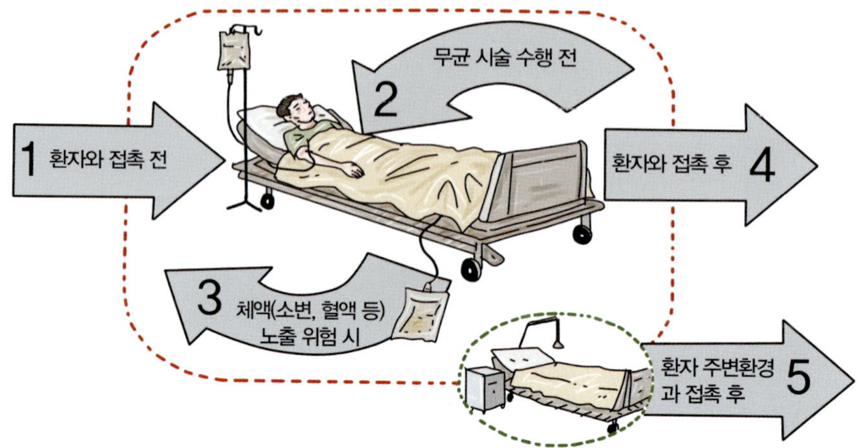

*World Health Organization(WHO): WHO Guidelines on Hand Hygiene in Health Care. Geneva, Switzerland: WHO, 2009.(손 씻기에 관한 더 자세하고 전문적인 WHO가이드라인 자료는 다음 사이트를 참조: http://www.who.int/gpsc/5may/background/5moments/en/index.html)

- 이 5가지 경우 외에도 기본적으로 음식 먹기 전, 화장실 다녀온 후에도 손 씻기를 반드시 해야 하며, 특히 무균술을 적용하는 모든 처치 전(드레싱 교환, 정맥카테터 삽입 등) 및 모든 침습적 수술 처치 전에는 철저하게 시행돼야만 한다.
- 손 씻기 때 사용하는 세제는 비누(액상, 보통비누, 소독비누 포함)와 물을 이용해야 하는 제품과 알코올이 들어가서 물 없이도 사용할 수 있는 제품도 있는데, 특히 알코올이 함유된 제품은 항균, 살균력이 매우 우수하며 물 없이도 언제 어디서든지 사용할 수 있어 편리한 것이 강점이다.

효과적인 손 씻기 방법

알코올 성분의 약제를 사용하는 손 씻기는 약제를 따르는 시간을 포함하여 최소한 20~30초 동안 시행하고, 비누 등을 사용하는 손 씻기는 수도꼭지를 트는 시간 포함하여 최소한 40~60초 동안 시행돼야 한다.

- 손 씻기에서 균이 남기 쉬운 곳은 손끝, 손가락 사이, 엄지손가락 근처, 손바닥 주름, 손목 등이며, 이 부위들은 특히 주의해서 씻어야 한다.

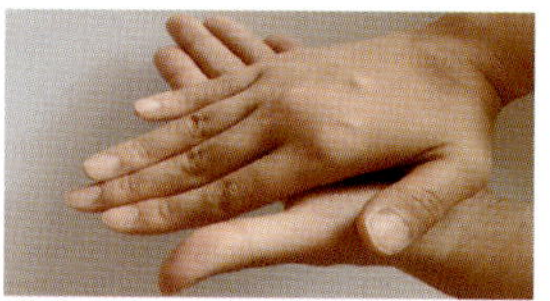

① 손바닥과 손바닥을 마주 대고 문질러 준다.

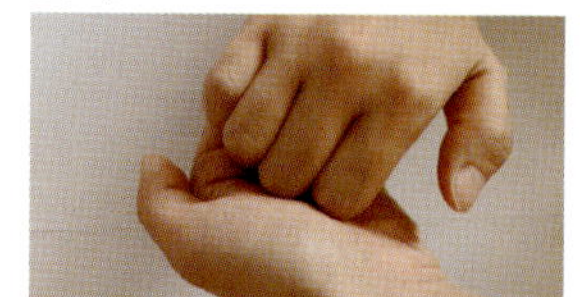

② 손가락등을 반대편 손바닥에 대고 문질러 준다.

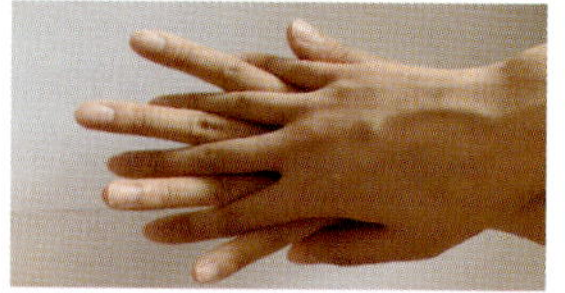

③ 손바닥과 손등을 마주 대고 문질러 준다.

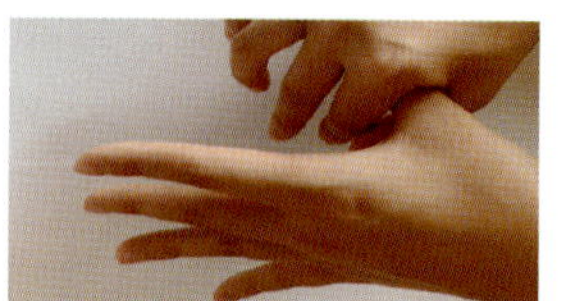

④ 엄지손가락을 다른 편 손바닥으로 쥐고 돌리면서 문질러 준다.

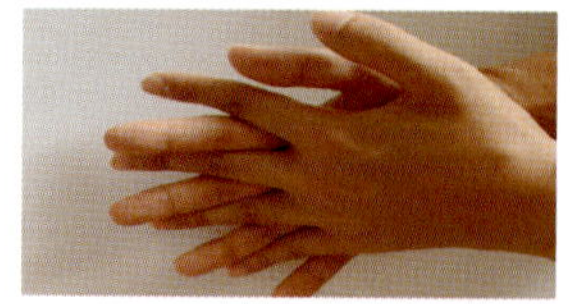

⑤ 손바닥을 마주 대고 손깍지를 끼고 문질러 준다.

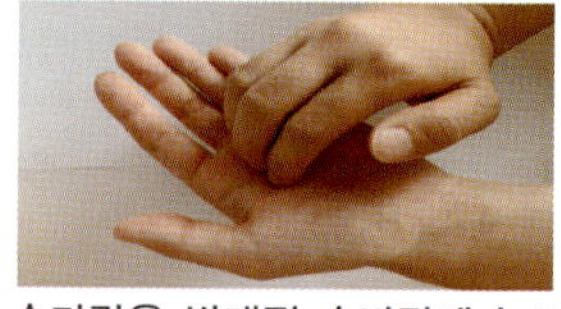

⑥ 손가락을 반대편 손바닥에 놓고 문지르며 손톱 밑을 깨끗하게 한다.

외과적 무균법의 주의사항

- 피부는 멸균 불가능하므로 오염된 것에 해당한다. 따라서 피부나 점막에 할 수 있는 행위는 소독이며 체내에 삽입하는 기구는 멸균한 것을 사용한다.
- 멸균구역 안에서 사용되는 모든 물품은 멸균된 것이어야 한다.
- 멸균품이 비멸균품과 접촉되면 오염된 것으로 간주한다.
- 시야를 벗어난 멸균품이나, 허리선 아래에 위치한 멸균품들은 오염된 것으로 간주한다.
- 멸균품을 공기 중에 방치하면 오염된다.
- 멸균품이 습기에 의해 젖게 되면 오염된다.

(4) 소독과 멸균

과잉의 멸균은 비용과 시간의 낭비, 자원의 낭비와 환경오염 문제로 이어질 수 있기 때문에 상황과 필요성에 따라 세척, 소독 또는 멸균 시술이 적절하게 관리되어야 한다. 임상에서 사용하는 기구 중 반드시 멸균되어야 하는 것은 외과적 수술용 기구 및 주사바늘처럼 점막을 뚫고 들어가거나 혈관에 직접 접촉하는 품목들을 포함한다.

- 소독(disinfection)이란 병원미생물들을 제거·살균하거나 혹은 그 병원성을 잃게 하여 감염의 위험성을 제거하는 조작으로 미생물의 영향력만을 사멸시킨다. 표면증식성 병원균은 죽이나 포자 형태의 미생물은 사멸시키지 못한다.

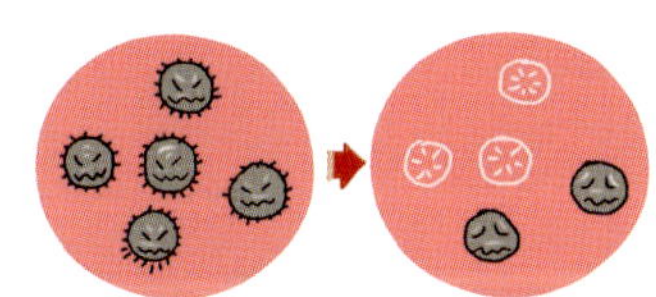

소독제별 살균효과

소독제의 종류	특징	살균기전	그람양성균	그람음성균	결핵균	곰팡이	바이러스
에틸알코올 (ethyl alcohol)	작용시간은 가장 빠르나 지속효과가 없음. 70% 농도로 사용함	세균단백질의 변성	매우 좋음	매우 좋음	좋음	좋음	좋음
클로르헥시딘 (chlorhexidine)	지속효과가 매우 우수함. 보통 0.5%, 2%, 4% 농도로 사용	세포벽 파괴	매우 좋음	좋음	부적절	보통	좋음
헥사클로로펜 (Hexachlorophen)	탈취제와 비누에 사용되는 항균제	세포벽 파괴	매우 좋음	부적절	부적절	부적절	부적절
요오드 (옥소, (iodine) 아이오도퍼 (Iodophor)	작용시간이 빠르고 지속효과가 보통이며 보통 0.5%, 2%, 7.5% 10% 농도로 사용	산화/free iodine 대치	매우 좋음	좋음	좋음	좋음	좋음

* 보릭(boric acid)은 피부에 자극을 주지 않기 때문에, 눈(eye), 구강(oral)부위, 점막(이비인후 환자의 수술 창상치료, 기관절개술 간호 시 등)이나 화상부위의 상처치료(화상의 드레싱) 등에 사용하며, 소독력은 약하다.

- 멸균(sterilization)이란 물리적, 화학적인 방법을 이용하여 아포를 포함한 모든 형태의 미생물을 사멸 또는 제거하여 무균상태에 달성하는 것이다.

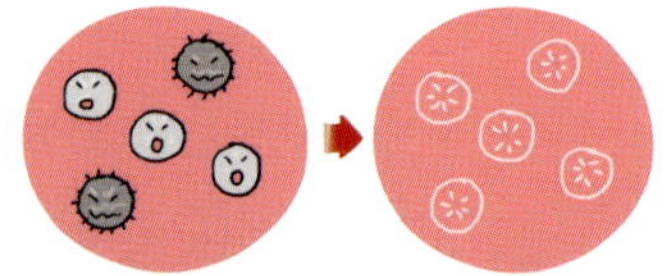

주요 소독법과 멸균법

주요 소독법	
물리적 소독법	• 자외선법: 자외선 램프를 사용 • 증기법 • 자비법: 끓는 물에 넣어 살균 • 일광소독: 태양광선의 자외선과 적외선을 이용 • 건조법
화학적 소독법	• 기체: 오존살균법 등 • 액체: 소독약 등 소독약 소독약에 의한 손가락 소독

주요 멸균법	
가열법	• 고압증기법(가압증기 멸균기 등) 가압증기멸균기 가압증기멸균기에 의한 의료기구의 멸균
조사법	• 방사선법 • 고주파법
가스법	• 에틸렌옥사이드가스(ethylene oxide gas, EO gas)법 • 과산화수소수 가스플라즈마법
여과법	• 균을 죽이는 것이 아니라 물리적 제거
소각법	• 오염된 것을 태워버리는 가장 확실하고 안전한 방법

2 낙상

1. 병실에서 넘어짐

환자의 낙상사고는 병원 안에서 발생하는 사고의 17~19%를 차지한다. 낙상사고(넘어짐, 떨어짐)가 발생하면 원래 질환의 회복을 늦출 뿐만 아니라 심리적 충격도 크다. 특히, 고령자는 낙상사고로 고관절부위(엉덩이뼈)를 비롯한 여러 부위에 골절이 되어 거동하지 못하고 누워 있어야 되는 예가 발생하기도 하며 또 이후의 생활에 큰 영향을 미친다. 또한, 경우에 따라서는 환자 생명의 위기에 직결하는 중대사고로 이어질 위험성을 포함하고 있다.

입원 3일째인 78세 남성 환자. 불면으로 렌돌민(lendormin)을 복용했다. 그 후 화장실을 가려고 한다.
이 그림에 숨은 위험성은 무엇인가?

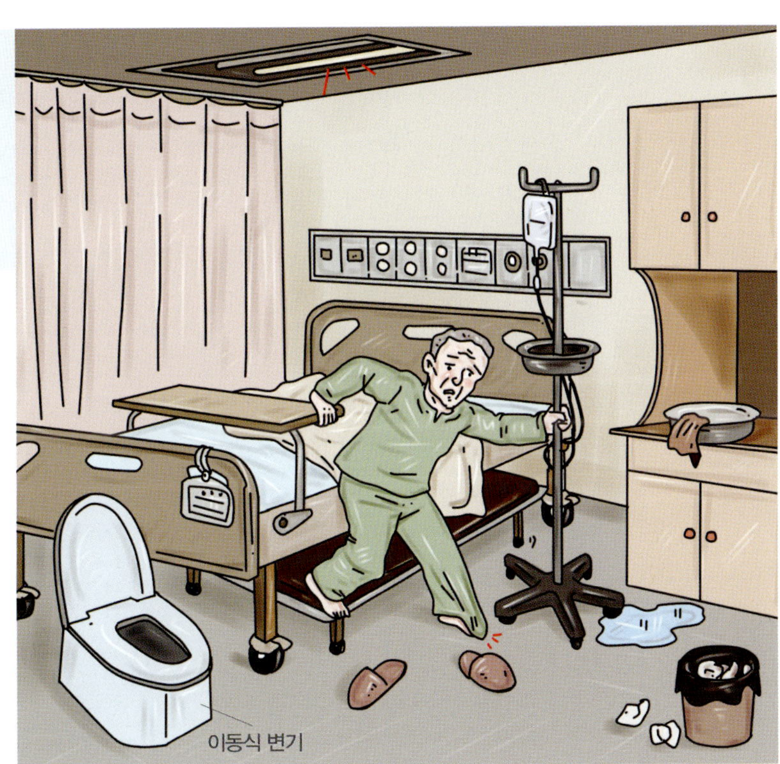

(1) 위험인자

① 조명이 너무 어두워 슬리퍼를 제대로 신을 수 없으므로 자세가 불안정해져 넘어진다.

② 슬리퍼가 정리되어 있지 않아 불안정한 자세로 무리해서 슬리퍼를 잡으려다가 균형을 잃고 침상에서 떨어져 타박상이나 골절 부상을 입는다.

③ 정맥수액관이 길어서 발에 얽혀 균형을 잃고 넘어진다. 넘어질 때 수액관이 발에 걸려 연결부위가 빠진다.

④ 수액걸이나 침상위탁자(over table: 환자가 침대에 앉아 식사를 하거나 독서를 할 때 사용)를 잡으면 수액걸이나 침상위탁자가 움직여 균형을 잃고 넘어진다. 그 결과 골절이나 열상, 타박상을 입는다.

⑤ 침상 주위에 물건이 복잡하게 어질러져 있다.

⑥ 바닥에 물이 있거나 침상 주위가 정리정돈되어 있지 않아 넘어진다.

⑦ 환자복 바지가 길어서 환자가 신발 신을 때 옷자락을 밟고 넘어져 낙상사고를 당한다.

⑧ 이동식 변기가 침상 옆에 있어서 무심코 혼자 걸어가서 앉으려다가 균형을 잃고 넘어진다.

⑨ 수면제의 영향으로 비틀거려 넘어진다.

⑩ 닉싱하여 다박상, 열상(laccration, 찢긴상처, 열창), 골절 등의 중한 사고를 일으켜 입원이 길어진다.

(2) 예방책

① 슬리퍼를 신기 쉽도록 정리해 두고 침상 주변도 정리정돈한다.

② 조명을 효과적으로 설치해 둔다.

③ 혼자서 이동할 때에는 반드시 호출기를 누르도록 지도한다.

④ 수액걸이와 정맥수액관을 정리한다.

⑤ 수액걸이나 침상위탁자 등 고정되지 않은 물건에 체중을 싣지 않도록 안내한다.

⑥ 안정되게 움직일 수 잇도록 침상 난간을 이용한다.

⑦ 환자복은 환자의 움직임이나 체형에 맞는 것을 선택한다.

⑧ 이동식 변기는 침상 옆에 두지 않는다.

⑨ 어쩔 수 없이 병실에 이동식 변기를 둘 때에는 환자 혼자서 사용하지 않고 간호사 호출기를 누르도록 지시하고 간호사 호출기는 손이 닿는 범위에 둔다.

⑩ 복도나 병실 바닥에 액체나 물이 있으면 바로 닦는다.

⑪ 수면제의 영향을 환자에게 충분히 설명하고 침상을 벗어날 때에는 반드시 간호사 호출기를 누르도록 안내한다.

⑫ '낙상 예방안내(p.196 참조)'를 구체적으로 설명하고 확인서명을 받으며, '낙상사고 평가지(p.195 참조)'를 활용한다.

2. 화장실에서 넘어짐

발열이나 설사 등은 신체의 균형을 무너뜨리는 원인이기 때문에 낙상사고의 위험이 숨어 있다. 그러나 환자 중에는 그 사실을 별로 의식하지 않고 무리하게 행동하려는 사람도 있다. 특히, 고령자는 예기치 못한 큰 사고로 이어질 위험이 있으므로 세심한 주의가 필요하다.

열이 나고 설사를 하여 화장실까지 모셔다 드렸다. "용무가 끝나면 간호사 호출기를 누르세요." 라고 말한 뒤 간호사는 화장실을 나왔다.
이 그림에 숨은 위험성은 무엇인가?

조금 더 힘내면
잡을 수 있어…
영차, 영차…
호출기
기다려 주세요~
주르르

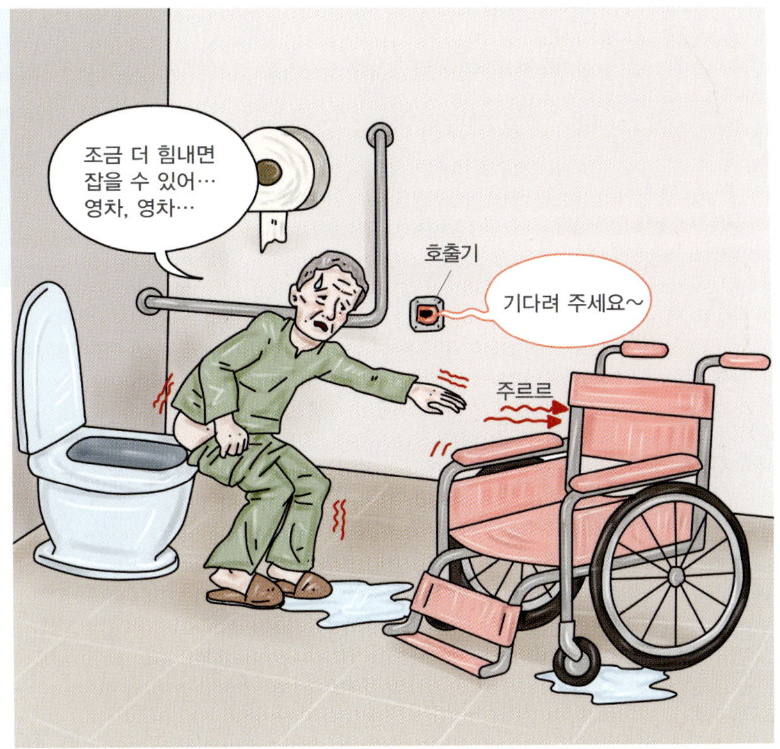

(1) 위험인자

① 바지를 올리려다가 균형을 잃고 넘어진다.
② 혼자서 일어설 때 난간을 잡지 않아서 넘어진다.
③ 슬리퍼나 신발을 제대로 신고 있지 않아서 일어설 때 발에 걸려 넘어진다.
④ 휠체어 바퀴가 잠겨 있지 않고 고정되지 않아 손을 대면 휠체어가 움직여 넘어진다.
⑤ 화장실 안에 휠체어를 두었기 때문에 혼자서 앉을 수 있다고 생각하다가 균형을 잃고 넘어진다.
⑥ 낙상사고로 심각한 사고를 일으켜 입원이 길어진다.

(2) 예방책

① 어쩔 수 없이 그 자리를 벗어나야 할 때에는 환자의 상황에 맞게 '호출기를 누른 다음 어떻게 대기하는지' 를 구체적으로 설명한다.
② 일어설 필요가 생겼을 때에는 반드시 안전하게 난간을 잡고 행동하도록 안내한다.
③ 배설 후에는 혼자서 무리하지 말고 반드시 호출기를 누르도록 설명한다.
④ 현재의 신체상황(발열, 설사)과 사고 위험성과의 관계를 설명하고 호출기를 누를 것을 교육(안내)한다.
⑤ 호출기가 울리면 가능한 한 빨리 화장실로 달려간다.
⑥ 평소 슬리퍼나 신발을 바르게 신도록 하여 벗겨지지 않도록 교육한다.

⑦ 휠체어는 화장실 안에 두지 않으며 바퀴는 반드시 잠근다.

⑧ 환자의 이해력, 협력성 등을 고려하여 환자에 따라서는 마지막까지 간호사가 함께 있어준다.

⑨ '낙상 예방안내(p.196 참조)'를 구체적으로 설명하고 확인서명을 받으며, '낙상사고 평가지(p.195 참조)'를 활용한다.

3. 침상에서 떨어짐

사고는 어느 곳, 어떤 때에도 발생하며 약간만 방심해도 심각한 사고로 이어지는 경우도 많다.

프레드닌(predonine)을 장기 복용하고 있는 68세의 여성 환자. 특별히 안정을 취해야 할 필요는 없다.
이 그림에 숨은 위험성은 무엇인가?

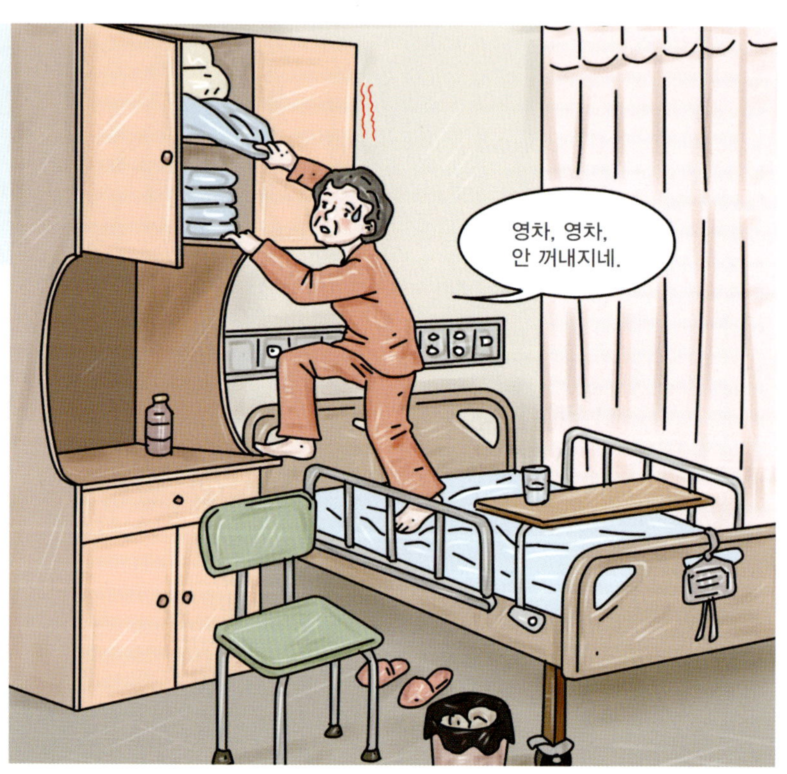

(1) 위험인자

① 높은 곳에 있는 물건을 꺼내려고 무리한 자세를 취하다가 위에서 떨어진 물건에 몸이 부딪혀 상처를 입는다.

② 침상에서 일어서면 매트리스의 스프링 때문에 자세가 불안정해져서 균형을 잃고 넘어진다.

③ 서랍장에서 물건이 떨어지면 환자는 균형을 잃고 넘어져 탁자 등에 머리를 부딪친다.

④ 침상에서 떨어졌을 때 외상이나 골절, 두부 타박상 등의 중한 사고를 일으킨다.

⑤ 떨어질 때 휴지통에 발이 빠져 여러 가지 형태의 외상을 입는다.

⑥ 주위에 침상위탁자, 의자, 서랍장 등이 있어서 넘어졌을 때에 크게 다친다.

⑦ 균형을 잃어도 몸을 받쳐주는 것이 주위에 없기 때문에 침상 위에서 세게 떨어져 크게 다친다.

⑧ 장기간 스테로이드제를 복용하여 골다공증(osteoporosis)에 의한 골절을 일으키게 된다.

(2) 예방책

① 침상에서 일어서는 행동의 위험성을 설명하고 절대로 일어서지 않도록 지도한다.

② 매트리스 안에는 스프링이 있어서 침상 위에 서면 균형을 잃기 쉬워 위험하다는 점을 설명한다.

③ 높은 곳에 놓아둔 물건을 꺼낼 때에는 의자나 발판을 사용하도록 한다. 또한, 의료진에게 거리낌 없이 협조를 구하도록 설명한다.

④ 자주 사용하는 물건은 꺼내기 쉽고 손이 닿는 곳에 수납한다.

⑤ 침상 주변, 병실 내의 정리정돈을 지도 또는 협력한다.

⑥ 환자의 생활활동을 관찰하여 위험행동의 가능성을 확인하고 알려준다.

⑦ 환자 스스로 안전한 행동을 취할 수 있도록 평소 사고 위험성에 대해 설명하여 환자를 이해시킨다.

⑧ 스테로이드제를 복용 중에 수반하는 골절 등의 위험에 대해 설명한다.

⑨ 침상 바퀴는 반드시 잠근다.

⑩ '낙상 예방안내(p.196 참조)'를 구체적으로 설명하고 확인서명을 받으며, '낙상사고 평가지(p.195 참조)'를 활용한다.

4. 낙상 방지 연구

(1) 잠옷을 연구하여 낙상을 방지

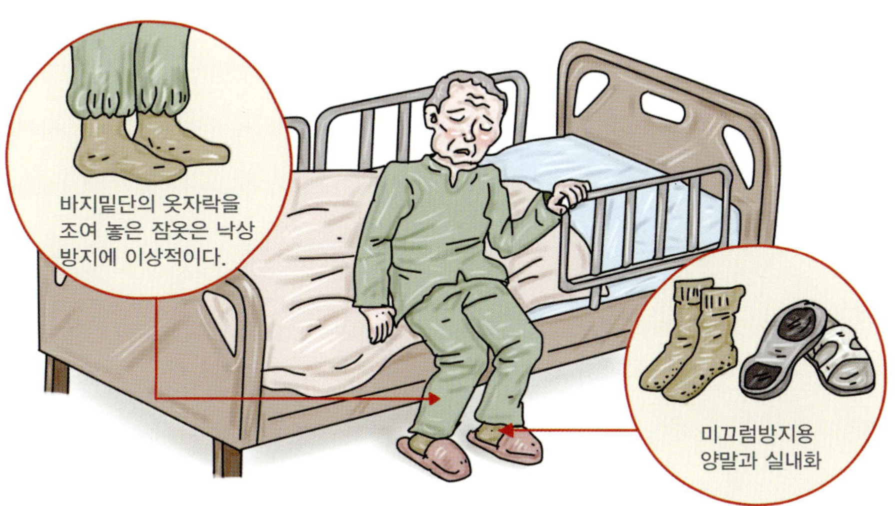

(2) 욕실에서의 낙상을 방지

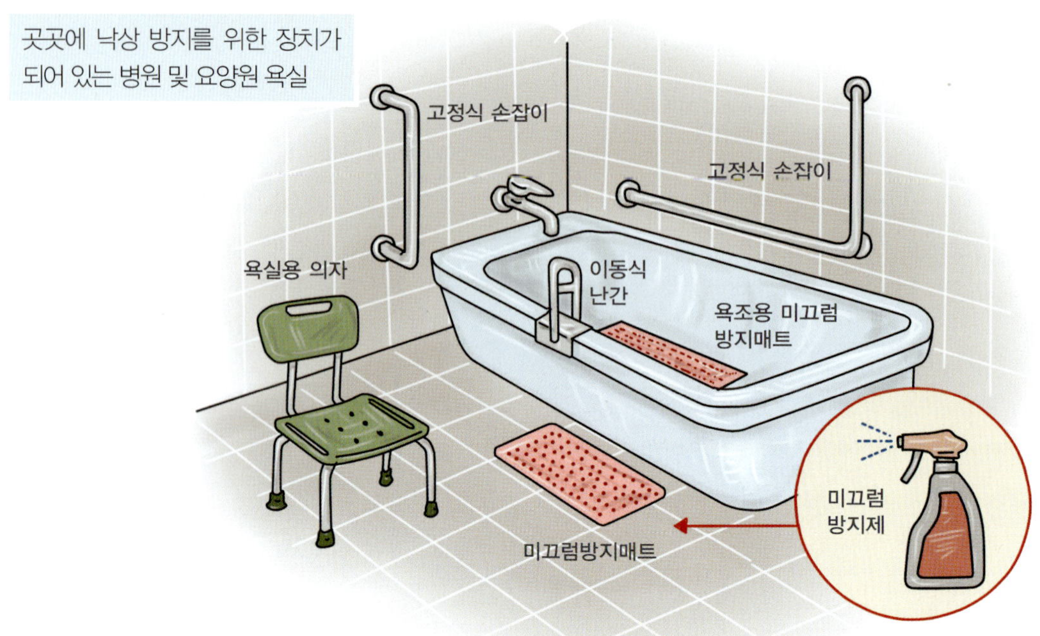

낙상사고 평가지

(평가점수의 합계와 위험도)
- 0~6 → 위험도 Ⅰ : 낙상사고의 가능성이 있다.
- 7~15 → 위험도 Ⅱ : 낙상사고를 일으키기 쉽다.
- 16 이상 → 위험도 Ⅲ : 낙상사고를 자주 일으킨다.

분 류	내 용 (위험인자)	평가 점수	평가일				
			/	/	/	/	/
A : 나이	□ 70세 이상이다.	2					
B : 과거병력	□ 평소 잘 넘어진다 · 침상에서 떨어진 적이 있다. □ 실신 · 경련 · 발작을 일으킨 적이 있다.	1					
C : 감각기능	□ 시각 장애가 있다. □ 청각 장애가 있다. □ 평형감각 장애가 있다.	1					
D : 신체기능	□ 마비 □ 비틀거림 □ 돌진보행 □ 저림 □ 뼈 · 관절의 이상 □ 자세의 이상 □ 기타( )	2					
E : 활동상황	□ 휠체어 · 지팡이 · 보행기 사용 □ 이동에 간호가 필요 □ 계속 누워있는 상태 □ 통증(일상생활에 영향을 줌) □ 활동 내성 저하(빈혈 · 저산소 · 저영양 · 탈수 · 고체온 등)	2					
F : 인식력	□ 섬망(불안 · 많이 움직임 · 배회) □ 방향감 장애 □ 판단력 · 이해력 · 주의력 · 기억력 저하 □ 번민 □ 의식혼탁 □ 우울상태	4					
G : 약제사용	□ 수면제 □ 마약 □ 진통제 □ 강압 · 이뇨제 □ 향정신약 □ 항파킨슨제 □ 항암제 □ 혈당강하제 □ 관장 · 완하제 □ 항혈소판 · 혈액응고제 □ 기타( )	각 1					
H : 배설상황	□ 배설에 간호가 필요 □ 이동식 변기를 사용 □ 밤에 화장실 가려고 일어남 □ 배설행동에 시간이 걸림 □ 배뇨 · 배변이 빈번 □ 요 · 변실금이 있음 □ 화장실까지 거리가 있음 □ 요도 카테터 유치 중 □ 요도 카테터 제거 후	각 1					
I : 환자의 특징	□ 걱정거리가 있다. □ 환경 변화에 익숙해지지 않는다. □ 침상에서 자는 습관이 없다. □ 간호사의 도움을 받는 것이 싫다 · 꺼려진다. □ 무엇이든 자신이 할 수 있다고 생각한다 · 하고 싶다. □ 간호사 호출기를 누르지 않는다 · 누르지 못한다. □ 위험한 행동을 아무렇지 않게 한다. □ 행동이 안정되지 않다.	4					
		합계점					
		위험도					
		평가자					

※ 평가일은 입원 시, 전입 시, 입원 7일째, 수면제 · 안정도의 변화 시, 화학요법 후 2주간, 낙상사고 시 등으로 한다.
※ 입원 첫날 병력 청취 시에 상기 항목에 대해 확인한다.

※ 입원 첫날 병력 청취 시에 상기 항목에 대해 확인한다.
※ 상기 항목에서 하나라도 점수가 있으면 낙상사고의 위험성이 있으므로 ①침상 난간 선택(환자의 상태에 맞는 난간을 선택)과 침상 높이 조정 ②환경정비(세면대, 화장실, 바닥에 흘려진 물 등의 주의) ③행동 시 간호사 호출기의 설명을 철저 ④위험을 예측하여 환자에게 맞는 간호 방법을 검토 ⑤보조도구의 미끄럼 방지 점검 ⑥환자복, 신발의 선택 등의 예방책을 강구한다.

낙상 예방안내

(환자 바코드 부착)

■ 아래와 같이 낙상(넘어지거나 의자, 침상 등 높은 곳에서 떨어지는 등)의 위험이 높으신 분들은 각별히 주의하여 주시기 바랍니다.

- 60세 이상 또는 15세 이하이신 분
- 어지러움, 정신 혼미, 보행장애, 과거 낙상을 경험하신 분
- 이뇨제, 진정제, 수면제, 당뇨병약, 항정신성 약물, 항경련제, 마약 등의 약물을 복용하시는 분
- 골다공증, 전신쇠약, 시력 또는 청력장애, 배뇨 및 배설장애가 있으신 분

	주 의 사 항	설명확인
1	안전을 위하여 침상의 난간은 항상 올려 주시기 바랍니다.	
2	도움이 필요할 때는 간호사 호출기를 사용하여 간호사에게 도움을 요청하시기 바랍니다(환자의 체위 변동 시, 화장실 출입 시 등).	
3	수면 중 깨어서 화장실에 갈 때는 반드시 간호사의 도움을 요청하여 침상에서 내려오시기 바랍니다.	
4	어지러운 증상이 있을 때에는 침상에서 일어나지 마십시오.	
5	침상위에 서서 환자복을 갈아입는 등, 침상위에서 일어서면 위험하오니 절대로 삼가시기 바랍니다.	
6	환자에게 필요한 물건은 손이 닿는 곳에 가까이 두어서, 물건을 잡으려고 하다 넘어지지 않도록 하시기 바랍니다.	
7	슬리퍼나 신발은 바닥이 미끄럽지 않은 것을 사용하십시오.	
8	목욕탕에 물기가 있으면 바닥이 미끄럽게 되므로 반드시 간호사나 보호자의 도움을 받으시기 바랍니다.	
9	침상 바퀴와 휠체어의 바퀴는 항상 고정하여 주십시오.	
10	환자가 이동시 가능하면 보호자가 곁에 계셔서 환자가 혼자 있지 않도록 하시기 바랍니다.	

환자(보호자) 본인은 낙상 예방에 관한 주의사항을 설명 들었습니다.

20　　년　　월　　일

환자(보호자)

설명 간호사

3 Line

1. 각종 라인의 정리

치료가 복잡해질수록 신체에는 다양한 관이 삽입되며 그에 따라 의료기기도 많이 사용된다. 많은 라인에 둘러싸인 환자는 움직임을 제한받는 상황에 놓이며 생각지 않은 움직임으로 예기치 못한 문제를 발생시키게 된다. 또한 환자 신체에 연결된 정리되지 않은 라인은 의료인에게 의료사고의 중대한 위험요인이 된다.

실내에는 각종 의료기기가 혼잡하게 사용되고 있으며, 발 쪽에도 전기코드가 난잡하게 배선되어 있다.
이러한 상황에서 환자를 간호하는 간호사에게는 어떠한 위험이 예측될까?

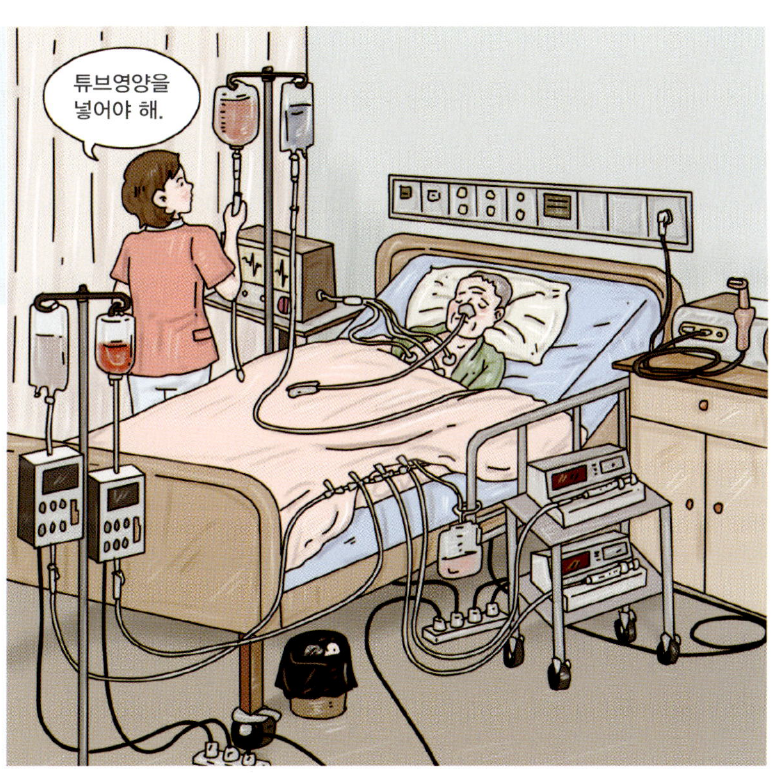

(1) 위험인자

① 점적라인이 교차하고 있고 라인별로 하나하나 정리되지 않아서 잘못 주입한다.
② 점적라인, 3way-stock에 표시가 되어 있지 않아서 잘못 주입하거나 약물을 잘못 교환한다.
③ 중심정맥영양관, 위관이 같은 방향에 있는데도 표시가 없어서 잘못 주입한다.
④ 수액펌프, 미량주입기의 라인이 교차하고 있어서 유량, 적산량, 예정량이나 약물을 잘못 판단한다.
⑤ 점적라인과 모니터라인이 교차하고 있어서 잘못 뺀다.
⑥ 점적라인의 끝이 이불에 덮여 있어 라인에서의 출혈이나 접속부가 빠진 것을 발견할 수 없다.
⑦ 라인이나 3way-stock이 불안정하기 때문에 부하가 걸려 튜브가 빠진다.

⑧ 라인에 여유가 없이 고정되어 있어서 환자가 움직이기 어렵다. 또한, 움직이면 튜브가 빠진다.
⑨ 라인이 환자의 손 끝 부근에 있어서 무언가를 잡으려고 손을 움직이다가 잘못해서 라인이 빠진다.
⑩ 수액걸이가 수액펌프, 미량주입기의 무게 때문에 쓰러져 환자가 상처를 입는다.
⑪ 침상 바로 옆 발 쪽에 콘센트가 많아서 간호사가 발에 걸려 넘어진다.
⑫ 소변기 아래에 전기콘센트가 있어서 소변이 콘센트 위로 떨어져 감전된다.

(2) 예방책

① 점적은 라인 주입부위별로 다른 수액걸이에 나누어 사용하여 정리한다.
② 라인, 3way-stock에는 주입부위를 표시한다. 또한, 불필요한 3way-stock은 없앤다.
③ 라인은 교차하지 않도록 하나하나 세심하게 정리한다.
④ 수액펌프나 미량주입기는 주입부위 부근에 놓아 교차를 방지한다.
⑤ 중심정맥영양관과 위관은 주입부위를 알 수 있도록 조작 장소 가까이에 눈에 띄게 표시하고 따로 고정한다.
⑥ 라인은 주입부위를 외부에서 볼 수 있도록 고정한다.
⑦ 라인은 장력이나 환자 움직임에 의해 빠지는 것을 방지하기 위해 어느 정도 여유를 갖고 고정한다.
⑧ 환자의 손이나 손가락, 발가락 부근에는 라인을 고정하지 않는다.
⑨ 점적 아래나 그 부근에는 전기콘센트를 가까이 놓지 않는다. 또한, 전기콘센트는 침상 아래로 넣거나 침상 기둥에 감아 테이프 등으로 고정한다.

테이프 고정방법

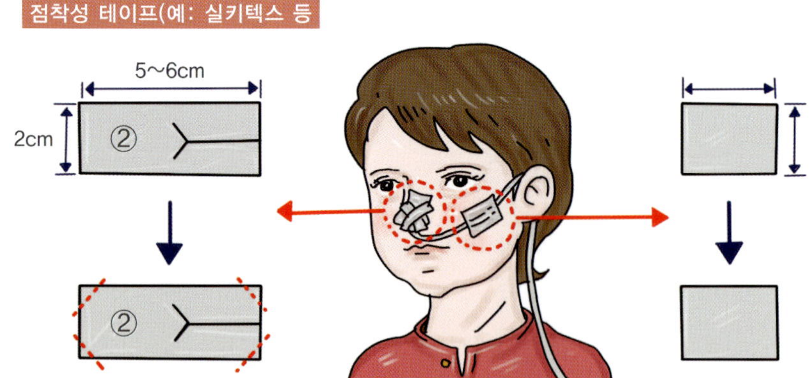

테이프의 끝을 둥글게 잘라 모서리가 잘 말리지 않도록 한다.

테이프 사용법

- 튜브를 고정하려는 곳에 ①을 '기초' 로 하여 붙인다.
- 그 위에 튜브를 놓고 ②의 테이프로 고정한다. 직접 튜브를 피부에 고정하는 것이 아니라서 잘 벗겨지지 않는다.

카테터 고정방법

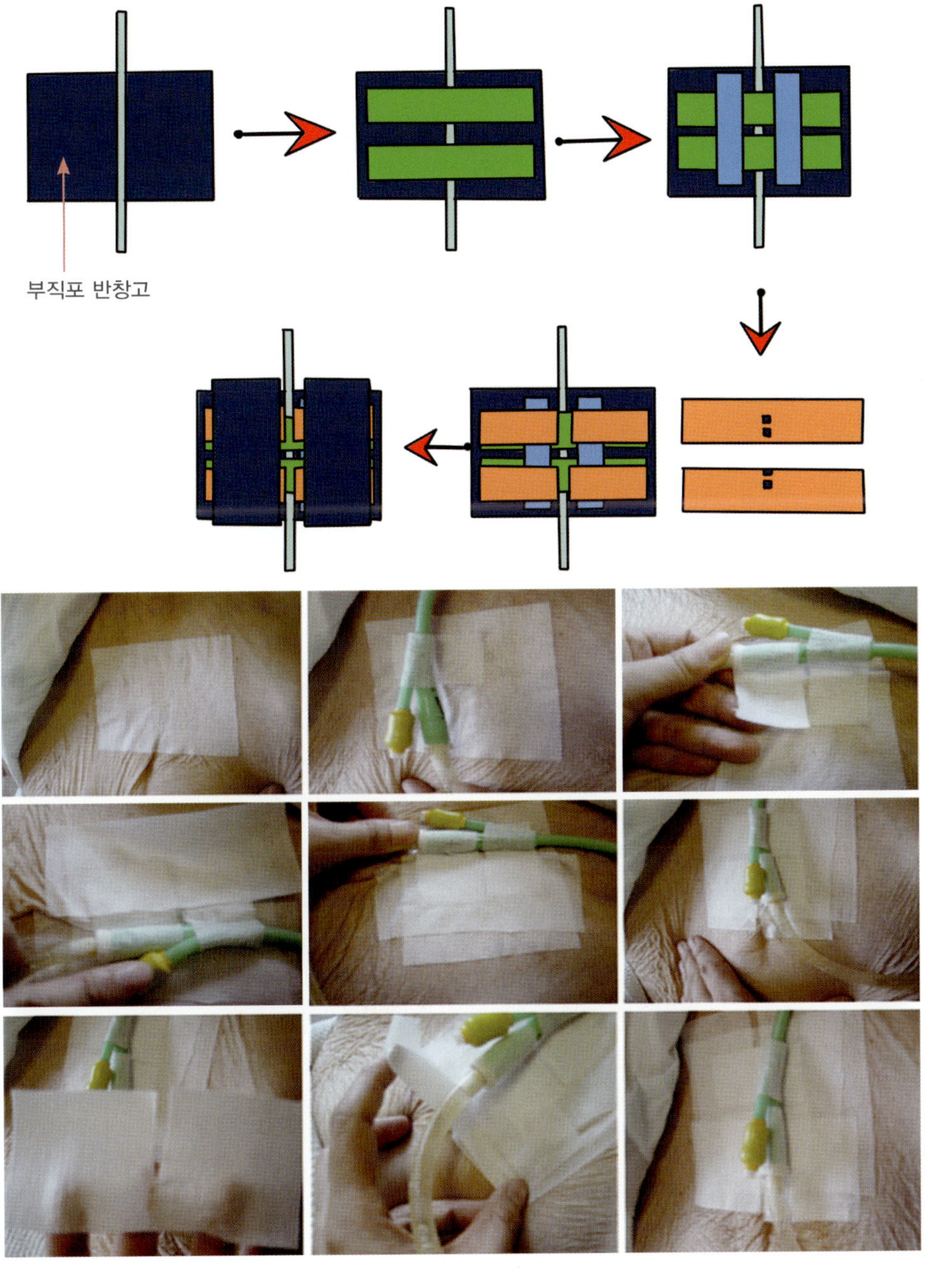

〈참고문헌〉

예상규 외(2013). 간호사를 위한 약 이야기, 도서출판 의학서원

채석래 외(2013). 간호사를 위한 검사 이야기, 도서출판 의학서원

박찬웅(2013). 간호사를 위한 감염 이야기, 도서출판 의학서원

김명아 외(2017). 병원검사 길라잡이, 도서출판 의학서원

정진욱(2015). 간호·보건의료인을 위한 영상판독입문, 도서출판 의학서원

안지선 외(2017). 간호사를 위한 환자와 소통하기, 도서출판 의학서원

곽윤경 외(2017). 인간관계와 의사소통, 도서출판 의학서원

강정희 외(2010). 환자안전과 간호, 도서출판 의학서원

김항래(2015). 계통별 인체해부학, 도서출판 의학서원

Newman, M. A. (1994). Health as expanding consciousness (2nd ed.). New York, NY: National League for Nursing. 〔강혜영, 강창열 공역(1997). (새로운 목소리로) 간호를 노래하자: 간호실무, 연구, 전남대학교〕

Parse, R. R. (1997). The human becoming theory: The was, is, and will be. Nursing Science Quarterly, 10, 32-38. 〔고명숙, 이정숙, 이옥자 공역(1998). (Rosemarie Rizzo Panse의 인간되어감 이론: 연구와 실무적용. 현문사〕

Kim, H. S. (2010). The nature of theoretical thinking in nursing (3rd ed.). New York, NY: Springer Publishing. 〔이원희, 강경아, 김달숙, 장성옥 공역(2010). 간호학에서 이론적 사고의 본질.

저 자 **이 용 화**

이화여자대학교 간호학 박사
세한대학교 간호학과 교수(전)
군산간호대학교 간호학과 교수(현)

Essential Standard Textbook ⑨

간호사를 위한 **간호실무의 이해**

2019년 09월 16일 인쇄
2019년 09월 20일 발행

저　　자　이용화
발 행 인　이승수
발 행 처　도서출판 의학서원
등록번호　406-000047호
주　　소　인천광역시 연수구 송도미래로 30 송도스마트밸리 지식산업센터 D동 504호
Tel 032) 816-8070/1　　Fax 032) 837-5808
홈페이지　www.dhsw.co.kr
정　　가　20,000원
I S B N　979-11-6308-011-4